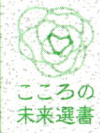
こころの
未来選書

話の聴き方からみた
軽度発達障害

対話的心理療法の可能性

畑中千紘 著

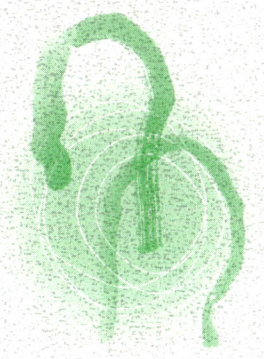

創元社

序文

河合俊雄

　本書は、「こころの未来選書」の中で、発達障害の心理療法をテーマにしたものとしては2冊目にあたる。発達障害の増加は大きな問題になっているが、心理療法の立場で一番よく出会うのは、本書が取り上げている軽度発達障害の大人であると思われる。これまでの神経症・人格障害という見方では分類できず、語りがわかりにくくて、話が深まっていかないし、きちんとした関係がつかないという人が増えている。そして心理療法家にとってだけではなくて、学校、職場、それどころか家庭においても、そのような人に接することは増えてきているように思われる。

　これに対して、洞察や深まりのない発達障害の人の心理療法はむずかしい、それどころか無効で、教育や訓練の方が適切であるという考え方がこれまで優勢であった。これについては、前書『発達障害への心理療法的アプローチ』でも、これまでの心理療法の方法に問題があって、「主体のなさ」を特徴とする発達障害の人に対応したアプローチが必要であるのを強調した。本書もこの流れを受けているが、「聴くこと」に焦点を当てていることが特徴的である。

　つまり発達障害の人の語りが、字義通りやマニュアル的であるなどのように、語りには注目されていても、本書のように「聴き方」に注目したものはあまりなかったと思われる。そして最初の発達障害の男の子の例のように、いくら周囲が耳を傾けてサポートしていても、その子の聴き方によって、うまくいかなくなってしまうことがあるので、発達障害の人の聴き方という視点は重要であると考えられる。

　本書は、心理療法や関わりに焦点を当てているものの、研究でもある。

それは、まず軽度発達障害の人の聴き方にどのような特徴があるのかを知る必要があるからである。認知心理学の方法で、実験者あるいはセラピストが語った話を、被験者あるいはクライエントがどれだけ正確に再生できるかというテストを行うことによって、軽度発達障害の人がどのように話を聴いているかを調べ、またそれはどのような体験様式に基づいているかをロールシャッハ・テストによって検討している。

　3章、4章によると、まず、知的に低くもない軽度発達障害の人が、いかに話を聴いていないかには驚かされる。そしてそれがさらに様々なタイプに分けられる。たとえば自分の枠組みが強くて、ほとんど話を再生できない人がいる。話をバラバラにしてしまう人がいる。表面だけで聴いて再生している人がいる。さらには元の話をそっちのけで自分の話をする人さえいる。これがその人の体験様式と関連づけて考察されていくのは説得力がある。軽度発達障害について、その一般的特徴を捉えようというのと同時に、様々なバリエーションを見ていこうという発想が本書にはあり、それは心理療法にとっても、また社会において軽度発達障害の人に接する場合にも非常に参考になると思われる。

　第5章は、心理療法の事例研究で、『発達障害の心理療法的アプローチ』にも収録されている同じ事例を扱っているが、異なる視点から考察されている。即ち、セラピストが聴いていて訳の分からない話をし続けるクライエントということだけではなくて、クライエントが家族の話を聴くようになっていったことが取り上げられている。また発達障害の心理療法において、何が変わり、何が変わらないのかも考えさせられることである。しかし中身のなさがクライエントにも気づかれていくことは、発達障害に特徴的で境界のない「クラインの壺」のあり方から、空洞としての中心がある「トーラス」の形にこころの構造が変化してきているとも言えよう。第6章のまとめにあるように、教育や訓練においては、コミュニケーション能力が伸びるようになどと、「足し算」の発想が中心になるのに対して、心理療法ではどこまでも話を聴き続けることで、聴けない話だ、関われない、ということが明らかになる瞬間がある。そのような「引き算」という発想、関われなさを通じての関わりという逆説的な出会いは、発達障害の

人の個性化や、その人に関わる人たちにとって非常に重要な示唆であると思われる。

　本書は、畑中千紘さんが元々行っていた聴き方に関する研究と、京都大学こころの未来研究センターにおける発達障害の心理療法的アプローチについてのプロジェクトがうまく合流して博士論文になったものを元にしている。その意味では専門書で、心理療法の立場から書かれているけれども、実験的なデータが取り上げてあるので、認知科学からしても参考になると思われる。また心理療法を行っている人からすると、どうしても自分の出会える事例は限られているので、これだけのバリエーションを知ることは重要であろう。さらには発達障害が増加していることから、専門家だけでなく、発達障害に関心を持つ人が読んでも、興味深いものと思われる。そのために、データや文献を知りたい人には見ることができるようにしてあるとともに、一般読者で、そのようなものが煩雑な人には、ある程度読み飛ばしてもわかるように本書はできているはずである。今後も、発達障害への心理療法的アプローチについて、またさらにそこから人間のこころについての知見を深め、世の中に問うていきたいと考えている。

『話の聴き方からみた軽度発達障害』─── 目次

序　文 ── 河合俊雄 …………………………………………………………… i

序　章　軽度発達障害と対話的心理療法 ……………………………………… 1

第1章　軽度発達障害のコミュニケーション ── 聴き方への着目 ………… 5

　　1. 深層心理学的心理療法の基礎
　　2. 聴き手としての心理療法
　　3. 語りへの注目
　　4. 軽度発達障害からの疑念
　　5. 心理療法からの回答
　　6. 心理療法を問い直す
　　7. 〈受ける〉という視点
　　8. 〈語る〉と〈聴く〉の非対称性
　　9. 軽度発達障害の聴き方
　　10. 本書の構成

第2章　人は話をどう聴いているのかⅠ ── 大学生の聴き方 …………… 19

　　1. 人はどのように話を聴いているのか？：本章の問題意識
　　2. 聴く行為に伴う変形
　　3. 話の聴き方の実験：方法論の検討
　　4. 聴き方の実際Ⅰ：大学生群への調査実験
　　5. 分析の方法
　　6. 大学生の聴き方：3つの調査事例の検討
　　7. 考察 ── 話を〈聴く〉ことの作用

第3章　軽度発達障害の基本的体験様式
　　　── ロールシャッハ・テストの分析 …………………………………… 64

　　1. ロールシャッハ・テストを用いた発達障害の研究

2. ロールシャッハ・テストからみた軽度発達障害（1）
     ──神経症群・大学生群との数量的比較による全般的特性の検討──
  3. ロールシャッハ・テストからみた軽度発達障害（2）
     ──クラスター分析による類型的特性の検討──
  4. 次章に向けて

第4章 人は話をどう聴いているのかⅡ
　　　──軽度発達障害の人の聴き方………………………………………115

  1. 聴き方の実際Ⅱ：軽度発達障害群への調査実験
  2. 発達障害群に特異的な特徴
  3. 軽度発達障害の聴き方：8つの調査事例の検討
  4. 考察──話の聴き方からみた軽度発達障害

第5章 臨床事例研究：軽度発達障害と対話的心理療法
　　　──聴けない話をしつづける老年期男性との
　　　　　心理療法プロセスの検討……………………………………………181

  1. 事例の概要
  2. 事例検討
  3. 考察──軽度発達障害の話を聴くこと

第6章 心理療法における〈聴く〉行為
　　　──軽度発達障害の聴き方からみえてきたもの………………………218

  1. 心理療法における〈聴く〉行為
  2. 軽度発達障害──接点のない聴き手
  3. 軽度発達障害との「対話」の難しさ
  4. 引き算という発想
  5. 関われなさと関わる

終　章 対話的心理療法の現状──主体なき現代社会……………………228

  1. 職業的聴き手の浸透
  2. 関係形態の変化
  3. 心理療法の「サプリメント化」
  4. 主体のない現代社会

  5. 心理療法の個性化

文　　献 ……………………………………………………236

巻末資料 ……………………………………………………246

あとがき ……………………………………………………250

序章
軽度発達障害と対話的心理療法

　話を〈聴く〉ことは心理療法の基礎にある。様々な学派の相違はあるにせよ、クライエントが語り、臨床家がそれを聴くことから心理療法は始まる。多くの場合、聴くことが直接クライエントの問題を解決するわけではないが、話を聴き続けることの力はこれまで多くの臨床事例研究によって示されてきたところであろう。聴くことの意義が臨床家によって経験的に実感されてきた一方で、それが客観的には捉えにくいものであることもまた事実である。話を聴くという行為は、ともすれば何もしていないかのようにさえ見えるものであり、その有効性を示すことは簡単ではない。近年、「これまで臨床家個人の経験と勘に頼っていたことを反省し、客観的に証明されたエビデンス（実証）にもとづいて治療介入を行っていこうとする」実践、すなわちエビデンス・ベースド・プラクティス（Evidence-based practice）が世界的な趨勢となっており、本邦においても操作的な診断基準、標準化されたアセスメント技法と共に、治療効果研究によって吟味された臨床技法が求められる傾向が強まっている[1]。心理療法で起こっていることは、実証的検証によって説明しつくされることではないと考えられるが、だからといってこうした実証主義的潮流といつまでも無縁ではいられないだろう。心理療法のあり方が現在のクライエントにとって有意義な実践であるのかについて自問しつづけることは、いつの時代にも必須のことと思われる。

　こうした自己批判の目に加え、話を聴くことをベースとした心理療法の意義を疑問視しつつあるのが昨今の発達障害事例の増加である。なかでも特に、知的能力に顕著な遅れのみられない軽度の事例の増加が近年の特徴

であり、医療や心理療法の場を訪れる軽度発達障害の患者やクライエントは格段に増え、関連する研究も 2000 年代に入り急増している[234]。彼らは言葉でのやりとりが十分に可能であるために、一見、対話を通じた心理療法が有効であるように見えるし、実際に心理療法を求めて来談することも少なくない。しかし、第1章で詳しく述べるように、現在のところ、軽度発達障害には心理療法は有効でないとする考えは強まりつつある。これには、彼らが「コミュニケーションの障害」[5]をその主要特徴としていて、臨床家との対話が従来のようには機能しないと考えられていることが大きいであろう。しかし、心理療法でのやりとりは特別な言語スキルを必要とするものでもないし、特別に理解の難しいことを話し合うわけでもない。言葉でのやりとりが可能であるにもかかわらず心理療法的な対話は困難であるとは果たしてどういうことなのだろうか。

自閉症スペクトラムの概念を呈示したウィング（Wing, L.）をはじめ、多くの臨床的・認知的・発達的研究が、発達障害に対して従来の心理療法の枠組みをそのまま適用することの難しさを主張してきた[6]。しかし、そこにどのような難しさがあるにせよ、発達障害がこれまでの心理療法の枠組みに収まらないからといって、それを心理療法とは相容れないものとしてしまうならば、それは性急にすぎるのではなかろうか。これまで対話をベースとした心理療法では何が起こっていたのか、あるいはどのような対話が心理療法となりうるのか。発達障害は自らがそれになじまないという形で、我々がいつしか自然に行うようになっていた心理療法実践の存在意義に問いを投げかけていると考えられる。

そこで、本書では発達障害を現代において心理療法が抱えたひとつの"症状"と捉え、話を聴くことを中心とした心理療法について、改めてその意義を問い直すことを試みたい。これまでのあり方を維持することを許さないという意味で、発達障害は心理療法が抱えた"症状"ということができる。その著しい増加傾向は、それを一時的で例外的なものとして放置しておくことがままならないほどのものである。しかし心理療法はこれまで、クライエントの抱える症状を一義的に害悪とみて、その排除に専心してきたというわけではない。症状や問題はクライエントがそれまでの状態

を維持していくことを困難にさせ、存在を揺るがす危険なものであると同時に、クライエントがそれを自らのものとして捉え取り組むときには変容の契機になりうる重要なものである。心理療法はこのような態度をもってクライエントとその症状に対してきたのではなかっただろうか。

　症状や問題がどのようなものであれ、それを他ならぬ自分の身に起こったこととして認めることから心理療法は始まる。心理療法はクライエントにそのように要請するばかりではなく、自身もまた発達障害を自らの内なるものとして認めなければならないであろう。心理療法が自らに対しても心理療法的態度をとろうとするならば、発達障害は心理療法を新たなあり方に導く契機となりうる。心理療法が発達障害にとって本当に役に立たない、すなわち接点をもてないものであるならば、心理療法が発達障害を無理に内に抱え込むべき理由はない。しかし、発達障害との接点について考えてみることもなくそれを放棄するならば、心理療法は違和感を与えるものを排除しつづけ、自らの存在意義を狭めていくだけなのではなかろうか。少なくとも、発達障害に対して心理療法が無効だと判断するのは、発達障害が心理療法の対象となりうると前提した上での検討を後にしていなければならない。

　フロイトやユングによって心理療法の基礎がうちたてられてから約１世紀が経過したが、現在においてもなお、彼らの理論は臨床実践に示唆を与えるところが大きい。しかし、社会のあり方や人々のこころのあり方が移り変わっていく中で心理療法の実践も様々に変化を遂げてきた。発達障害が急激に社会の注目を集めたことは事実であるが、それは決して突然変異として生まれ出たものではない。すでに指摘されているように[7,8]、心理療法は70年代には境界例、90年代には解離性障害という新たな症状の出現によってそのあり方の修正を強いられてきた。このことを考えれば、近い将来、心理療法が再び新たな"症状"に直面することは想像に難くない。心理療法がクライエントのための実践であろうとする限り、それは時代に応じたものとして常に更新されてゆかなければならないのである。

　自らをクライエントの話の〈聴き手〉として位置づけてきた心理療法は今、軽度発達障害を前にして自らのあり方を再考する必要に迫られてい

る。軽度発達障害を現代の心理療法が抱えた症状として、心理療法の内に見据えることによって、軽度発達障害は心理療法がそもそもどのような実践であり、これからどのようにあるべきなのかを逆照射するものとなるだろう。本書は、心理療法がなぜ軽度発達障害の〈聴き手〉となり得ないとされているのかという問いを出発点として、現代における心理療法のあり方を再考しようとするものである。それでは次章より、軽度発達障害の対話の特質を検討することを通じて対話的心理療法と軽度発達障害との接点を探ると共に、現代において心理療法が〈聴く〉ことを通じて何をなしうるかという根本的な問いについて考えていくことにしよう。

第1章
軽度発達障害のコミュニケーション
──聴き方への着目

1. 深層心理学的心理療法の基礎

　心理療法とは「一種の弁証法的なプロセス dialektisches Verfahren である。すなわちそれは、二人の人間の間で行われる対話 Zwiegespräch であり、対決 Auseinandersetzung である」[1]。この弁証法的なプロセスは「私が相手に対して自らの予見をもって妨害することなく、その人が自分をありのままにする機会を与えるときにのみ可能となる。そのことで患者のシステム System は私のシステムと関係づけられ、それに伴って作用する。その際の私の反応は、私が一人の個人として公正に患者に対置することのできる唯一のものである」[2]。

G・G・Jung

　ユングは心理療法を対話であるとした。実際、多くの心理面接はクライエントとセラピストが言葉を交わすことによって進んでいく。しかし、ユングの言うところの対話とは、単に心理療法が言葉のやりとりによって成り立つという事実以上の意味を内包している。ユングに従えば、心理療法においてクライエントがありのままに自らを語り示し、セラピストがそれに自らの身を以て反応するとき、両者は弁証法的に変容へと導かれる。そこでは、セラピストが一切の期待や予測を排し、クライエントと同等の立ち位置から語りを聴くことが重要である。心理療法において、セラピスト

はクライエント以上に何かを知っていたり教え導いたりするような権威的存在ではない。セラピストはクライエントと同等の関係にあり、だからこそ、意識的な予測や考えを超える作用を受けることが可能になるのである。ユングはこのことをして、心理療法のプロセスが「弁証法的」にしか起こり得ないと述べたのであろう。

クライエントにとっては、自らを語り、表現すること自体が大きな意味を持ち得る。しかし、心理療法はそこに聴き手が存在することを不可欠のことと考える。これは、ユングが心理療法において転移を重視したことにも表れているだろう。転移は「治療的作用の基礎を形作る」[3]ものであり、それは「常に相手 *Du* を前提とする」[4]。語られたことに対し、聴き手という他者が作用することによってのみ弁証法的な動きは誘発される。この意味において、心理療法は対話 Zwiegespräch と定義されるのである。

そして、このような対話のプロセスによって目指される地点をユングは次のように設定する。

　治療者は「個性的な治癒の道に開かれていなければならない。そうすれば、治癒は人格の変化をもたらすのではなく、我々が"個性化"と呼んでいるものとなる。個性化において、患者は本来の自分自身となるのである」[5]。

心理療法はクライエントを根本から変えてしまうものではない。むしろそれとは反対に、クライエントは心理療法を通して本来の自分自身に近づいていく。それゆえに、そのプロセスは個別的で多様なものとなる。すなわち、心理療法とはクライエントがセラピストとの対話を通じて自身の本来的なあり方へ開かれていく弁証法的なプロセスと言えるのである。

2. 聴き手としての心理療法

このように、心理療法はクライエントの個性化に焦点づけられている。そのため、面接ではクライエントが語り手、セラピストが聴き手となることが多くなる。しかし、ユングが示したように"クライエントの話を予見

なく聴く"ということはそれほど簡単にできることではない。河合隼雄はユングの考えをベースにしつつ、臨床家が話を聴く態度の難しさと重要性について各所で論じている。河合によれば、「クライエントの『物語』を聴くには、治療者の態度がきわめて大切」であり、「相当に慎重な配慮」と「実際的な知恵」が必要である[6]。臨床家はクライエントの語りに「耳を傾けつつ、そこに物語を読みとろうとする努力をしなければならない」[7]。しかし一方では、「ふわーっと聴く」「ぼやーっと」聴くと表現されるように[8]、話の自律的な動きを許容することも同時に重要である。このような態度を維持しながら話を聴き続けていくことで、クライエント「本人さえ気づいていない新しい可能性が、その場に生まれで」る[9]。心理療法はそれを基にクライエント「本人が主体的な努力によって、自分の可能性を発展させてゆく、そのことによって問題も解決されてゆく」ことをねらいとしてきたのである[10]。河合はこのように臨床家の聴く態度の多層性を示しつつ、セラピストがクライエントにとって様々な意味での〈聴き手〉であることの重要性を指摘している。心理療法においてセラピストは語られた言葉そのものを聴きつつ、その背後に動くイメージや物語にも同時に耳を傾ける。このような聴き手の態度が、クライエントの可能性の広がりと主体的な変化を呼び起こすものとして心理療法の弁証法的な展開を基礎づけているのである。

3. 語りへの注目

このように心理療法が自らを〈聴き手〉と位置づけたことから、臨床心理学的研究には語りや表現の分析を通じてクライエントの世界への接近を試みるものが多い。心理的問題を抱える人を対象とする臨床事例研究がクライエントの語りを素材としてきたことはもちろん、悪性腫瘍[11]やアトピー性皮膚炎[12]など身体疾患や心身症の患者、高齢者[13][14]などに対しても、心理学的観点からその語りにアプローチする研究がなされてきた。また、描画や箱庭などの作品にクライエントのあり方や変化をみようとする研究も、広い意味で語りからクライエントを捉えようとしているといえるだろう。これらの臨床事例研究においては、主にクライエントの語りや作品に

焦点が当てられていて、遠近法で描かれた絵画が描き手の視点をその外部にもつように、聴き手としてのセラピストの視座について取り立てて言及されることは少ない。これはおそらく、これまでの研究が聴き手の存在を軽視していたというわけではなく、心理療法が聴き手の視座からクライエントをみることが既に共有された前提となっていて、語りの分析のみで十分に心理療法のプロセスを描き出せたということなのであろう。このことは、セラピストがクライエントに相応の聴き手であれば、心理療法は展開していくと信じられていて、また事実、それがうまく機能してきたことを示しているように思われる。

　語りに対する信頼と注目の集中は、臨床心理学に限られた現象ではない。ブルーナー（Bruner, J.S.）が人間の認知過程のひとつとしての「物語的な思考様式narrative mode」[15]に注目したことを端緒として、1980年代以降、語りから現象に切り込もうとする研究が広汎な学問領域において行われるようになった。言語が現実を形作るという認識を基礎とする社会構成主義の台頭も相まって、家族療法、看護、社会福祉、医療人類学など多くの分野で同時的にナラティヴ・アプローチが提唱され、それまで科学的思考が優位であった医療やケアの領域にも対象者の語りに注目する視点が持ち込まれることになった[16]。こうした語り重視の傾向が強まるにつれ、語り手と聴き手を役割的に分けるのではなく、対話をひとつの全体的・相互的プロセスとして捉える見方が打ち出されていく。このような事情から、現在では聴き手が語りを〈受けとめる〉働きよりもむしろ、語り手と共同で語りを〈構成する〉という創造的側面に光が当たるようになっている。「聞き手」に照準を合わせたコミュニケーション研究でさえ、聞き手がどのような「参与態度を表出display」（傍点引用者）するかを分析対象とするようになっていて[17]、対話研究は対話参与者が何を語り、表現しているかという視座に立って行われるものが多くなっているのである。心理臨床において語りや表現が重要で、それらがクライエントの生きる世界を理解するための大きな手がかりを与えてくれることは言うまでもない。しかし、こうしたナラティヴ重視の風潮と共に、心理療法においても語りや表現に専ら注目が集まって、対話における〈聴く〉という側面が表だってとりあ

4. 軽度発達障害からの疑念

　ところが近年になって、語りに着目しているだけでは心理療法の展開が期待できない事例が出現してきた。それが、近年とみに注目を集めている発達障害である。現在のところ、「『発達障害』そのものの厳密な定義や概念規定はない」[18]が、本書では自閉症を中心とする広汎性発達障害に、多動などの行動の問題を中心とする注意欠陥/多動性障害を含めて捉え、その中でも知的能力に遅れがみられないものを「軽度発達障害」と呼ぶこととする[*1]。

　すでに述べたように、発達障害のなかでも知的能力に顕著な遅れのみられない軽度の事例の増加が近年の特徴である。しかし、ウィングが「通常の言葉をもっていると思われる人たちでも、気づかれにくい問題をいくつかかかえて」いると述べているように[19]、発達障害が軽度であってもそのコミュニケーションには何らかの特徴がみられるとされている。心理療法が話の〈聴き手〉としてクライエントに関わることを考えれば、軽度発達障害の心理療法を考えるにあたり、まずは彼らの〈語り手〉としての特質、すなわち語り方の特質が問題となるだろう。これまでの研究で指摘されてきたところによれば、発達障害の人は「良好な語彙をもっているにもかかわらず、ほとんど話さない」、「話し方が古風で杓子定規」、「不必要な細部まで述べる」、「自分がとくに関心をもっていることの長話を、聞いている人の反応のいかんにかかわらずしゃべりつづけ」る[20]など様々な特徴

[*1] 「軽度発達障害」という呼称は医学的な診断名ではなく、文部科学省が2007年にその曖昧さから用語使用を止めるとの声明を出して以来、行政政策上では使用されることがない用語である。しかし、広い意味で知的障害のない発達障害として臨床的には通用している呼称と考えられるため、本書ではこの語を用いる。なお、発達障害の範疇で捉えられない人に対して、本書では通例に倣って「定型発達」という語を用いるが、これもまた「発達障害」と同様に何らかの実体や人物を意味するのではなく、ひとつの概念であり視点であって、「発達過程を共有する大部分の社会構成員というほどの意味」（文献51；p.ix.）で用いるのである。

が指摘されている。言語表出自体に大きな欠損がみられない場合でも、言葉を社会的に用いること、すなわち語用論的使用の難しさがみられることが指摘されており[21]、「過剰に率直な物言い」、「断りなしに話題を変える」、「相手を不快にさせる言葉遣い」、表情と対人距離の不適切さなどがみられるともされている[22][23][24]。そして、こうした彼らの言語使用能力は成長しないわけではないが、発話のレパートリーが拡大し洗練されてもなお克服されがたい問題が残るとされているのである[25]。

　これに加えて、「一連のできごとを単に記述するのみで、物語る(narrate)方法を把握していない」[26]、「出来事を自分との関係で再構成することが困難」[27]といった、クライエントの物語を扱おうとするこれまでの心理療法とは相容れない特徴も指摘されている。彼らは実際に臨床現場を訪れても、「淡々と日常生活の些事や物理学のことを言葉少なに語る」のみで「少なくとも他覚的に把握できるような心理・行動上の変化や自覚的な訴えを示さないまま」であったり[28]、特定の興味ある話や、ある種の常同的な不安をくり返し話したり[29]と、話がいつまでも進展していかないことが多い。また一方で、「被害・関係念慮や幻聴を訴えているが、漠然とした不安・恐怖というものがあまり感じられず、淡々と理路整然と話す」[30]など、症状や訴えから本人の苦しみが捉えにくい事例も報告されている。

　これらの報告に示唆されるように、彼らは自分にまつわる話を物語ること自体を苦手としていて、そのために心理療法でこれまでと同様に彼らの話を聴こうとしても、そのプロセスがうまく展開していかないことが多いと考えられる。このような特徴をもった人々が多く臨床現場に訪れている現状は、話を聴くことを主眼とする心理療法が無用になりつつあるのではないかという疑念をつきつけられているかのようである。

5.　心理療法からの回答

　こうした軽度発達障害からの疑念に対して、心理療法の側でもまた、自らを発達障害の相手としてふさわしくないものと認めてきた流れがある。ウィングが「精神分析は、複雑な象徴連合の解釈に基づくものであり、(中

略）役に立たない」[31]としたことをはじめ、現在、軽度発達障害に対しては「一般に、洞察を中心とする心理療法はあまり有益ではない」[32]とする考えが主流となっている。

そして一方では、周囲と自分の違いを自覚して被害的・攻撃的になりやすい彼らに対して「じっくり本人の話を聴」きながら自己認識を助け、「安心して自分の世界（自閉的ファンタジー）に浸ることを許容すること」[33]で彼らの心理的支えとなることを試みる支持的なアプローチを行う立場がみられる[34][35]。他方、「受容のみの心理支援では彼らの問題解決に役に立たないばかりか弊害がでてくる場合もある」[36]とし、行動上の問題解決や現実適応を目標にした教育・訓練的な立場からのアプローチも多く行われている[37][38][39]。これらには「主に説明し、再保証し、恐れや不安を話し合う」[31]ことによって自我を育て、現実適応能力を高めることを目指すものや、面接を構造化して「意図的にプロトタイプを教え」たり、「自己意識や時間感覚に関しても、意図的に教え」るような認知行動療法的実践[27]、「言語能力の開発」を目的に心理療法的方略を援用するもの[40]などがみられる。これらは通常、「最終的に子どもが自発性や自然さ、優雅さを身につけること」を想定しているわけではなく[32]、現実的な適応能力をあげることに焦点を絞ることで発達障害の人が少しでも生活しやすくなることを主な目的としている。また、親に対する教育的働きかけを行うとか、学童期のクライエントに対してクラス替えや担任の交代を行うなど、具体的な環境調整も有効とされており[41]、彼らに対する支援のあり方は、心理的、内面的に問題を扱おうとする心理療法とはほど遠いものとなっているのである。

このような傾向をみれば、発達障害が心理療法に疑念をつきつけているというよりもむしろ、心理療法の側が発達障害を自らの対象外として排除しているという方が適切なのではないかとさえ思えてくる。前者の支持的アプローチにおいては話を聴くことが重視されているが、それはあくまでクライエントの自己効力感を高めたり治療者との関係をよくしたりするためのものであり、聴くことを通じた展開が見据えられているわけではない。後者の教育・訓練的アプローチにおいては、「説明」「再保証」「教える」といった表現に象徴されているように、〈語り手〉はクライエントではな

く臨床家の側である。そこではクライエントの話を聴くことは中心的位置になく、クライエントに安心して効率よく情報を取り入れてもらうことの方が主たる目的となっている。このような現状は、心理療法が軽度発達障害に対して、これまで自身が意図してきたような意味での〈聴き手〉であることを放棄しようとしていることの表れであるように思われる。

6. 心理療法を問い直す

　近年の臨床現場における軽度発達障害の急増には、ウィングがアスペルガー（Asperger, H.）の論文「小児期の自閉的精神病質」[42]を再評価し、「社会的相互交渉」・「コミュニケーション」・「想像力」の障害を共通の横糸とする自閉症スペクトラムの概念を呈示したことの影響が大きい[43]。このことは診断上の混乱や軽症の増加などの現象を招く一因ともなったが、それほど顕著な症状が示されない人たちがカナー（Kanner, L.）の示した自閉症の連続体としてみられるようになったことで、知的障害を伴う事例のみが障害と認定されやすかったそれまでの状況を一転させたのである。

　発達障害の概念が非常に広範な領域をスペクトラムとして抱え込むようになったことで、以前まではそれと捉えられていなかったような人までが発達障害の範疇に入れられるようになった。そして、臨床現場でもある程度社会に適応している人が発達障害を疑って来談するケースや、衣笠が指摘したような、来談時の主訴や診断は様々であってもその背景に軽度発達障害が想定されるケース[44]が格段に増加した。発達障害の増加はそれ自体の純粋な増加としてのみ捉えられるべきではなく、その背景には概念自体の変化があり、それによる臨床家側の「主観」の変化がある[45]。このように心理療法がますます多くの人を発達障害として見るように自らの視点を変化させておきながら、それに対して自らを無効と認め、あっさりとそのアイデンティティを捨てようとしている現状は、自らの価値を自らで貶めていこうとしているようにさえ見える。心理療法が「自閉症スペクトラム」という発達障害概念の変化を自らに受け入れるならば、ひとまず自身の〈聴き手〉としてのアイデンティティを保ちながら軽度発達障害に対するあり方を再検討してみる必要があるのではなかろうか。

7. 〈受ける〉という視点

　このような視座から、先に挙げた発達障害の〈語り手〉としての特徴を振り返るならば、それらは必ずしもこれまでの心理療法の枠組みに受け入れ不可能なものではないと思われる。クライエントが同じような話を繰り返し語ったり一方的に話し続けたりすることは心理療法ではよくみられることであるし、必ずしも何かを自分に引きつけて物語る必要があるわけでもない。このことについて、ある軽度発達障害児（Tとする）の事例を参照しつつ考えてみたい。

　Tは小学4年時、学校でパニック状態に陥ったことから筆者の元に紹介されてきた。予定の変更への柔軟な対応の難しさ、集中力のなさ、抑揚のない話し方などの特徴がみられたが、知能検査は標準の範囲内で、言葉のやりとりにも不自由がなく、軽度発達障害の範疇に入る子どもと考えられた。Tには、授業中、みんなが考えている最中でも自分がわかれば大きな声で答えを言ってしまったり、その場を逃れるためにあからさまな嘘をつくなど、日頃から状況に適さない言動が多くみられた。しかし、Tの素直な性格や彼の住んでいる地域の特性もあり、周囲とは概ねうまくやっていくことができていた。教師や親が驚くような失言をしたときにも、周りの子どもたちがTを責めるようなことはなく、「Tくんはそういう子だから」という態度で接してくれていた。周囲の理解にも助けられ、Tのパニックはすぐに落ち着きをみせた。しかし、ちょっとした班分けの際に1人だけ班を移動することになり、女の子に「Tくんはあっち」と言われると、Tは相手に嫌われたと思い込み、突然パニックに陥ってしまったのである。

　この事例は、軽度発達障害の人にとって他者の言動や行動の意味を適切に受けとることがいかに大変であるかということを示している。Tを〈語り手〉として考えれば、彼には内容においてもタイミングにおいても適切とは言えない発言が多くみられたが、この事例においてはそれ自体が問題となっているわけではない。Tの言葉は不自然ながらも周囲に受け入れられ、友好的にサポートされていて、Tにとってはこの上ない環境であった

といえよう。それにもかかわらず、Tは班を移動する際の些細な一言から友人に嫌われたと思い込み、パニックに陥ってしまった。このようなことが起こったのは、周囲がTの言葉を受けとめることはできても、Tが他者の言葉をどのように受けとるかには干渉することができなかったためと考えられる。つまり、Tの事例は、軽度発達障害に対して周囲が理解を示すことの重要さを示すと同時に、それだけでは結局「対話」とはならないことを端的に示していると考えられるのである。

　心理療法においても、セラピストが心理学的な視点からクライエントを理解していることは重要である。セラピストが軽度発達障害の語り方の特性を把握していれば、それなりに彼らの言葉を聴き、理解することはできるであろう。しかし、心理療法とは「対話」である。セラピストがクライエントの言葉を聴くだけではなく、クライエントもまたセラピストの言葉を様々に受けとる。したがって、対話的心理療法のあり方を考えようとするならば、クライエントの語りをセラピストがどう理解するかだけではなく、クライエントがセラピストとの接点をどのように感じ、体験しているのかにも照準を合わせる必要があるだろう。

　そこで、軽度発達障害を〈聴き手〉とみてその特徴を列挙してみると、「言葉の意味の理解に柔軟性を欠く」、「文の中の一、二語にのみ反応し、その他を無視してしまう傾向」、言葉を「字面でとらえ、心を痛めたりこわがったりする」などがあげられている[46]。文脈を読むことの難しさはカナーの報告においても既に「字義通り性literalness」[47]として指摘されているし、他者の心を読むことの困難さも認知的実験を基に「マインド・ブラインドネスmind blindness」という概念で示されている[48]。このように、コミュニケーション上の齟齬を生じさせやすい聴き方の特徴は様々な側面から指摘されてきているのである。

　石川が自閉症児の用いる字義通りの言葉を「その子語」とし、周囲が「その子語」を理解することが発達を促すと強調しているように[49]、彼らの語り方の不自然さを受けとめることは不可能なことではないし、それは発達障害の人にとって大きな支えとなりうる。だからこそ受容的に聴くことで気持ちの安定を図るアプローチが機能し得るのであろう。しかし、T

の事例において友人の些細な一言が日常のよい関係を全てなかったものにするほどの体験となってしまったように、軽度発達障害においては彼らが他者の言葉や行動から何を受けとり、体験するかということが問題になる場合も多いと思われるのである。

8. 〈語る〉と〈聴く〉の非対称性

　それでは、そもそも他者の言葉を受けとるとはどのようなことなのだろうか。フロイトは機知に関する論考において、次のようなシンプルなやりとりを呈示している。

　あるガリツィア地方の駅で二人のユダヤ人が出会った。「どこへ行くのかね」と一人が尋ねた。「クラカウへ」と答えた。「おいおい、あんたはなんて嘘つきなんだ」と最初の男がいきり立って言う。「クラカウに行くと言って、あんたがレンベルクに行くとわしに思わせたいんだろう。だけどあんたは本当にクラカウに行くとわしは知っている。それなのになぜ嘘をつくんだ？」[50]

　「どこへ行くのかね」かと問われ、「クラカウへ」と答える。これは素朴にみる限り、何の解釈の余地もない単純な対話のようにみえる。しかし、これに対して「最初の男」は複雑な解釈で応じる。この男の言葉をもう少し明示的に記述すると次のようになるだろう。「クラカウに行くと言っておけば、'あんたがレンベルクに行く'とわしが推察するとでも考えているのだろう。だけど、わしは騙されない。あんたがクラカウに行くと知っている。なぜ嘘をついてわしを騙そうとするのだ？」
　「クラカウへ」と答えた男を"語り手"、それを聴いた「最初の男」を"聴き手"として考えてみれば、聴き手の男は、語り手の言葉通り、彼が「クラカウへ」行くと受けとることも可能である。しかし聴き手は、語り手の言葉を受けとる際にひねりを加える。聴き手が相手の言葉に"語り手は自分を騙そうとしている"という意味を読み込むことによって、ごく単純なことを言っただけであるにもかかわらず、語り手が"嘘"を語ったこ

とになってしまっているのである。

　フロイトはこの機知によって、我々が日常的に使っている言葉の意味がいかに不確かなものであるかということを示している。どんなに単純な言葉であっても、言葉はひとつの意味だけを指し示すものではない。語られた言葉がある特定の真実を指し示すようなことはありえず、聴き手の受けとり方によって言葉はいかようにも解釈が可能である。Tの事例においても「Tくんはあっち」という友人の言葉は単に行き先を指示しただけと捉えることもできれば、"Tくんはあっちいけ"と相手を遠ざける意味の言葉としてとることもできる。ある言葉が発せられたとき、このように聴かれるべきというような"絶対的に正しい意味"というものは誰にも定義しえない。だからこそ、相手が自分の言葉をどう受けとめるかはわからないし、それに関与することも難しいのである。語り手は何をどのように語るかを主導して対話の場に関与しているが、それと同様に聴き手もまた、語られた言葉をどのように受けとるかを主導して対話の場に関与しているといえるのである。

9. 軽度発達障害の聴き方

　Tの事例に端的に示されていたように、軽度発達障害の人の言葉のとらえ方は周囲の理解とズレやすく、現実生活に支障を来すことも少なくない。しかし、語られた言葉に対応して"正しい聴かれ方"を想定することができないとすれば、発達障害の人の話の聴き方についても、それを正しいか誤りかという観点から評価することはできないであろう。同じ話であっても複数の聴き方がありうると認識した上で、彼らがどのように他者の言葉を聴いているのかについて、語られた言葉と対比させながらその質を検討し、それが一般的に想定される対話とどのように異なっているのかという視点から彼らとの接点を探ることが重要と考えられる。

　軽度発達障害のコミュニケーション特徴の多くは現実生活での不適応につながりやすいために、あるべき能力の欠損と捉えられやすい。しかし、「彼らの経験はそれ自体充足しているのであって、肯定的に描くべきものである」[51]。このように考えれば、軽度発達障害の急増に対して我々が考

えるべきことは、心理療法は軽度発達障害の相手として、あるいは軽度発達障害は心理療法の相手として適切か不適切かというような二者択一ではない。互いがそのアイデンティティを捨てることなく有意義な接点をもつために両者の特性を再考し、新たな接点のあり方を探ることこそが必要と考えられる。

　冒頭にユングを参照して示したように、本書では心理療法を"対話を通じてクライエントが本来のクライエントらしくなっていくことを目指すもの"と考える。したがって、心理療法が心理療法としてあり続けようとするならば、軽度発達障害に対してもあくまでも対話の相手として働きかけることが重要と考えられる。軽度発達障害のコミュニケーション様式がこれまで考えられてきた心理療法的な"対話"のあり方になじまないならば、彼らとの対話をやめることを考えるより前に彼らとの対話の特性を知り、どのような対話が可能であるのかを探るべきであろう。Tの事例に明らかであったように、軽度発達障害に心理療法が無効とされているのは、彼らの語り方よりもむしろ聴き方にその要因がある。したがって、心理療法が彼らと対話をしようとするならば彼らの〈聴き手〉としての特性のどのような部分が対話的心理療法を難しくさせているのかという観点から軽度発達障害の実相を捉え直し、その特性を正しく把握することが必要であろう。彼らがどのように他者の話を聴き、どのようなものとして体験しているのかを知ることから軽度発達障害との対話的心理療法の可能性は開けると思われるのである。

10.　本書の構成

　本書は、以上のような視座に基づき以下のように構成される。まず第2章では、一般的に〈聴く〉という行為がどのように行われ、どのように対話の場に作用しているのかを明らかにするため、大学生を対象に話の聴き方に関する調査実験を行い、いわゆる定型発達の人がどのように話を聴いているのかについて検討する。そして、心理療法において〈聴く〉ということがどのように作用しているかについても考察を加える。

　続いてこれと比較しつつ軽度発達障害の人の話の聴き方について検討を

行うが、話を聴くということは、話の内容やそのときの気分、集中力などの影響が大きく、語り手との相性にも左右されやすい。そこでまず、第3章ではロールシャッハ・テストを用いて、彼らがどのように日常の物事を体験しているのかについて、基本的傾向を検討することから始めたい。続く第4章では、第2章と同じ実験を軽度発達障害の人に行い、彼らの話の聴き方の特徴について事例をあげながら具体的に検討を行う。第5章では、このようにして描き出された軽度発達障害の特徴が継続的な心理療法のプロセスではどのように現れ、また、心理療法はそれに対してどのようなアプローチが可能なのかということについて、自験例を基に検討を行う。第6章では、軽度発達障害の特質をまとめると共に、心理療法がそれとどのように対話することができるのかについて本研究の結論を示す。そして終章では、軽度発達障害が注目されるに至った現代社会の特質に触れつつ、対話を通した心理療法が現代においてどのような意味をもつのかについて筆者の見解を述べたい。

第2章
人は話をどう聴いているのかⅠ
──大学生の聴き方

1. 人はどのように話を聴いているのか？：本章の問題意識

　本章では、大学生を対象として行った実験を基に、話を〈聴く〉とはどのようなことなのかについて考えてみたい。ここで行われた実験は、「ふつう、人はどのように話を聴いているのか」という素朴な疑問から出発している。話を聴くということは、誰もが日常的に行っていることであるが、普段はとりたてて意識にのぼることがない。思わぬ誤解が生じたときや、"ちゃんと話を聴いてくれていない"と感じるようなとき、初めてその人の聴き方に意識が向けられる。また、それほどの違和感を与えない場合であっても、"またこの人に話をしたい"と思う人と"なんとなく話す気がしない"人がでてくるのはなぜなのであろうか。"話を聴いてもらった"と自然に感じられる人とそうでない人がいるのはなぜなのであろうか。本章では、こうした素朴な問いに接近するため、一般的な大学生が他者の話をどのように聴いているのかについて、いくつかの事例を示しながら検討を行う。そして、〈聴く〉行為が対話の場にどのように作用しているのか、さらには心理療法において聴くことがどのように作用しうるのかについても考えてみたい。

2. 聴く行為に伴う変形

　前章ではフロイトのあげた機知の事例をあげながら、ある言葉が発せられるとき、それに対応する"聴かれるべき正しい意味"は想定され得ない

ということについて述べた。正しい聴き手のあり方を想定することができないとすれば、話の聴き方は、常に語られた言葉や語り手、他の聴き手の聴き方などとの間で相対的に捉えられねばならない。そこでまず、このような視座にたって行われているバートレット（Bartlett, F.C.）の認知心理学的研究を参照し、本章で行う実験の方法について検討しておきたい。

　バートレットは実験室で行われていたそれまでの記憶実験を批判して、より実際的な記憶の様相に迫ろうとする立場から、物語や絵など日常的な材料を用いた多くの記憶実験を行っている[1]。記憶をひとつの静的モデルとして捉えることにも批判的であったバートレットは、多くの被験者の反応を集めて、そのバリエーションから記憶・想起のメカニズムを明らかにすることを試みた。彼は様々な材料を用いて興味深い実験を行っているが、その中で被験者に短い物語を記憶させ、なるべく正確に想起させることで「想起」のメカニズムに迫ろうとする実験が行われている。何千という事例が検討された結果、「再生の正確さということを文字どおりの意味にとれば、それは、稀にみられる例外であって、一般には、そういうことはない」[2]とされ、被験者が「自分では何をしているのか気がついていない」[3]ままに刺激の一部を強調したり、無視したり、付け加えたりと、元のものを変形しながら想起していることが示された。この結果には、与えられた刺激を反復するというきわめてシンプルな再生課題においてさえ、人は鏡のようにフラットに言葉を映し返すわけではないということが明らかに示されている[*1]。このような記憶の実際を考えれば、話を聴く際に聴き手が行う省略や付加などを単なるエラーと考えるのでは不十分であろう。あらゆる聴き手は語られたものから何かを聴き落とし、聴き間違いながら言葉を受けとめているのであり、聴き手の行う変形は話を聴く行為に常に伴うものとして扱われるべきと考えられるのである。

　バートレットはこの想起実験において、被験者が想起したテキストを具

[*1] バートレットはこの実験の含む〈聴く〉要素についても触れており、"聞こえる hear"という生理学的基礎づけをもつ要因と、"聴く listen"という二次的な識別作用が共に物語の正確な再生を妨げると述べている［文献1；pp.217-218.］。

体的に呈示し、事例の検証を重ねるという方法をとっている。すなわち、被験者に同一の話を記憶させ、個々の被験者が想起した話を元の話と比較することから、想起という行為の特性を幅広く描き出したのである。個々の被験者によって想起されたテキストにはその被験者が元の話をどのように変形したかが表れていたが、その変形のあり方を分析してみると、ある個人の再生の連鎖においては、「最初にいったん話ができあがると、その一般的な形式あるいは輪郭が、おどろくほど持続する」[2]こと、その際の変形は「与えられた物語に対して、被験者が最も安心できるような関係を見つけ出す」[4]ために生じることが明らかに示されていた。

　これらのことを本書の問題意識に照らせば、次のようになるであろう。ある話を聴くとき、聴き手は聴きながらすでに語られた話を変形して受けとめている。それを想起すれば、当然元の話とは異なるものが想起されるわけであるが、その際の変形の仕方はある程度固定された個人的なパターンとして捉えられる。そして、その変形の仕方は、聴き手が話に対して「最も安心できる」関係をとろうとした結果として、その聴き手の"聴き方"の反映と捉えることができる。このような意味で、聴いた話を想起する際の変形は、聴き手の態度や特性を知るための大きな手がかりとなると考えられるのである。

3. 話の聴き方の実験：方法論の検討

　ここで行う実験の手続きは次の通りである。まず、筆者が語り手となって2つの話を語り、聴き手（実験協力者）はそれを聴く。聴き手はそれが「どんな話だったか」を想起し、語り直す。そのとき想起されたテキストには、聴き手によって何らかの変形がなされると推察される。その変形を「聴き手の聴き方の現れ」と捉え、変形の仕方を基軸にして聴き手の個性を描き出すのである。

　また、ここでは聴き方の調査実験と共にロールシャッハ・テストを行い、聴き方と関連づけながら考察を行う。このような検討を行うのは、話を聴くということが非常に一回性の高い事象であるためである。聴く行為とは、多分にパフォーマンスの要素を含んでおり、そのときの聴き手の気

分や語り手との相性、話の内容などによって、聴き手の受ける影響の大きさは様々に異なる。聴き方がもつこうした捉えにくさや状況依存性の高さを考慮すれば、臨床的観点から話の聴き方を検討するには、個別事例の特性を活かすことができる事例研究という方法をとることが最も適していると考えられる。そのため、本章では事例検討の形で聴き方を扱うのであるが、事例研究はあくまでも個別のものを基盤にするという限界も持ち合わせており、普遍的な考察を導き出すには相当の慎重さを必要とする。話を聴くことが1回限りの出来事であるからこそ、そこにトラブルやドラマが起こるのであり、また、1回1回のパフォーマンスにも聴き方の特性は表れると考えられるが、変動性の高いもののみを根拠に論を進めれば、印象論に陥ってしまう危険性があるだろう。そこで、標準化された心理検査を用いて、話の聴き方を基礎づけるようなより普遍性の高い特性と関連づけながら考察を進めることでそうした問題がクリアできると考えられるのである。

　ここでロールシャッハ・テストを用いるのは、このテストが"与えられた物語をどう受けとるか"をみる聴き方の実験と同型のものと捉えることができるためである。ロールシャッハ・テストは、"与えられたブロットをどう受けとるか"という観点から被検者の特性をみようとするものである。シャハテル（Schachtel, E.G.）はこのテストの重要な特徴として、10枚のインクブロットが見慣れない構造であること、「何に見えるか」という教示以外には何ら拘束するものがないことをあげている。そしてこの二重に曖昧な状況が、日常の一般的な知覚におけるよりも積極的な構成を被検者に要求し、「ふつう共通の言語シンボルを使うとぼやけてしまう知覚の個人差」をよりはっきりと映し出すとしている[5]。すなわち、ロールシャッハ・テストとは、与えられたブロットを被検者がどのように受けとり、どのようなものとして体験するのかについて、日常言語の次元より明確に描き出し、その人の聴き方の特性を、より永続的な構えや態度と関連づけてくれるものと考えられるのである。

　また、ある聴き手の聴き方はそれだけで独立して対話の場に作用するものではない。臨床的観点から聴き手の特性を捉える際には、客観的視点か

らの分析のみならず、対話の場に立ち会う語り手の主観的な印象や当事者に固有の関係性も重要と考えられる。語り手（ここでは筆者）の印象を考察に用いることは、客観的な分析手法とは異なるが、臨床実践がきわめて個人的で主観的な枠組みを通して行われるものであることを考慮して、あえて語り手の主観的な印象を考察に含め、論を進めていきたい。

　以上のような観点に基づき、本章では話の聴き方の事例についてその可能性と危険性の両面から考察する。すなわち、それぞれの聴き方について 1．聴き手が話を想起する際の言葉の変形の仕方、2．ロールシャッハ・テストにみられる基本的体験様式との関連、3．その聴き方が語り手にはどう体験されたのかという3つの視点から検討を行うのである。

　この調査場面は、語り手と聴き手が入れ替わりながら展開する実際の対話のプロセスからすればごく一部を切りとったものにすぎず、直ちに聴くこと一般に通ずるものとして敷衍することは避けなければならない。しかし、状況の性質と事例の個別性を自覚しながら考察を深化させていくことで、話を聴くという行為が対話の場でどのように現象するのかについて臨床的観点から迫ることが可能になると思われる。ただし、想起されたテキストは聴き手のあり方をあくまで間接的に反映したものであり、聴き手の言語化能力や表出の程度に左右されるものであること、また、ここで扱うのはあくまで今回の語り手との相互作用であるという本論の方法的限界も認識しておかねばならないだろう。

4．聴き方の実際Ⅰ：大学生群への調査実験

調査対象：さまざまな学部、研究科から集められた筆者と面識のない大学生および大学院生40名（男女各20名）を対象とした。以下、大学生群と呼ぶ。年齢の平均は20.2歳（S.D. = 2.1）であった。

語りの素材：語りの素材として、2つのテキストを筆者が独自に作成した。これを基本テキスト①、②と呼ぶ。（表2-1、2-2）[*2]。内容はニュートラルなもの（基本テキスト①）と、聴き手の感情を刺激すると思われるもの

表 2-1. 基本テキスト① （表中の / はユニットの区切りを示す）

小学校 3 年生の頃、/
その子の進度に合わせて一人一人勉強するような塾のようなところに通うことになりました。/
スーパーの屋上に教室があって /
いつも買い物に行くときに入る入り口の横にある階段をのぼっていくのですが /
普段は行けなかったところなので /
ちょっと特別な感じがして /
それがうれしかった覚えがあります。/
その塾で、私は目の大きなちょっと印象的なお姉さんに会いました。/
その教室では席は自由なのですが、/
あるとき、隣の席にそのお姉さんが座って勉強をしていて、/
じっと私の方を見ているような気がしました。/
そのお姉さんはそれから教室で会うと必ずこちらをにらんでいるような気がしました。/
私は通い始めたばかりだったので、/
自分の学年よりもずいぶん遅いところから始まっていて /
それに対してお姉さんは長くやっているのか、/
年上ということもあったのか、/
私よりも大分進んだところを勉強していました。/
そういうこともあり、私はだんだんそのお姉さんに敵意のようなものを抱くようになりました。/
そして、出会うとお姉さんが"きっ"とにらんでくるので /
こちらも負けじとにらみ返すというようなことが何回か続きました。/
ある秋の晴れた日、/
いつものように塾に行くと、その日はお姉さんが先に来ていて /
お姉さんが消しゴムを私の方にころころと落としました。/
拾って渡してあげると /
お姉さんはにっこり笑って /
ありがとうと言ってくれました。/
そして、すっと何かを私の机に置いていきました。/
それは雑誌の付録の便箋に書いた手紙でしたが、/
そこにはずっと私と友達になりたかったのだと書いてありました。/
それからその子と初めての交換日記をすることになりました。/
交換日記がいつまで続いたのかは覚えていないのですが、/
高校くらいまでは電車で会うと話したりしていました。/
今は全然連絡をとっていないので /
モデルになりたいと言っていた彼女が /
どうしているのかなと思っています。

表 2-2. 基本テキスト② （表中の/はユニットの区切りを示す）

うちの祖父と祖母は年が10ほど離れていました。/
祖父は、大正生まれらしく/
男がそんなことできるかという感じで/
家の中のことなど、ほとんどやらなかったし、できませんでした。/
今から3年ほど前に/
病気で祖母が亡くなりました。/
自分の方がずいぶん年も上だったので/
まさか祖母が先に亡くなると思っていなかった/
祖父は大変なショックを受けました。/
それから祖父は1人で暮らしていましたが、/
精神的にも追い詰められてきたのか/
周りの人を疑うようなことを言ったり/
早く死にたいと言ったりするような日々が続きました。/
祖父がそんな風なので、会いに行っても私も何となくいい気持ちがせず/
自然に足が遠のいてしまったのですが/
今年の春/
祖父が突然入院しました。/
元々、酸素ボンベを常に抱えていないといけないような持病があったので/
私もそれほど驚きませんでしたが、/
それから弱っていくのはものすごく早かったです。/
身体は、人間はこんなになれるのかというくらい小さくなってしまいました。/
その頃は、携帯がなるたびにドキドキするような日々でした。/
そんなある日、母から今日は何をしているの？というメールが入りました。/
私は何となくいつもと違う雰囲気を感じ、/
電話してみると/
珍しく母が、病院に来てというようなことを言うので/
タクシーで病院に行きました。/
最近の病院では家族が揃うのを待っていてくれるらしく/
私が着くと、伯父が看護師さんに揃いましたと報告にいきました。/
そして、看護師さんが酸素を送る機械のスイッチを切りました。/
そこからは自然に心臓が止まるのを待つのです。/
それがどのくらいの時間がかかるのかわからなくて/
徹夜の覚悟をしながら待っていました。/
でも、そのときは案外早くやってきて/
本当にドラマみたいに心電図がぴっとまっすぐの線になりました。/
その瞬間は本当にしーんとしていて、/
何とも言えなかったのですが/
そのとき、ああ、今だったんだと思いました。

（基本テキスト②）とし、それぞれのテキストは意味の単位ごとにユニットにわけられた[*3]。

実験の手続き

(1)　語り場面：まず筆者（調査者）が語り手となって、基本テキストを①、②の順で語り、調査協力者が聴き手となってそれを聴いた。以下、本書では調査者、調査協力者をそれぞれ語り手、聴き手と記す。話をする際には、どの聴き手に対してもなるべく同じ調子で、しかし自然な雰囲気となるように心がけた。教示は以下の通りである。「これから私（語り手）の話を聴いていただきたいと思います。○○さんは、普通に聴いていただくだけで結構です。これは私自身の話です。話は２つあります。」

(2)　想起場面：次に、聴き手に先の語り手の話がどのような話だったかを①、②の順で想起し、語り直してもらった。教示は以下の通りである。「今、私がした話はどんな話だったかについて話していただきたいと思います。これは記憶力のテストではありませんので、気楽な気持ちで、先ほどの私の話がどんな話だったかをお話しください。」語り手（話の主人公）について言及する場合には、語り手の名前を言うように教示した[*4]。

[*2] 作成に当たって、筆者が個人的体験として語って不自然でないこと、筋が複雑すぎず、１つのエピソードとして適度な長さであることなどを重視した。また、意味が固定されすぎないように、因果関係を示す語を極力含めず、出来事を時系列で並べたストーリー形式のものとなるように留意した。

[*3] テキストをユニットに分ける際、邑本（1992）がテキスト比較に用いているアイディアユニットの認定基準を参照し、次のような基準に基づいてユニットを認定した。(A) 基本的に単文を１つのユニットとする。(B) 同一のテキスト内において初出の意味内容を対象としてユニット分けを行う。(C) 副次的基準として、文法的形式に関する以下の３つのルールを設ける。a) 複文は従属節が時間的関係を表す場合、原因を表す場合は２ユニット、それ以外は１つのユニットとする。b) ～と思う、～を知るといったような埋め込み文は、埋め込まれている部分を単独のユニットとはせず、それを含む全体を１つのユニットとする。c) 従属節であっても、それが口語的表現であるために一続きに述べられている場合には、適宜主語を補って述語を中心にユニットを認定する。［邑本俊亮（1992）要約文章の多様性―要約産出方略と要約文章の良さについての検討. 教育心理学研究. 40, 213-223.］

(3) 振り返り場面：想起が終了したら、2つの話に対する感想や、話を語り直すときに感じたことなどについて尋ねた。

　これらの手続きをなるべく自然な対話の場となるよう配慮しながら行った。以上のプロセスは、聴き手の了承を得て録音された。

(4) ロールシャッハ・テスト：片口法の標準的手続きにしたがってロールシャッハ・テストを施行した。検査者はすべて筆者が担当した[*5]。

　これらの手続きを終えた後、それぞれの聴き手について語り手がそのときに受けた印象をまとめ、記録しておいた。

5. 分析の方法

5-1. 分析対象について

　今回の調査実験において、基本テキストを全てそのままに想起した聴き手はみられなかった。すなわち、あらゆる聴き手の想起には基本テキストからの何らかの抜け落ちや変形がみられたわけである。想起の際に抜け落ちた部分やその量はその人の聴き方に迫る上で重要な要素ではあるが、語られなかったものを扱うことには困難が伴う。そこで本研究では、実際に聴き手によって想起された言葉を主な分析対象とする。

5-2. 想起テキストのユニット分け

　元の話と聴き手が想起した話を比較するために、まず、各聴き手によって想起されたテキスト（以下、想起テキストと呼ぶ）を基本テキストのユニットに準拠しながらユニットに分けた[*6]。

5-3. 【再生】／【変形】の分類

　次に、分類された想起テキストのユニットがそれぞれ基本テキストから

[*4] 想起の際には、語り手から積極的に言葉を挟むようなことはせず、相づちをうつなど、聴き手が自然に話せる場を作るように配慮しながら応答を行った。
[*5] 聴き手には調査に要するおおよその時間については伝えられていたが、聴き方の調査の後にロールシャッハ・テストを行うことについては事前に知らされてはいなかった。

変形を受けているかどうかを基準に、2つのテキストをユニットごとに比較した。その結果、全てのユニットは、次の2種類に分類された[*7]。

【再生】ユニット：基本テキストから変形を受けず、概ねそのまま再生されたユニット

【変形】ユニット：聴き手によって変形が加えられていたり、新たに創出されたユニット

それぞれの下位分類と具体例は巻末資料2-1に示した。ただし、これらの分類はあくまで形式的側面から行ったのであり、【再生】ユニットが【変形】ユニットよりも"正しく""良い"ものと評価されるわけではないということを強調しておきたい。

5-4. ［表現の揺れ］

これに加え、沈黙、言いよどみ、言い直し、笑い、主語や語尾の省略および、聴き手のコメントや思いが述べられる部分など、聴き手が流暢に語り直すことを阻害している要素にも着目した。【再生】／【変形】という分類基準はテキストの意味内容を中心としたものであり、明確な意味をもたない部分をとりこぼしてしまう。しかし、森岡が指摘しているように、言語は「描写、再現」のみならず、「パフォーマンス」の働きをもつものでもある[6]。上記の要素は、話の文脈に対して大きな影響を及ぼすわけではないが、どのようなリズムや語り口で想起しているかという面から、そ

[*6] 想起テキストには基本テキストにはなかったことが想起されていたり、抜け落ちがみられたりするため、2つのテキストのユニット数は異なっている。また、想起テキストの分類は基本テキストのユニット内容に準じているために、重文であってもひとつのユニットとされているものや、単語だけでもひとつのユニットとなっているものもある。基本テキストにみられなかった内容が想起された場合には基本テキストと同様の基準にしたがってユニットを認定した。同じ変形が複数の箇所で行われた場合には、先に変形が出現したユニットのみを【変形】ユニットとした。

[*7] 分類の客観性を高めるため、ユニットの分類手続きについて、5名分の想起テキスト（279ユニット）を臨床心理学専攻の大学院生1名と筆者が独立にコードし、合議の上、一部カテゴリーを修正した。結果、一致率は88.2％となり、概ね一致したと判断し、残りは筆者が単独で分類とコード化を行った。全体を通して言語的・形式的側面を基準とすることで、客観性を維持するよう努めた。

の聴き手のあり方を映し出すものと考えられる。そこで、このような［表現の揺れ］がみられるユニットに「＋」とコードした。下位分類とその定義は巻末資料2-2に示した。

5-5. 事例の選定

聴き手の特性をみるため、各聴き手が想起テキスト①、②を通して示した、【再生】と【変形】の割合および、［表現の揺れ］がコードされたユニットの割合を算出し（巻末資料2-3）、この値を基に事例を選定した。【再生】／【変形】ユニットの割合とは、聴き手が基本テキストをどの程度正確に受けとめているかを形式的なレベルで示しており、聴き方を検討する上で鍵になる視点と思われる。【変形】の割合が高い聴き手は、少なくとも表面上は、話を正確に受けとめたとは言えないであろうし、反対に【再生】の割合が高い聴き手は語られたことを忠実に受けとめていることが推察される。また、［表現の揺れ］の程度とは、笑い、沈黙、言いよどみなど、語り直す際にみられたパフォーマンスの揺れの程度を示している。こうした要素はフロイト[7]やユング[8]によって、意識の活動を妨げる無意識的な心の動きとの関連が指摘されてきたものである。これらは聴き手が録音機器のように機械的に言葉を取り入れ再生するのであれば出てくることがない要素であり、聴くという行為のもつ人間的な動きを示すものとして着目することができるだろう。

上記の2つの基準に基づき、明瞭な特徴が表れている以下の3つの事例が選定された。

A：想起テキストの【再生】ユニットの割合が最も高い事例
B：想起テキストの［表現の揺れ］の程度が最も高い事例
C：想起テキストの【変形】ユニットの割合が最も高い事例

聴き方の特徴は多様な広がりをもっていることが予測されるが、2つの基準において最も特徴的な事例をとりあげることで、定型発達者の聴き方の特性をある一面から描き出すことができると考えられる。

6. 大学生の聴き方：3つの調査事例の検討
6-1. 基本テキストはどのような話か

事例の検討に先立ち、本研究で用いた基本テキストが聴き手にどのように体験されていたかについて、聴き手の感想を手がかりに整理しておきたい。基本テキスト①では「うーん、いいなあって（笑）」、「ドラマに出てきそうないい話だなって思った」など好感触を示した聴き手や、「ふう〜ん、そうなんや〜っていうくらい」、「女の人の世界は難しいのかなぁ」など中立的な感想を述べる聴き手がほとんどであった。このことから、基本テキスト①は、大多数の聴き手にとって、距離をコントロールしながら聴くことのできる中立的な話として聴かれていたと考えられる。

一方、基本テキスト②は近親者の死が主題となっており、「うちのじいちゃんみたいだ〜」と自らの経験を思い出す聴き手や、「自分の祖父がそうなったみたいな…」と自分の経験との境界が曖昧になる聴き手がみられた。また、「おじいさんがうすーくなっていく感じで結末を覚えてなかった」と、話をうまく思い出せなかったり、「くり返すことが、ちょっと、ねえ（笑）」など、語り直すことに抵抗を感じている聴き手もみられた。②では、①に比べて聴き手の感情的反応や抵抗感、忘却などが多く表れており、意識的にコントロールできないレベルで聴き手を動かす性質をもった話として聴かれていたようであった。

6-2. 事例検討
(1) 再生する聴き手　［聴き手Ａ：20歳女性］

最も【再生】ユニットの割合が高かった聴き手Ａの想起テキストを表2-3、2-4に示す。以下、表内では【変形】ユニットを網掛けで示す。

表 2-3. 聴き手Ａの想起テキスト①
【再生】15 ユニット　【変形】1 ユニット　［表現の揺れ］2 ユニット

	【再生】/【変形】	下位分類	表現の揺れ
と、畑中さんが、小学校３年生の時に、	【再生】	そのまま	
えっとー、デパートの屋上にある、	【変形】	その他の変形	

進度に合わせて勉強するような、塾に通うことになって、	【再生】	抽象化再生	
そこで、目の大きな印象的なお姉さんに、出会ったんですけど、	【再生】	そのまま	
その人が、ときどきにらんでくるようにじっと見るので、	【再生】	言い換え	
だんだん畑中さんも敵意を感じるようになって、	【再生】	そのまま	
にらみ返したり、とかしてて、	【再生】	そのまま	
でもある日	【再生】	そのまま	
お姉さんが消しゴムを落として、	【再生】	そのまま	
それを拾ってあげると、	【再生】	そのまま	
にっこりほほえんで	【再生】	言い換え	
ありがとう、って言って、	【再生】	そのまま	
でそのときに手紙を置いて、いきました。	【再生】	簡略化	
そこにはずっと友達になりたい、と思っていた、と書いてあって、	【再生】	そのまま	
で、交換日記が始まっ…て、	【再生】	そのまま	＋
高校、ぐらいまでは電車とかであったら、話すような友達になった（笑）、ていうような話だったと思います。	【再生】	抽象化再生	＋

表 2-4. 聴き手Ａの想起テキスト②

【再生】16ユニット　【変形】4ユニット　［表現の揺れ］4ユニット

	【再生】/【変形】	下位分類	表現の揺れ
2つ目は、おじいさんとおばあさんの話で、おじいさんが、あまり家事とかをしたがらない人、だったんですけど、	【変形】	主観付加	
3年前に	【再生】	そのまま	
おばあさんが亡くなってから	【再生】	そのまま	
すごくショックを受けて、	【再生】	言い換え	
で、だんだん、精神的にも追いつめられていって、	【再生】	そのまま	

あんまり会いに行っても、楽しくないような感じになったので、	【再生】	言い換え	
次第に足が遠のいていったんだけれど、	【再生】	そのまま	＋
…と、1年ぐらい？1年半？ぐらいに	【変形】	その他の変形	＋
突然入院して、	【再生】	そのまま	
それから弱っていくのが早くて―、	【再生】	そのまま	
ある日電話が、あ、メール、―が入ってきて、	【再生】	そのまま	＋
で、気になって	【再生】	言い換え	
電話をしたら	【再生】	そのまま	
病院に来て、とお母さんに言われて、	【再生】	そのまま	
で、行ってみたらそれで家族が全員揃って、	【変形】	論理的類推	
それで酸素吸入器、が切られて	【再生】	言い換え	
それから、心臓が止まるのをみんなで、待ってい、たんだけど、	【再生】	そのまま	
それは意外と早くて、	【再生】	そのまま	
ドラマのように、心電図が横になり、	【再生】	言い換え	
すっと、亡くなって、いったと（笑）いうような話だったと思います。	【変形】	抽象化	＋

　a）聴き方の特徴　　Aは想起の際の変形が最も少なく、表現の揺れの程度も低かったことから、総じて余計な情報を付け加えず、基本テキストを忠実に再現した聴き手といえる。Aの語り口は穏やかで落ち着きがあり、言葉に詰まることもなく終始なめらかに想起がなされた。Aが想起した量は比較的少なく、基本テキストの情報が網羅されているとはいえないが、全体として基本テキストからのズレはほとんどみられなかった。A自身が感想として「間違ったことは言わないようにした。いきなり尾ひれがついてたらいやじゃないですか」と述べたように、Aは言葉を正しく返すことに焦点を当てて想起していたようである。また、「難しかったです。記憶の実験とかならまた違うんですけど、記憶の実験とかでもなくまた違う、実話っていうのが…」とも述べられていて、Aが表面的にその場を乗

り切ろうとしたわけではなく、意識的になぞるような想起を行ったことがうかがえる。すでに述べたように、聴くことは相手の言葉をそのまま受けとることではないと思われるが、Aは自分が鏡映しにできる部分だけを慎重に選びとることで、忠実に基本テキストの言葉をなぞる聴き方を実践したのだと考えられる。

b）ロールシャッハ・テストとの関連　次に、ロールシャッハ・テストからみえてくるAの基本的な体験様式について述べつつ、それがAの聴き方とどのように関連しているのかについて考察する。ここでは紙幅の都合からスコアの量的特徴と共に、プロトコルから特徴的な反応をとりあげて掲載する（表2-5、2-6）。

まず量的特徴をみると、総反応数は17とやや少なめながらも標準の範囲内といえる。反応産出に対する貪欲さはみられず、比較的淡泊であるが、彩色の有無によって初発反応時間がそれほど左右されていないことなどをみても、安定した反応性を示すことのできる人だと推察される。内向傾向がみられるが、色彩反応も少量みられ、P反応も3つ示されていることから、総じてバランスのとれた人といえるだろう。

次にプロトコルを見ると、無彩色図版では形態反応が多いのに対し、彩

表2-5.　聴き手Aのロールシャッハ・テストスコアの量的特徴

R	17	W%	72%	F%／ΣF%	41%／41%
TotalTime	10：45	D%	28%	F＋%	71%
T/R（Ave.）	32.1	d%	0%	R＋%	71%
R_1T（Ave.）	10.7	Dd＋S%	0%	A%	29%
R_1T（N.C.）	11.8	W：M	13：4	H	3
R_1T（C.C.）	9.6	M：FM	4：3.5	SumH	4
Rej／Fail	0／0	M：SumC	4：1.5	P	3
SumC	1.5	FM＋m：Fc＋c＋C'	3：1	Content Range	8
FC：CF＋C	1：2	ⅧⅨⅩ%	18%		

表2-6. 聴き手Aのロールシャッハ・プロトコル（抜粋）

Ⅲカード 7″①∧人が2人。で、なんかとりあってるような。 ②∧あとなんか羽が2つ。 ③∧リボンですかね。真ん中はリボン。そんぐらいです。（48秒）	①頭、首、胸、手、足。ここにあるものを2人で両側からひっぱってる。　W　M±　H, Obj　P ②羽。ぼそぼそっとしているので、ふさふさっていうか、羽のあの感じ。　D　cF∓　Aobj ③リボン。形がリボンぽいので。で、なんか赤いのもリボンらしいなあ。　D　FC±　Cloth
Ⅵカード 9″①∧なんか土偶みたいな。 ②∧あとはなんか建物？塔のようなものというか、なんかそういう。そんぐらいですかね。（51秒）	①この辺。土偶の足に見えるんですよね。こんもりしている感じが土偶の。人の形っていうか、建物の土偶があるんだったらそういう感じ。丸みがある。　W　cF∓　Obj ②突き出ている、飾り。土台。〈？〉そびえ立っている。こういうのがなんか、なんか東京タワーとかそういうそびえ立っている、三角で下に台がある、上が長細いのが。　W　F±　Arch
Ⅶカード 9″①∧なんか燭台、ろうそくをたてる燭台みたいな。 ②∧あとなんかが卵から孵化してるような。んー、なんか虫とかサカナとかそういうのに…。そのぐらいですね。（58秒）	①土台、段々になってて、ろうそく立ちそうな感じ。W　F∓　Obj ②4つ、なんとなく目があるように見えて、首とか上ににょろにょろって出て来てるような。卵が抜け出そうなにょろっていう、なんとなくぷよぷよしたような。細くにょろっと出て来そうなものっていうので、サカナ。　D　FM∓, cF　A
Ⅷカード 14″①∧なんか山から手が出てて、その手につかまろうとして、カワウソみたいのが岩を登っていっている。で、なんかその岩からも手が出てて、下のチョウチョみたいのを引っ張ってる。そのくらいです。（1分5秒）	①山、踏み台っていうか岩。カワウソっていうかそういう動物。手、前足。つかまって手をかけてるような。両手でぐっとここを引っ張っている。チョウチョの羽の色のきれいな感じ。〈岩？〉なんとなく山で、踏み台だから岩かなあ。まあなんとなく質感。なんとなく岩っぽいかなっていう。ちょっとごつごつしてそうっていうか。〈山？〉山はなんかこうとがっているのが山かなって。 W　M±, FM, cF　Na, A　P
Ⅸカード 10″①∧なんかトンガリ帽子をかぶった人が2人。なんか機関銃みたいなもので撃ち合いをしている。で、その間になんか。噴水があるみたいな。はい、それで。（40秒）	①帽子、髪の毛ふわっとしてる。顔、濃いところ、鼻が出てる。服の膨らんでる。機関銃のようにもものものしい。微妙にここでつながってる辺りが実は水鉄砲なのかな。噴水の台。水色っぽい、淡い色のところ。〈噴水？〉水色でぼやけてるんで、はっきりしたものじゃなくて、火とか水とかそういう。水色だし水かなって。 W　M+, cF, CF　H, Cloth, Na, Arch

色図版では運動反応や色彩反応、濃淡反応など幅広い決定因が示されていて、環境からの刺激に対して敏感に反応していることがわかる。また、「ぼそぼそ」「ぷよぷよ」「ごつごつ」などの擬態語に示されるように、細やかにブロットの材質感を感じていて、基底的なレベルにおける安全感と信頼、人間関係を基礎づける情緒的かかわりに関する感受性[9]をもった人であると考えられる。全般的に形態水準は良好であるが、"卵から孵化しているサカナ"（Ⅶ）という未分化だが生命感の感じられる反応や、"山や岩から手が出て引っ張っている"（Ⅷ）というファンタジックな反応などもみられ、常識的で安定した視点から世界をみている一方で、遊びや柔軟性も適度にもちあわせた人であるといえるだろう。運動反応の性質をみると、とりあっている（Ⅲ）、撃ち合い（Ⅸ）という対立関係がみられると同時に、ⅧやⅩカードでは、色々なものが集まっている、引っ張りあっているといった協調的なイメージも示されていて、様々な方向での関わり合いのイメージをもった人であると考えられる。これらのことから、Aは積極的に対象に働きかけていくわけではないが、環境からの刺激に対しては感受性と創造性を発揮し、空想を楽しむことができる人といえるだろう。

　ロールシャッハ・テストにみられるこうした特徴は、Aの話の聴き方とどのように関連しているのであろうか。すでに述べたように、Aは基本的に淡泊で、語り手の言葉をなぞるように元の話を想起していた。これは表面的にみれば他者の言葉をその形式通りに捉える"型通り"のあり方といえる。しかしその一方でAは調査後の感想で「見られてるのをにらまれてると思うのは結構小学校の頃ってあった気がして、それが特に敵意みたいに感じちゃうのもあの年代ならではだなぁ（笑）」と共感を示したり、「身内のことって他の人から話されるとちょっといやじゃないのかなぁ」と語り手に目を向けたりしていて、話を聴きながら様々な方向に思いをめぐらせていたことがうかがえる。こうしたAの聴き方は形態水準の良好なM反応のようなものとしてイメージされる。現実と適合した運動反応をみるためには、ブロットの性質を的確に受けとりつつ、その内部に動きを見ること、つまり、現実と適度な距離感を保ちながらイメージを遊ぶ力が必要とされる。ロールシャッハ・テストでAが一般的で型通りな視点と同時

に、高い感受性と想像力、柔軟性を示していたように、Aは話を聴く際にも表面的には与えられた言葉をなぞりながらも、繊細な感受性と想像力をもとに、その内側に意味や動きを見ていたのではなかろうか。調査後の感想からも、言葉をなぞるような聴き方は、機械的・表面的なものというよりもむしろ、Aの繊細な感受性によって慎重に選び取られたものであることがうかがえる。すなわち、環境に対して積極的に関与はしないが、与えられたものに対しては豊かな内的反応を示すAの構えが、聴き手として前に出すぎない聴き方として示されたのではないかと考えられるのである。

c）Aの聴き方——言葉をなぞる聴き手　ここまでの検討をふまえ、聴き手Aに対して語り手が受けた印象を含めながらAの話の聴き方について総合的な考察を呈示したい。

　語り手ははじめ、Aに対して繊細そうなイメージを抱いたが、Aが言葉を淡々となぞったために、非常に注意深く言葉を聴きとってくれたという感じは受けたものの、Aの想起自体はそれほど印象に残らないものであった。こうした語り手の印象は、Aが示した言葉をなぞるような聴き方が相手にどのように作用しうるのかについて、ポジティヴな側面とネガティヴな側面の両方を示唆しているように思われる。

　言葉をそのまま映し返すことは、それがもつ微妙な趣きや意味合いを含めて言葉をまるごと大切にしようとする態度の表れといえ、それを発した語り手の存在をありのままに尊重することにもつながる。語り手に先んずることなく、あくまでその言葉に忠実に添おうとする態度は、他者の語りを聴く上で最も基本的なものといえるだろう。くり返しや映し返しはセラピストの聴き方の基本的技法としてもあげられているが[10]、それらは言葉を鏡のように映し返すことでクライエントが自らの言葉に向かい合う契機を開くことを意図したものと考えられる。森岡は、「うつし」という観点から心理療法について論考する中で、セラピストがクライエントの語りをなぞることによって「他者の視点をいったん経由するという契機」が生まれ、「自己の二重化」が起こると述べている[11]。語り手の言葉は聴き手になぞられることでその場に映し出され、そこに二重化が生じる。語り手

は、語ったときとは異なる角度から自らの言葉に再び出会い、それと新たな関係をもつことが可能になる。このような意味で、Aの聴き方は、言葉を鏡映しにすることによって、語り手が自らの語りと新たな関係を結び直す契機を開いていると捉えられるだろう。とはいえ、このようにAの聴き方が語り手に自己と向き合うことを促す作用をもつとすれば、これがある種の実験状況であることを差し引いても、今回、語り手にそうした体験が全く起こらなかったのは不自然ではないかとも思えてくる。

　Aの想起は、語り手にとって自らの言葉をオウム返しにされたような体験でもあった。オウム返しが自閉症スペクトラムのコミュニケーション障害のひとつにあげられているように[12]、映し返しが機械的と体験される場合、それはコミュニケーションとは体験されにくい。元の言葉と映し返された言葉との間に何らかの差異が認められなければそれは同一のものの複製にすぎず、"2"つの重なりにはなりえない。反復の中で差異が生み出されるからこそ、語り手は語られたものを聴き手の視点を経由したものとして体験し、二重化した自己と関係を結ぶことができるのである。もちろんAの想起が基本テキストと全く同じというわけではないが、Aが慎重な態度で言葉をなぞったことによって、語り手はそれを複製された音として体験したのであろう。この意味で、今回の調査場面においてAの想起はいわゆる「繰り返し言葉の段階」[13]にとどまっており、語り手の反応や動きを生じさせなかったと考えられるのである。

　ただし、映し返された言葉が二重化の意味をもち、語り手が自身と向かい合う機会を得ることは、それほど簡単なことではないとも考えられる。これは、幼い子どもが鏡で自分の姿を見てそれが自分と同じ動きをすることに気づいても、それが直ちに自己認識とはつながらないことに類似している。子どもはしばらくの間、自分と同期して動く鏡像を見て楽しむが、ある時点で鏡の像が自分の像でありながら、それが自分の身体そのものとは違うという事実に気づく。自己と鏡像の同一性と差異に同時に気がつくとき、初めて子どもは自身の存在をそれまでとは違った形で認識することになるのである。これと同様、話の語り手も、映し返された言葉を常に自分とは異なるものとして認識するわけではないのであろう。聴き手が自分

の言葉をなぞるとき、それが自分の発した言葉と全く同じではなかったとしても、それはひとまず"先ほどの自分の言葉"として認識される。それがどこかの時点で、自分の言葉と同一でありつつ、同時に違うものでもあると感じられるとき、初めてそこに動きが生じるのではなかろうか。心理療法においても、セラピストが映し返した言葉が毎回のようにクライエントの心の動きを引き起こすというわけではないだろう。二重化の作用が起こることは決して簡単なことではなく、子どもが鏡の中に自己像を見つけるときのように、それが決定的な意味をもつためにはある程度の期間を必要とする。だからこそ心理療法には安定した枠組みと長い時間が必要とされているのであろう。

　言葉をなぞり、映し出すというAの聴き方には、相手の言葉をそのまま尊重するという、聴く者としての基本的な姿勢が体現されていた。聴き手が姿を見せすぎることなく、語り手の言葉をそのままなぞり返すような聴き方は語り手に自らの言葉と向き合う可能性を提供する。しかし、映し出された言葉が何らかの他者性をもつものとして語り手に体験されない限り、それはオウム返しのような複製として、語り手に作用することがない段階にとどまる場合もあると考えられるのである。

（2）　動揺を示す聴き手　[聴き手B：20歳男性]

　次に、最も[表現の揺れ]がみられた聴き手Bの想起テキストを表2-7、2-8に示す。

表2-7.　聴き手Bの想起テキスト①

【再生】8ユニット　【変形】7ユニット　[表現の揺れ] 10ユニット

	【再生】/【変形】	下位分類	表現の揺れ
ええと、1つ目のお話は、畑中さんが小学…3年、でしたっけ？の頃から	【再生】	そのまま	＋
塾に、ある塾に通い始めて	【再生】	そのまま	
まあ、それは（笑）、デパートの屋上にあって（笑）、まあ、ていうのを聞いた時点ですげえって思ったんですけど（笑）	【変形】	その他の変形	＋

そこは進度、ごとにやっていくっていうスタイルの塾だったらしいんですけど、	【再生】	抽象化再生	
ええ、そこの塾に、ある年上のお姉さんがいて、	【再生】	簡略化	
で、そのお姉さんはまあ何かにつけてっていうんですかね。畑中さんのことを、まあ見てきたりにらんできたりっていうふうにして、	【変形】	その他の変形	＋
次第に畑中さんもなんかいやな感じ（笑）というか、なんと言えばいいんですか、を抱いていくようになってしまったんですね。	【変形】	主観付加	＋
うん、でもそうやっていくうちに、お姉さんが、消しゴムを落として	【再生】	そのまま	
で、畑中さんが拾ってあげてっていうのがあって（笑）	【再生】	そのまま	＋
で、その日に、そのお姉さんが畑中さんに、その、もらって、読んだら、まあずっと仲良くしようと、したいと思ってたっていう内容が書かれてて、	【再生】	言い換え	＋
そっから、（笑）お２人は、はい、交換日記とか、始まって	【再生】	抽象化再生	＋
で、それからずっと、結構長い間、	【変形】	抽象化	
（笑）なんていうんすかね、交際じゃないし（笑）なんていうんですかね。まあ、まあ仲良く…すごして	【変形】	抽象化	＋
まあ、今はなんすか音信不通なんすけど。	【変形】	抽象化	＋
わかんないすけど、まあ仲良くしていた話なんすけど。	【変形】	抽象化	＋

表 2-8．聴き手Ｂの想起テキスト②
【再生】6ユニット　【変形】14ユニット　［表現の揺れ］13ユニット

	【再生】/【変形】	下位分類	表現の揺れ
２つ目のお話は、畑中さんに、ええ、おじいさんとおばあさんがお互いに10歳離れている。	【再生】	言い換え	

…ええ…でそのおじいさんはすごい昔風の人で、	【変形】	主観付加	＋
（笑）家事をやらない。	【再生】	そのまま	＋
（笑）男は、外で仕事？で、家を守るのは妻っていう考えをもっていた。	【変形】	新規作成	＋
で、10歳離れてたんですけど、先にその方、祖母…おばあさんの方が亡くなられてしまって	【再生】	そのまま	＋
で、おじいさんの方は、…まあ、その（笑）、その頃から、なんか周りに辛くあたったりとか、	【変形】	主観付加	＋
ふさぎこんだりして、しまって	【変形】	その他の変形	
で、畑中さんも次第に、その、行っても…あんまりいい気分にはならなくて（笑）	【再生】	言い換え	＋
ま、あまり行かなくなって、足が遠のいてしまったんですけど、	【再生】	そのまま	＋
でもある日突然、	【変形】	主観付加	
おじいさんが入院してしまうっていう知らせが来て、	【変形】	論理的類推	
でもそのおじいさんはそもそも酸素ボンベ…ですか？をもってないと苦しい、その生活をしないといけない方だったんで	【変形】	主観付加	＋
そのおじいさんがある日入院したっていう知らせが来て、容態はそんなに、（笑）まあよろしくないっていう話で、	【変形】	その他の変形	＋
それからまあ、まあ…訃報が…うん、に対して、ちょっとびくびくするような生活を送ってたんですけど、	【変形】	論理的類推	＋
ある日、畑中さんのお母さんからいつもと違う感じで連絡が来たので、	【変形】	論理的類推	
畑中さんはそのままタクシーで病院に行かれて	【変形】	その他の変形	＋
で、その家族がそろったときに、そこで、その…。	【変形】	論理的類推	＋

お医者さんの病院側とその親族の方で、機械の、とめますっていう話をされたんですね？	【変形】	新規作成	＋
で、まあ、その後しばらくして、	【変形】	抽象化	
畑中さんとそのご親族の方が、おじいさん、が亡くなるのを見届けるっていう…ことですか？	【再生】	抽象化再生	＋

a）聴き方の特徴　［表現の揺れ］の平均が約34％であるのに対し、Bは65.7％と突出しており、想起の際に最も顕著にパフォーマンスの揺れを示した聴き手といえる。全体に【変形】ユニットが多く、①の話に比べて②に変形が多くみられることも特徴的である。Bは愛想笑いが多く、全体として明るく軽い語り口であったが、②の想起の際には話しにくそうな様子もみられた。先に、［表現の揺れ］が無意識レベルの心の動きとの関連で捉えられると述べたが、感情に働きかける力の強い②の話に変形が多くみられることからも、Bの軽快な語り口の背後に何らかの無意識的な動揺があったことが推察される。

　Bは①の想起の冒頭から「小学…3年、でしたっけ？」と尋ね、②でも「酸素ボンベ…ですか？」「亡くなるのを見届けるっていう…ことですか？」などと、数回にわたって語り手に確認を求めている。どのような場合でも相手の言いたいことを確実に捉えているとは言い切れないわけであるから、聴いたことを意識的に言葉にし、聴き手との合意を得ながら対話を進めることで聴き手の独りよがりな思い込みを防ぐことは重要である。精神科医の下坂も、精神療法において患者の「言い分を聴いて、それらの要点を繰り返し、こういうことでしょうかと念を押す」言語的確認が威力をもつと述べ、語り手の承認を得ながら対話を進めることの重要性を指摘している[14]。それは忠実に語りを受けとめようとする聴き手側のひとつの努力ともいえるだろう。

　しかし、Bの想起にみられた確認の表現は下坂の示した聴き手の態度と同質のものとは考えにくい。①の話では「（笑）なんていうんすかね、交際じゃないし（笑）なんていうんですかね。まあ、まあ仲良く…すごし

て、まあ、今はなんすか、音信不通なんすけど、わかんないすけど、まあ仲良くしていた話なんすけど」と話の締めに苦心しているし、②の話でもクライマックスに近づくと、「そこで、その…。」と文章を途中で止めて「…っていう話をされたんですね？」と確認を挟んでいる。また、「(笑)家事をやらない」「あんまりいい気分にはならなくて（笑）」「容態はそんなに、（笑）まあよろしくない」とネガティヴな内容について述べるときに笑いを交えて話している。このように、表現に配慮が求められる部分や理解に不安の残る部分において、Bは笑ったり「わかんない」と言ったりしながら場の雰囲気を軽く明るいものに変え、語り手に確認を重ねることで自らの受けとめ方を表明するのを避けているように見えるのである。

b）ロールシャッハ・テストとの関連　Bのロールシャッハ・テスト、プロトコルの抜粋とスコアの量的特徴を表2-9、2-10に示す。

表2-9. 聴き手Bのロールシャッハ・テストプロトコル（抜粋）

Ⅰカード 16"①∧前に見たことあるやつで恐縮なんですけど、これは…天使に見える。 〈他？〉説明みたいのをすればいいんですか。両サイドが、ここらへんが手とかに見えたり、細いとこが足に見えたりとか、問題は首がないんですけど。〈他でもあれば〉ちょっとわかんないです。イメージが強い。最初の。(1分32秒)	①全体的に。上半身、スカート、足、腰、手、こうしている。上がない。羽。　W　F干　(H)
Ⅳカード 9"①∧えっと、大きい人、巨人ていうんですかね。なんで大きいかっていうと、足側が大きくて頭側がちっちゃいっていう遠近法ですかね。人が立ってるように見えます。 ②∧そうですね、なんか木にも見えますね。なんかありきたりですけど。ここが幹で、この三角っぽいのが葉かな。ま、大きい木ですね。大きいイメージですね。絵が全体的に。(2分13秒)	①頭、足の裏、大きく胴体。足。下から見上げてる構図なんで、まあ大きい人なのかなっていう感じです。　W　FK±　(H) ②1本の太い幹、三角形に葉っぱがある。幹のところまで葉っぱが被さっている。葉が元気なんで、大きいかな。普通の木はこれくらい。　W　F±　Pl

Ⅷカード 9″①∧なんかの植物。葉っぱ、赤と黄色の部分が花。チューリップだったら上が赤くて下が緑っていう、色合い的に。見方としては多分、この方が（∨）見やすいんですけど、すごいバラバラな形ですし、そもそも植物はバラバラですし、対称だけど、バラバラっていう。だからそんなに違和感がない。これぐらい。（1分40秒）	①1輪。茎、色の濃い部分が。2対になっていて、周りの赤いところは花の延長というか、花びら。花、赤と黄色です。チューリップ。 W　CF干　Pl
Ⅸカード 10″①∧豪華な衣装に見えます。色がすごい派手だから。スカート、上着があったとして、ここに顔があったとして、かぶり物。きらびやかな衣装。1億円ぐらいだと思うんですけど。 ②これもやっぱり植物に見えます。真ん中に1本茎って感じもありますし、赤いところはよくわかんないですけど、ぱっぱって、こっちが花で、花的にはさっきより形が整ってる感じがします。どうしても緑色があると花の色もありますけど緑があると植物ってイメージがします。（2分35秒）	①頭がすごいでかい。頭、上半身、下半身が広がってるので。ここから上のところがすごいでかい。そういう衣装を着る人たち。紅白に出てる人、小林幸子とか。ロールシャッハ作った人もこういう反応出ると思ってないでしょうね。 W　CF干　Cloth ②花びら、茎のような葉っぱ。 W　CF干　Pl
Ⅹカード 16″①∧祭のイメージですね。日本の祭じゃ、あ、祭じゃない、儀式って感じ。頭って感じで、こう人がいるじゃないですか。色んな色があって華やかなんですけど、これは動物でも植物でもなんでもいいんです。儀式的なイメージが強いです。いっぱい色があって、人間の周りに動物でも植物でも色んな色があるってのを思い起こさせる感じですね。ひとつのものとしてはあんまり見えない。広がりありすぎるのと色が多すぎるの。（1分47秒）	①顔、目。赤い衣装着て、人が1人いる。植物の色でも、蛇みたいのでも。顔の部分が黒いのが部族の人、そういう言い方はよくないかもしれないけど、どっかの現地の人っていうイメージが強い。色彩豊かなイメージありますね。そういう儀式的なもの、そういうの結びついてきます。〈動物でも植物でも？〉やっぱり動植物ってのは近代化されていない地域での儀式のイメージが強い。 W　CF干　H, Cloth, A, Pl

表 2-10. 聴き手Ｂのロールシャッハ・テストスコアの量的特徴

R	14	W%	79%	F%／ΣF%	64%／71%
TotalTime	16：33	D%	21%	F＋%	78%
T/R（Ave.）	1：10	d%	0%	R＋%	56%
R_1T（Ave.）	13.8	Dd＋S%	0%	A%	29%
R_1T（N.C.）	9.4	W：M	11：0	H	2
R_1T（C.C.）	18.2	M：FM	0：0	SumH	4
Rej／Fail	0／0	M：SumC	0：4.0	P	3
SumC	4.0	FM＋m：Fc＋c＋C'	0：0	Content Range	6
FC：CF＋C	0：4	ⅧⅨⅩ%	29%		

　総反応数は 14 と少なめであり、Ｗ％およびＦ％が高くＭがみられないことから、ブロットを与えられたままに捉え、表面的に関わる傾向が読みとれる。また、ＣＦ反応が全て多彩色図版で出され、無彩色図版に比べて彩色図版の初発反応時間が長いことからは、環境に影響されやすい傾向がうかがえる。Ｖカードでは初発反応時間が 4 秒と最短で、Ｐ反応を 2 つ示して最も早く反応を終えていたり、無彩色図版ではほとんどが準Ｐ反応といえるような反応であることなどから、一般的な視点で物事を捉える傾向と同時に、安定した環境では無難な対応で満足する傾向がうかがえる。

　Ｂは以前にロールシャッハ・テストを経験していたこともあり、Ⅰカードの反応段階で検査者に〈他に？〉と尋ねられると「説明みたいのをすればいいんですか」と自発的に反応の説明を始めている。しかし表現は全般的に曖昧であり、「前に見たことあるやつで恐縮なんですけど」（Ⅰ）「ありきたりですけど」（Ⅳ）など、釈明の言葉が多いのが特徴的である。多彩色図版ではこの傾向が強まり、「**すごいバラバラな形ですし、そもそも植物はバラバラですし、対称だけどバラバラっていう、だからそんなに違和感がない**」（Ⅷ）とバラバラのブロットを正当に意味づけるのに苦心し、饒舌になっていく。こうした様子からは、与えられた環境から出ることを怖れ、相手に何かを言われる前に先取り的に説明や謝罪を加える傾向がう

かがえる。

　ただし、Bの反応が乱れるのはある意味ではわかりやすいポイントにおいてである。Ⅷカードはそれまでの黒色図版の連続から鮮やかな多彩色図版に変わるため、「ほとんどの被検者は、多かれ少なかれ色彩による動揺を示す」[15]とされている。それまで淡泊で表面的な反応で流していたBはここで突然反応の乱れを示しているが、色彩に圧倒されながらも「近代化されていない地域での儀式のイメージ」（Ⅹ）と拡散する不安を知的に処理したり、「ロールシャッハ作った人もこういう反応出ると思ってないでしょうね」（Ⅸ）と検査の外側に視座をおくことで自らの弱さが顕わになるのを回避している。こうした防衛的態度によって、かえってBの不安が露呈することになってはいるのだが、Bが環境側の刺激を刺激的なものとして受けとめたからこそこうした態度が示されたともいえるであろう。

　話の聴き方にみられた防衛的で回避的な傾向についても、これと同様に考えることができるだろう。Bはネガティヴな内容の箇所で軽く笑ってみせ、自信のないところや重要な部分では断定を避けて確認を挟んでいた。こうした動揺はBが話の重要なポイントをどこかで感じとっていたからこそ表れたものと考えられる。「ロールシャッハ作った人もこういう反応出ると思ってないでしょうね」という言葉に象徴されるように、目前の状況に深く立ち入らず、距離をとって先取り的に弁明を行うことで、Bは話の中核に触れることを巧妙に避けていると考えられるのである。

　　ｃ）Bの聴き方──自身が揺れる聴き手　語り手にとってBは、やや意味の取り違いはあるものの、語り手を気づかってくれていることが強く印象に残る聴き手であった。特に②のような感情を喚起する話を語り直すという状況でも、笑ったり語り手に問いかけたりしながら、何とか場の雰囲気を明るく保とうとするBの姿が印象的に感じられたのである。

　想起の際に気をつけた点について、「言い方とかそういう表現的なことですか。やっぱ"死ぬ"っていう表現は使わないで"亡くなる"とか。ま、すごい些細なことなんですけど、やっぱり、亡くなったっていう言い方の方が、なんか、（笑）べきだなって思った」と述べたように、Bは語

り手に対してどのような表現をするべきかに心を砕いていたようである。また、想起場面で「（Bが）ちゃんと聴いてくれてたのかって（語り手が）思ったんじゃないか」と自分に対する語り手の印象を気にしていて、Bの関心は話そのものよりむしろ、目の前にいる語り手に向けられていたようである。このようなBの意識のために、語り手もまた、事例Aでは感じられなかったような聴き手の存在感を感じることになったのではないだろうか。Bは話の意味内容を受けとるよりむしろ、動揺を自身の身に受けるという形で話を聴いていたと考えられる。元の話は多くの変形を伴って想起されるとともに、たびたびの言語的確認によって、Bに引き受けられることなく拡散していった。話は聴き手に差し向けられたまま宙に浮き、Bが受けた衝撃の痕跡だけが動揺の表明として語り手に返される。Bはこのように、自らが揺れ、戸惑うという形で話の背後に何か重要な刺激を感じとったことを示してみせたと考えられるのである。

　このような意味で、Bの聴き方の特徴は話に深く入り込まないことにあるといえる。語られた話はその表面に触れられるのみで、語られた以上に踏み込まれることがない。このような聴き方は、Bが語り手にとって"自分を気づかってくれる人"として悪くない印象を残したことにも示唆されるように、話の内容よりも関係を重視する場面でよくみられるものではないかと考えられる。たとえば日常的な会話ではそれほど話に深入りする必要がなく、ロールシャッハ・テストにおける無難な形態反応のように、自分の内面を関わらせずにその場を保つことの方が重視される。Bの聴き方はこのように話に深入りせずに、関係や雰囲気を配慮した聴き方といえ、感情を喚起させたり関係が深まりをみせそうなポイントは周到に回避され、対話の場はあくまで軽いままに保たれていた。このような聴き方のもとでは語られた以上に話が扱われることがないために話そのものが深まっていく可能性は低いが、語り手と聴き手の関係に照準を合わせることで対話の場を安定させる働きをもっていると考えられる。

　(3)　調査事例C——変形する聴き手　[聴き手C：23歳女性]
　最後に、最も【変形】ユニットの割合が高かった聴き手Cの想起テキス

トを表 2-11、2-12 に示す。

表 2-11. 聴き手Cの想起テキスト①
【再生】13 ユニット　【変形】27 ユニット　［表現の揺れ］15 ユニット

	【再生】/【変形】	下位分類	表現の揺れ
と、畑中さんが、小さくて、小学校 3 年生ぐらいのときに、	【再生】	そのまま	
えっと、塾、みたいなところに通うことになりました。	【再生】	そのまま	
えっと、その塾っていうのが、結構通うのが最初好きで、	【変形】	新規作成	
その理由っていうのが、えーと、その塾っていうのがスーパーの屋上っていうちょっと珍しいところにあったんですけど、	【変形】	主観付加	＋
入り口っていうのが、普段スーパーに来る人たちは入れんくて、普通のスーパーの入り口のちょうど隣にあって、普通の人たちはこっちにしか入れなくて	【変形】	主観付加	
こっちに入ることができるっていうのがすごいうれしくて、	【変形】	主観付加	
その塾に行くのを楽しんでました。	【変形】	主観付加	
で、あるとき行ってたら、あー、あ、その塾は、色んな人が、自分の進度に合わせてやるような結構自由な塾だったんですけど、	【変形】	主観付加	＋
だいぶ上のお姉さんで、	【変形】	主観付加	
結構きれいな、うん、きりっとしてたお姉さんがえっと、そう！目が特徴的に大きくて、きりっとしてる人なんですけど、	【変形】	主観付加	＋
その人がすごくじっと見てるように、途中から気づくようになって、	【変形】	新規作成	
…で、最初はやっぱり、うん、にらまれてるように感じて	【再生】	抽象化再生	＋
…びっくりもしたし、	【変形】	新規作成	＋
ちょっと年上の人だったし、やっぱり怖いなって思って、	【変形】	主観付加	

で、その日は帰った…。	【変形】	論理的類推	＋
それからも通ってるとその人はその特徴的な大きな目ですごい見てて	【再生】	言い換え	
で、その人は年上だし、	【再生】	言い換え	
あ、畑中さん自身は、入ったのも遅いし、	【再生】	そのまま	
自分より進度の遅い…ところの授業、をやってたんですけど、	【再生】	そのまま	＋
そのお姉さんはだいぶ進んでて、…っていうこともあって、	【再生】	そのまま	＋
ああ、にらまれてるなあ、っていうか嫌われてるんだなあ、というか。	【変形】	主観付加	＋
理由はすごいわからなくて戸惑うんですけど、	【変形】	新規作成	
でもやっぱり敵意っていうのを感じて、ライ、ライバル心みたいな敵意みたいなのを持つようになっていって、	【変形】	主観付加	＋
そんな感じで何週間か塾に通い続けました。	【変形】	新規作成	
で、ある日、そのお姉さんが、消しゴムを畑中さんのすぐ近くに落として	【変形】	論理的類推	
で…畑中さんはやっぱりちょっと戸惑うんですけど、	【変形】	新規作成	＋
あ…消しゴムを拾ってあげて、	【再生】	そのまま	＋
そしたら、ルーズリーフに、	【変形】	その他の変形	
ずっと友達になりたかったってことが書いてあって、	【再生】	そのまま	
そうだったのかー！って	【変形】	主観付加	
仲良く、お姉さんって感じで、ううん、仲良くできるようになって、	【変形】	主観付加	＋
それから交換日記を始めました。	【再生】	そのまま	
で、しばらくして、あ！交換日記がいつまで続いたかわからないんですけど	【再生】	そのまま	＋
高校に入るぐらいまで、畑中さんが高校に入るぐらいまでだからすぅごい長い間だと思うんですけど、ずっと仲良くしてて、	【変形】	主観付加	＋

電車で会ったりとかしたら色んな話したりとかできて、	【変形】	新規作成
で、そうですね。最初そんな感じだったのに実はすごい気があって仲良くできてて、	【変形】	新規作成
でもやっぱり時がたって会えなくなってしまってて	【変形】	抽象化
今ではもう連絡とかもつかないんですけど、	【変形】	その他の変形
なんかときどき、その目の大きなお姉さんがモデルになりたいっていってたことを思い出して	【変形】	新規作成
で、今はどうしてるのかなあって思うことがときどきあるそうです。	【再生】	そのまま

表2-12. 聴き手Cの想起テキスト②

【再生】15ユニット　【変形】27ユニット　［表現の揺れ］9ユニット

	【再生】/【変形】	下位分類	表現の揺れ
畑中さんには、別のところに住んでるおじいちゃんとおばあちゃんがいて、	【変形】	論理的類推	
で、おじいちゃんっていうのがおばあちゃんより10歳ぐらい年上だったんで、結構離れてて、	【変形】	主観付加	
やっぱり大正生まれのおじいちゃんで、	【再生】	そのまま	
男らしい男の人って感じで、	【変形】	主観付加	
やっぱり家事とかもできないし、	【再生】	そのまま	
そんなのは女の人がやることだーって感じで、できなくて	【変形】	主観付加	
おばあちゃんに対して高圧的な態度…って畑中さんには思えるような感じだったんですけど、	【変形】	主観付加	
でもあるとき、おばあさんが先に亡くなってしまって、	【再生】	そのまま	
おじいちゃんとしては…ううん、やっぱり年も自分の方が上だったしし、	【再生】	そのまま	＋

やっぱりおばあちゃんっていうのは、自分の後ろにいつもいる存在だったんで	【変形】	新規作成	
そのおばあちゃん先に亡くなってしまったっていう感じですごいショックを受けたみたいで	【変形】	主観付加	
…で、それまでは威勢良く色々しゃべったりしてたおじいちゃんが、	【変形】	新規作成	＋
すごい元気がなくなって、	【変形】	主観付加	
自分も早く死にたいとかそんなふうに言うようになってしまって、	【再生】	言い換え	
で、やっぱり子どもの頃の畑中さんとしてはそういうふうに、そういうふうなおじいちゃん見てたらやっぱり楽しく過ごせないしってこともあって、	【変形】	その他の変形	
だんだん、おじいちゃんおばあちゃんの家に行くことも少なくなってしまって、	【再生】	言い換え	
で、大学に入って、畑中さんが。	【変形】	新規作成	
しばらくしたら、うーん…急に、おじいちゃんが入院してしまって、	【変形】	主観付加	＋
で、それで、…病院にお見舞いにもたまにいったりするんですけど、	【変形】	新規作成	＋
もうどんどん弱っていって、	【変形】	主観付加	
小さくなってしまってて、小さく…なんかほんとに小さくなると思うんですよ。死にそうなときって。実際にも体重がすごい減ると思うし。	【変形】	主観付加	＋
それに、やっぱり昔のおじいちゃんとだいぶ違うっていうことにやっぱりショックを受けて、	【変形】	新規作成	
もう長くないってことはもうそのときわかってて、	【変形】	論理的類推	
いつかそういうときが来るんだろうなあっていう感じで	【変形】	主観付加	
畑中さんは１人暮らしをして暮らしてたんですけど、	【変形】	新規作成	

あるとき、お母さんからのメールで、ううん、メールで、今日はどうしてるの？っていうメールが来たんですけど、	【再生】	言い換え	＋
やっぱり、いつものメールと違うなっていう感じはなんとなくわかって	【再生】	言い換え	
やっぱり、いつかそういうメールがくるんじゃないかっていうのは元々あったんで、	【変形】	論理的類推	
ううん、なんか、なんか違うなって思って電話をかけ直すんですけど	【再生】	言い換え	＋
時間があったら、来れないかって言ってて	【再生】	言い換え	
で、病院に行くと、	【再生】	そのまま	
みんなが待ってて畑中さんが一番最後だったんで、	【変形】	論理的類推	
おじさん？おじさんが、親戚みんな集まってたんで、	【変形】	論理的類推	＋
おじさんが、看護婦さんに言って、	【再生】	そのまま	
で、酸素ボンベ、みたいので、じゃないと、もう生きられないみたいな状態にまで、おじいちゃん悪くなってたんですけど、	【変形】	論理的類推	＋
そのおじいちゃん酸素ボンベ外すってことになって、外しました。	【再生】	言い換え	
そうすると、やっぱり当然自分で息できるだけになっちゃうんで、	【変形】	論理的類推	
今すぐじゃなくても、いつか死ぬってことはみんなわかってて、	【変形】	新規作成	
みんなずっと夜とか待ってるんですけど、	【変形】	論理的類推	
結構、そのときっていうのはうーん、早く来てしまって、	【再生】	そのまま	
心臓、を表す線っていうのがあるとき、まっすぐになって、	【再生】	抽象化再生	
ああ、そっかー、ついに死んじゃったんだなあっていうふうに思いました。	【変形】	主観付加	

a）聴き方の特徴　　Ｃは想起の際の変形が最も顕著にみられた聴き手である。Ｃの想起テキストは全体量が突出して多いのに加え、平均を大き

く上回る6割以上のユニットが変形を受けていた。語り口は非常に生き生きとしており、終始、熱く真剣な態度で想起が行われた。想起後に「いきなり私の話をしますって言われたんで、すごく興味をもってききました」と感想が述べられたり、想起の中でも「なんかほんとに小さくなると思うんですよ。死にそうなときって。実際にも体重がすごい減ると思うし」と自分の思いを挟まずにはいられない様子であるなど、Cが話に対して強い関心をもっていたことがうかがわれる。

　Cの最も大きな特徴は、想起することで話が具体化されていることである。先にあげた2事例もそうであったが、一般に話を想起する際には元の話が簡略化されていく傾向がみられる[1]。しかし、Cの想起では「その特徴的な大きな目ですごい見てて」「消しゴムを畑中さんのすぐ近くに落として」と強調がみられたり、「ずっと友達になりたかったってことが書いてあって、そうだったのかー！って」、「ああ、そっかー、ついに死んじゃったんだなあ」と主人公の気持ちが明瞭に表現されたりと、想起テキストが基本テキスト以上に生き生きと具体的になっている。さらに「(主人公が)大学に入って」「1人暮らしをして暮らしてたんですけど」と時系列が具体的に構成されていたり、「ああ、にらまれてるなあ、っていうか嫌われてるんだなあ、というか。理由はすごいわからなくて戸惑うんですけど」「やっぱりおばあちゃんっていうのは、自分の後ろにいつもいる存在だったんで」などと、基本テキストには全く述べられていなかったことがあたかも既成の事実であるかのように語られている。また、基本テキストの「目の大きな、ちょっと印象的なお姉さん」は「結構きれいな、うん、きりっとしてたお姉さんが…えっと、そう！目が特徴的に大きくてきりっとしてる人なんですけど」とCが実際にお姉さんを見たかのように想起されているし、基本テキストで「高校くらいまでは電車で会うと話したりしていました」と語られた箇所は「高校に入るぐらいまで、畑中さんが高校に入るぐらいまでだからすぅごい長い間だと思うんですけど、ずっと仲良くしてて、電車で会ったりとかしたらいろんな話したりとかできて、で、そうですね、最初そんな感じだったのに実はすごい気があって仲良くできてて」と感情を込めて詳しく具体的に想起されている。このようにC

は聴いた話を想起しているというよりも、まるでC自身の体験を熱く語っているかのようなのである。

b）ロールシャッハ・テストとの関連　Cのロールシャッハ・テストプロトコルの抜粋とスコアの量的特徴を表2-13、2-14に示す。

　まず量的特徴をみると、総反応数は15と少なく、全体に形態水準は低めであり、未分化で不安定な反応も多い。P反応は1つしかみられず、あまり一般的な観点から物事をみる人ではないようである。Ⅱカードでカラーショックと思われる反応拒否がみられたことをはじめ、彩色図版での初発反応時間の遅れ、FC＜CF＋C、高いⅧⅨⅩ％など、環境からの刺激に対して反応を示しやすい傾向が示されている。

　具体的なプロトコルをみると、反応数に比して発話量が多く、スコアを量的にみたときの淡泊な印象に比べて豊かな印象を受ける。そして、インクブロットを身に迫るものとしてリアリティをもって体験する傾向、ブロットに対して物語的に連想を広げる傾向という2つの大きな特徴をみることができる。たとえばⅨカードでは「もやもやと立ち上がってるのが朝靄。それを遠くから見てる。ちょうど太陽が出てないけど、冬寒いときの冷たくてしーんとした感じの、幻想的な情景かなー」と述べられて、ブ

表2-13．聴き手Cのロールシャッハ・テストスコアの量的特徴

R	15	W％	87％	F％／ΣF％	33％／47％
TotalTime	15：01	D％	13％	F＋％	80％
T/R（Ave.）	1：00	d％	0％	R＋％	53％
R_1T（Ave.）	19.6	Dd＋S％	0％	A％	27％
R_1T（N.C.）	16.6	W:M	13：1	H	2
R_1T（C.C.）	23.3	M:FM	1：1	SumH	3
Rej／Fail	1／0	M：SumC	1：2.5	P	1
SumC	2.5	FM＋m：Fc＋c＋C'	4：1	Content Range	9
FC：CF＋C	1：2.5	ⅧⅨⅩ％	47％		

表 2-14. 聴き手Cのロールシャッハ・テストプロトコル（抜粋）

Ⅱカード うーん（カードをくるくる）なんかすごい嫌なイメージがすごいありますねえ。何が思い浮かぶか？　どっちかっていうと、もうここから考えたくなくてもう次のにいきたい。なんかあんまりこれが何に見えるかっていうのが想像できない。細かい部分をとって、ここが何に見えるかとかはできそうなんですが、さっきみたいの全体のイメージは浮かばない。やっぱ、赤いのが、やっぱイヤなのかなあ。(4分45秒)	
Ⅳカード 25"①∧なんか帽子みたいな、なんかこの下に人の顔とか結構思い浮かんで。んー、男の人の帽子で、その、この帽子をかぶってる人は外国人でー。中年でヒゲとメガネの人で。その人がかぶってるその帽子みたいな。そうですね、くしゃっとした。以上です。(1分23秒)	①遠くから見た景色みたいに思い浮かぶかなーと思ったけど、あまり浮かばなくて、それを1回忘れたら、もっと現実的な帽子とかでもいいんじゃないかなって。一世代前のイギリスとかそういう感じのところの中年のおじさん。電球じゃなくて街灯だから、一世代前で、街灯の町並みをこっちに歩いてきてるって感じ。〈らしさ？〉あんまこの辺とかこの辺がまっすぐじゃないんで。くしゃくしゃとした系統の帽子。この白いのとかはあんま思わなくて。おっきく見て帽子とかでいいのかなあと。全体で。　W　Fc∓　Cloth, H
Ⅴカード 10"①∧こっちに向かってきてる。うーん、悪魔みたいな。すごい羽広げてて、足2本出てて、角が生えてて、私の方に向かっておりてきそうな感じの悪魔って感じのイメージですね。はい、そんな感じです。(52秒)	①角、足。羽広げてて、羽あるから手はなくて、羽がすごい大きいなあと思ったんですけど、だからすごい速さで高くを飛んでいる。すぐぱって浮かんできて、こう、こっちに来てる。で、こっちに来てる、来たら困ると思うんですけど、でもこっちに来てる感じがしました。顔は赤っぽい感じがします。〈赤？〉イメージで。〈悪魔？〉顔が赤っぽめとか、羽がすごい大きいのとか、しみみたいのではなくて、何かキャラクターみたいのかわからないですけど、それが思い浮かんで。それが一般的な悪魔みたいな感じに近かったんで。 W　FM±　(H)

IXカード うーん、なんだろう。 33"①∧この上のんが橋で、すごい遠くから見てる景色で、ここが崖になってて、すごい高くて細ーい橋を渡ってたら、この下は全然見えない感じで。朝とかの幻想的な感じ。こう立ちのぼってる感じ。朝靄。冬、寒い感じの朝って感じですね。はい。 （1分39秒）	①橋、崖、ほんとに小さい人。もやもやと立ち上がってるのが朝靄。それを遠くから見てる。ちょうど太陽が出てないけど、冬寒いときの冷たくてしーんとした感じの、幻想的な情景かなーと。〈崖？〉橋があって、で、橋がすごい不安定だったんで、危険な感じがして、そうしたら崖になってて、渡るときにはだいぶドキドキするかな。細いから不安定。　W　FK±, mF　Arch, Na, H
Xカード 17"①∧うーん、竜宮城ですかね。 ②∧天国か地獄とかでもいいと思うんですけど、そうですねー、いいような感じで。やっぱり門があって、その奥があって、そうですね、やっぱり天国か地獄で。天国に行く人も地獄に行く人もこの道を通って。うーん…その世界の生き物みたいのがいっぱいいる感じですね。はい、以上です。（1分31秒）	①海っぽい、魚っぽいし。門。門のような感じがして、華やかだったんで、本の挿絵に出て来るようなんにも似てるように思った。たくさん浮かんでて、やっぱり挿絵の感じの竜宮城に結構形が似てたんじゃないかなあと思うんですけど。 　W　FC±　Arch ②大体似てるけど、どっちがいいかなーと思ったときに天国の方が興味があるのでこっちの方がいいかなあと。この辺も海から幻想的な世界に変わっただけで、なんか生き物。門、これも門。奥、遠くのが小さく映ってる。こうずっと歩いてく。天国って思ったら道があるなって思って。〈道？〉具体的に描いてあるわけじゃなくて、みんなその道を歩いてくようになってるのかな。 　W　FK±　Arch

ロットから展開された世界がそれ自体動きや広がりをもって体験されていることがうかがえる。そして、「**渡るときにはだいぶドキドキするかな**」と述べられたり、Vカードでも「**すごい羽広げてて**」「**私の方に向かっておりてきそうな**」と、まさに身に迫る感覚が表現されていたりして、喚起されたイメージ世界に自身を関係づけて体験していることがうかがえる。さらに、IVカードの「帽子」という反応では「**この下に人の顔とか結構思い浮かんで**」と、ブロットに喚起された帽子イメージがブロットを超えて物語的に展開されていっているし、Xカードでは「道」という反応が出されるが、「(道が)**具体的に描いてあるわけじゃなくて、みんなその道を歩いてくようになってるのかな**」と述べられて、イメージが既に具体的なブ

ロットを離れて動き出していることが示されている。「道」が実際には描かれていないことがはっきりと認識されている点で精神病圏の反応とは異なっているが、"描いてあるわけじゃない"道をCはまるで自明のもののように語っているのである。

　このように、Cはブロットと等価の反応をするのではなく、それを超えたイメージについて語っている。Cはブロットに出会うたびに動き出すイメージや物語に没入しているが、それはCが作り出したイメージというより、既に自律的なものとなっていて、Cはそれにただ従っているだけのようである。Cはそうしたイメージの内部にためらいなく入り込み、それを内側から生き生きと伝えているが、このようなあり方のためにブロットとの整合性はなくなり、形態水準が低下することにもなっている。こうした特徴は話の聴き方とも重なるものである。Cの反応がインクブロットそのものを超えているように、Cの想起も基本テキストという既存の枠組みを超え、ひとつの独立した物語世界として展開されていた。現実的観点からすればCのイメージ世界は元々与えられたものと合致しないために非合理で不適切とされてしまう部分も多いが、Cはイメージの内側に自らを定位し、そこからイメージについて語るため、その分エネルギーとリアリティに満ちている。ただし、Cはこのように捨て身の姿勢で自らを関わらせていくために、無防備でイメージに溺れてしまう危険とも隣り合わせである。Ⅱカードでみられた色彩ショックも、不快なものとして体験されやすい赤色のイメージと距離をとることができずに反応拒否という形でしか対応することができなかったのではないかと考えられるのである。

　c）Cの聴き方——内側から再演する聴き手　　語り手にとって、今回の調査を通じ、「話を聴いてもらった」と最も強く感じた聴き手がCであった。元の話が最も大きく変形された事例であるにもかかわらず、語り手がこのような印象をもったことは、聴くという関与において、客観的に正しく情報を受けとることが常に重要というわけではないことを示唆している。

　Cは調査後の感想として、想起するときに目の前の語り手についてはほとんど考えなかったと述べた。「やっぱりその話を再現したいなあってい

うのがあって、登場人物の畑中さんについてはすぅごい考えたんですけど、なんかもうそれに一生懸命だったんですけど」「私が今話してるそこの畑中さんっていうのはほんとに全然考えられなかったんですよ。こう話したらこう思われるとかも全然考えられなくて。とにかくその小さい畑中さんっていうのを思い浮かべて、それを追ってる感じでした」「最初に畑中さんの話を聴いてるときに、聴きながらどんどん頭の中で情景が出てきてそれを追っていってた。（想起の際には）頭の中で追ってたことを忠実に出そうって」。このようなCの言葉には、Cがまず自らの身をもって語りを体験し、その自らの体験に対して忠実であろうとしていたことが表れている。Cは目の前の語り手が見えなくなるほど語りの世界に入り込んでいて、元の話との整合性には全く意識を向けていない。頭に浮かぶ情景を追っていったと表現されたように、Cがエネルギーを注いだのは"自分が聴いた話"であって、"語られた元の話"ではない。Cによって話は時間の流れをもちはじめ、それぞれの登場人物が生き生きと気持ちを表現し、細かなエピソードが膨らみをもっていった。そこではすでに「語り手の話を聴き手が受けとめる」という図式は意味を失い、想起された話が元の話から独立したものとして新たな展開をみせている。Cは元の話を壊すことを恐れずに目の前に現れたイメージの内側に身を投じ、自らが新たなイメージの担い手となることで語り手をもそのイメージの中に巻き込んでいった。話を受けとめるというよりむしろその中に飛び込み、自らがその内に含まれてしまうことによって語りの世界を引き受けてみせているのである。Cの聴き方はこのような形で、語り手が自らの語りに新たに出会う契機を生み出していたといえよう。聴き手Aが元の話に忠実であるように配慮し、聴き手Bが話へのコミットを回避していたのとは異なり、Cは話のイメージにどこまでも深く入っていった。これほどまでの深い関与が語り手の「聴いてもらった」という感覚を呼び起こし、正確な情報伝達とは異なるレベルで語り手を動かしたと考えられるのである。

　ただし、Cの聴き方は元のものを大きく変形しているだけに、危険を伴うものでもある。岩宮が、「相手の物語に含まれること」は「自分の『こちら側』での存在が消失するほどの重みをもつ」と述べているように[16]、

その話が語り手にとって離れがたいイメージを伴うものである場合、それは話の世界を壊し、傷つけることにもなりかねない。たとえばCの想起には「高圧的な態度」「威勢良く色々しゃべってたおじいちゃん」といった表現が含まれていたが、人物などに関するイメージは容易に離れ難いものである場合も多く、出来事自体が過去のこととなっていても、内的には"現在"のものとして息づいている場合も多い。だからこそAは言葉をそのままに保とうとしたのであるし、Bはその繊細さを敏感に察知し、触れないことで関係を保とうとしたのであろう。そのような配慮はCのようにイメージに入っていく際には、深いコミットメントを妨害するものとなるが、語り手が語らなかったことを聴き手が語るということは、語り手に強く根付いたイメージを暴力的に壊してしまう危険も伴っている。Cの聴き方はこのような難しさを孕んでいるのであり、今回の調査で語り手が「聴いてもらった」と感じた体験は、Cの聴き方がもつポジティヴな力とネガティヴな力の微妙なバランスの上に成り立っているものと考えられるのである。

7. 考察──話を〈聴く〉ことの作用
7-1. 聴き方に現れる個別性

ここまで3つの事例をみてきたが、顕著な特徴を示した事例を選出したとはいえ、短い話を聴いた直後に想起してもらうというこの単純な実験において、これほどの違いが表れたこと自体、驚くべきことではないだろうか。このことは我々が日常的に取り交わしているほんの短い対話であっても、聴き手によって話の聴き方は全く異なっていて、それらが対話の場に全く異なる作用を与え得ることを示唆している。

また、事例を個別に検討してみると、ロールシャッハ・テストにみられた特性が話の聴き方の特性とそのまま重なっているようなことも多くみられた。このことは、普段は表面化していなくとも、話の聴き方が深くその人に根づいた体験様式のひとつであり、そのまま聴き手の個性の体現でもあることを示唆している。ロールシャッハ・テストのインクブロットはその曖昧さをもって多様な解釈の可能性を提供しているが、個々の被検者は

そこで自分の視点から見えるもの以外の反応を示すことはできない。だからこそロールシャッハ・テストは個人の特性を示すものとして機能し得るのであるが、それと同様に、聴き手は自分のスタイル以外の方法で他者の話を聴くことができない。ここに示した3者を例にとってみても、それぞれの聴き方は聴き手の個性と密接に関わり合っていて、互いにその聴き方を真似てみることさえほぼ不可能であるように思える。このことは、聴くという行為が客観的には捉えにくいものであっても、その聴き手の個性的なあり方として相手に確実に作用していることを示唆しているといえよう。心理療法においてセラピストがどのような聴き手であるかを問われるのは、まさにこのようなことを前提としているのであり、これは多くの臨床家がすでに実感をもって経験してきたことでもあるだろう。

7-2. 〈聴く〉行為にみられる心理療法的作用

この実験は一回限りの短いやりとりを扱ったものであり、長い時間をかけて対話を重ねてゆく心理療法の状況とは異なっている。しかし、聴く行為のエッセンスを取り出しているという意味で、心理療法における〈聴く〉ことの作用についても示唆を与えてくれるものと考えられる。ここで再びユングの理論を参照しながら、ここに示した3つの聴き方について心理療法における聴き手という視点から検討を加えたい。

第1章の冒頭に述べたように、ユングは心理療法を基礎づけるものとして転移を重視した。転移とはすなわち、クライエントとセラピストが共に「無意識内容に感染する」[17]ことによって治療上重要な可能性が引き出されることとされている。特に治療の初期段階における転移関係は錬金術の《黒化(ニグレド)》に対応するものとされ、それは「そもそもの始まり」ではなくて「既に先行する作業の結果」であるとされている。心理療法においてクライエントとセラピストは「それまでに行われる会話の結果、ある瞬間に無意識と接触し、無意識的同一性を作り上げる」[18]。そのような「結びつきBindung」[18]は「要求によっては起こり得ない現象」[19]であり、「たいていの場合、意識の外で起こり、その作用が現れた後に間接的に知ることしかできない」[18]。すなわち転移とは、それまでの会話の結果として導かれるも

のであると同時に、意識的に目指すべき地点として設定することができないものといえる。心理療法では、クライエントが話しセラピストが聴くというプロセスの中で両者が転移という重要な関係に導かれるが、それは意図的に築きあげるようなものではなく、両者の意識の外で起こる出来事なのである。

　しかし、だからといってセラピストはただ手をこまねいてクライエントの語りに任せていればよいというわけではない。無意識の内容は「常にまず具体的な人物や関係に投影されて表れる」[20]が、「投影の受け手 Projektionsträger となれるのは、決して任意の対象ではなくて、常に投影される内容の性質にふさわしいことが証明されたもの」であり、言わば「掛けるものにふさわしい掛け釘」[21]のようなものである。転移は何に対してでも起こるものではなく、だからこそ聴き手は会話のプロセスにおいて語り手にとってふさわしい「受け手」として現れなければならない。ただしそれは聴き手が意欲や関心をもつといったような、意識的な関与態度とは区別して考えられねばならない。なぜなら転移とは、気づけばその「受け手」となっているという事態としてしか認識することができず、両者が意識を超えた次元で同一のものに感染するという形でしか表れ得ないからである。そして、そのような投影が起こるとき、「意識的で個人的な心 Psyche を激しく巻き添えにしながら、本来超越的なプロセスが現実にもたらされる」[22]のである。

　このようなことを念頭に置きつつそれぞれの聴き方を見直してみると、Ａは内的には自分の感覚を通して話に関わっていたと思われるが、そうした聴き手のあり方は対話の場においては未だ潜在的で、深い転移関係が生じていたとは考えにくい。ユングは無意識的同一性に至るまでには「しばしば時間がかかる」[18]と述べているが、Ａの聴き方が転移という関係形態に開かれる可能性をもっていたとしても、今回のＡの態度自体はそれに積極的に参与していこうとするものではないといえよう。
　一方、Ｂの聴き方は自らが聴き手となることを避けるようなあり方で、Ｂが「受け手」としてふさわしいかどうかが明らかにされないままになっ

ている。転移関係が生じることは「暗闇の中に潜む悪魔のような力と直接対決すること」[23]と表現されるように、非常に危険なことでもある。おそらくＢはこのような危険性を無意識的に察知し、話に非関与的な態度を示すことによって自らを掛け釘として提供することを避けたのであろう。Ｂが強く動揺を示したことは、語り手から投げかけられたものにＢが少なからず影響を受けていたことを示してはいるが、Ｂはそれに対して表面的な関与を貫いて、両者が知らぬ間に深い関係に陥ってしまうことを回避したと考えられるのである。

　それではＣの聴き方はどうであろうか。Ｃは話から喚起されたイメージに身を投じ、そこに深く没入していくことで元の話を離れ、新たに姿を見せたイメージをその内側から忠実に語り直してみせた。Ｃの聴き方は〈聴く〉という言葉から連想される受身的な関わりではなく、徹頭徹尾イメージに入っていこうとする能動的な態度に貫かれている。その捨て身で真摯な姿勢によって"語られた話を再現する"という構図は壊され、語り手もまた、元の話とのズレが気になるという次元を超えてしまっていた。語り手と聴き手はいつのまにか、一方が語り一方が聴くという関係から解放され、共に新たなイメージの作用を受け、それに巻き込まれていたのである。

　このようなＣの聴き方は、次のような点でユングの示した転移関係を志向した態度ということができるだろう。河合[24]は、柳田國男が聞き書きを元にして書いた『遠野物語』を読むに際して、心理学的な態度においては「原物語の幻想」を放棄することが重要であると述べている。たとえば民俗学や歴史学的視点から『遠野物語』を読む際には、当時の遠野が実際にはどうであったかというような、物語から垣間見える客観的現実、すなわち史実が重視される。これはＡの聴き方と類似する態度ともいえ、元あったものを壊さず、それに忠実であろうとする態度を基礎にしている。それに対して心理学は、直接触れることのできる"現在の体験"に入っていこうとする。過去に語られた話はどのような性質のものであれ、もはやそこにはない。心理学は今や触れることのできない過去を追求するのではなく、「そのときに主観が入って語られ、記録されたものだけ」に関わろうとする。それは過去の事実からすれば多かれ少なかれ主観的な色づけを帯

びたものであるかもしれないが、現在において触れることのできるただひとつの真実である。"一番もとにあるもの"や"絶対的な真実"を追い求めていても、それが過ぎ去ったことである限り、我々はそれに真に到達することはできない。だからこそ「どのポイントでも構わないけれども、必ず主観が入り交じったものにその時点で飛び込んでみるということしかない」のだというのである。Cはこの「その時点で飛び込んでみる」というあり方を体現し、以前とは異なる形で話を生き生きと語り直してみせた。これは、"語り手が語った当の話"が既に語り手の手を離れていることを示すことでもあり、同時に、それを両者が共に触れることのできるものとして再びそこに現出させることでもあった。語られた話は、聴き手の手によって語り手から引き剥がされ、以前とは異なる姿となって語り手の前に再び現れた。Cが話の新しい語り手となったことによって、語り手は真の意味で自分の話に再び出会うことができたのであり、さらに言えば、このような形でしか語り手は自分の話と本当に出会うことはできないのではないだろうか。

　今回の場合、C自身が心理学的な意識を意図的に働かせたわけではないであろうし、またこのような聴き方が常にうまく作用するというわけでもないと思われる。しかしながら、今回のCの聴き方とそれがもたらした作用には心理療法的な聴き方と同質の作用をみることができる。心理療法における〈聴く〉行為を考えるとき、我々は「語り手が発し、聴き手が受ける」という素朴なイメージから解放されなければならないのであろう。バートレットの実験ですでに明らかにされていたように、話は語り手から聴き手に直接譲渡されるようなものではない。聴き手が語り手の語ったものをそのまま大事にしようとする姿勢はもちろん大切なものではあるが、語られた事実そのものに触れることは不可能なのであり、その意味で聴き手は語り手の話を単に受けるだけの者ではありえない。聴き手に求められることは、そのとき聴き手の現前で展開されるものに入っていこうとする姿勢であり、そのことによってのみ、両者がいつの間にか同じものの内側にいるということが起こり得る。そこは元のものと現在のもののズレが問題とならない地点であり、これこそがユングの述べた転移の生まれるポイ

ントであり、聴き手Cが体現せしめた作用であると考えられる。すなわち、聴くという行為のもつ心理療法的な側面は、語り手と聴き手が同一の場所で共にその話を新しい形で体験し、両者が真にその話に開かれる地点へ導くことと考えられるのである。

7-3. 聴き手の態度を学ぶ：本章のまとめ

　本章では3つの事例の検討を通して、聴くという行為がどのように行われているかについて具体的に示すと共に、聴くことのもつ心理学的な作用についても考察を加えた。ただし、Cに対して「最も話を聴いてもらった」と感じ、そこに心理療法における聴き方との類似性が見出されたのは、筆者自身のパーソナリティや心理学的立場との関係が大きいことを自覚しておかねばならないだろう。心理療法においてCのような態度が絶対的に重要であるというわけではなくて、Aのように話に踏み込まずにそのまま映し返してもらうことが重要な場合もあれば、話の重要性だけを受けとって内容には踏み込まないBの聴き方が重要な場合もあるだろう。ここで心理療法における「正しい聴き方」を定義することはできないが、3者の聴き方から、話を聴くことがもつ異なる位相について学ぶことはできるであろう。〈聴く〉ことの作用は、語り手と聴き手の個別具体的な反応としてのみ現れてくる。セラピストが自身を心理療法の聴き手として定位するときには、自らの聴き方の特性を自覚しつつ、それが個々のクライエントとどのように反応し合い、どのように作用しているのかを個別に考えていく必要があると考えられるのである。

　本章で検討してきたのは、定型発達の範疇で捉えられる大学生の聴き方であった。したがって、ここに示された聴き方の事例は一般的に適応的とされている聴き方のバリエーションと考えることができる。前章で述べたように、軽度発達障害は定型発達とは異なるコミュニケーション特徴をもつものとして定義づけられていて、本章で示された聴き方とは異なる聴き方が示されることが予測される。本章での検討を踏まえ、次章からは、軽度発達障害の人がどのように他者や他者の話に関わっているのかについて具体的にみていくことにしよう。

第3章
軽度発達障害の基本的体験様式
―― ロールシャッハ・テストの分析

　本書は軽度発達障害を話の聴き方から検討してみようとするものであるが、先にも述べたように、話を聴くこととは1回性の高い事象である。そのため、軽度発達障害の一般的な特性をより適切に捉えようとするならば、その特性をより基本的なレベルで明らかにしておくことが必要と考えられる。そこで、聴き方の特性をより包括的な基礎づけのもとに捉えることを目的に、本章では軽度発達障害の人のロールシャッハ・テストの分析を行う。次章では軽度発達障害の聴き方の事例を検討するが、ロールシャッハ・テストを用いて他者や物事に対する基本的な体験様式を明らかにしておくことで、事例検討を行う際にもその特性をより明確に捉えることができるであろう。

1. ロールシャッハ・テストを用いた発達障害の研究

　ロールシャッハ・テストは臨床現場で最も頻繁に使用されているテストのひとつである。しかし、これまで心理臨床が対象としてきた発達障害事例は言葉の遅れがみられるような重度の自閉症が中心であったため、ある程度の言語能力を必要とするロールシャッハ・テストは発達障害の臨床においてそれほど多く活用されてきたわけではない。1〜数例を扱った個別の事例研究は散見されるものの[1,2,3,4,5,6,7,8]、発達障害の概念上の混乱に伴い、それぞれの研究対象は一致しておらず、まとまった見解が示されているわけではない[*1]。しかし、ロールシャッハ・テストがある程度の言語表現能

力を必要とすることを考えれば、これまでの研究は発達障害のスペクトラムの中でも軽度の範疇に入るケースを対象としてきたと考えてよいだろう。

　本邦でのロールシャッハ・テストを用いた発達障害研究の嚆矢といえるのは、隠岐による一連の自閉症研究である[9]。これは、ロールシャッハ・テストを含む様々な心理テストと臨床像を基に年長自閉症児の実際を多角的に描き出したものであり、自閉症に共通する特性を数量的側面からも描き出したという点で現在でも参照できる点が多い。欠陥分裂病群[*2]・普通群・年長自閉症群の段階別判別分析の結果、年長自閉症児群および欠陥分裂病群は共に他者への共感性に乏しく、外界に積極的に関わりを持つことを不得手とするため、ひとりよがりで特異な認知様式をとらざるを得ず、現実吟味の失敗、自我機能低下を呈するという共通の特性を示していた。この結果は後に続く研究においても概ね支持されており、発達障害のロールシャッハ・テストがスコア上で統合失調症と類似の特性を示すことは、国内外である程度共通の見解となってきている[10,11,12,13,14,15,16,17,*3]。

　このことはカナーが初めて自閉症について記載した際に「早期幼児自閉症」[18]として、統合失調症の基礎症状のひとつにあげられていた〔自閉〕という概念を用いたこととも無関係ではないだろう。現在では統合失調症と自閉症は本質的に異なるものと考えられているが、両者が関連するものとして研究されてきたという歴史上の事実は、少なくとも表面的には、両者に類似した部分があることを示唆している。このように発達障害と統合失調症との類似性が指摘されてきた一方で、個々の事例研究では定型発達者の反応との類似性も示されてきている[19]。そのため、近年の発達障害に関するロールシャッハ研究では、数量的分析のみでは不十分という考えをもとに反応態度やコミュニケーションスタイルの特性を分析するもの[14,8]や、個別事例の詳細な分析によって、統合失調症や人格障害圏との差異を

[*1] アスペルガー症候群、高機能自閉症などを別の概念として考える研究や、それらを包括して捉える研究などが混在している。
[*2] 現在とは異なる呼称であるが、原書の通りの表現を採用した。
[*3] ただし、これらの研究における「発達障害」の定義も同一ではない。

検討するような研究がなされるようになっている[13-20]。これらの研究を参照すると、個々の具体的なプロトコルには発達障害に独特の言動や反応態度が示されており、ロールシャッハ・テストを切り口に発達障害に接近する際には、スコアの量的特徴の把握と共に、具体的な反応を検討することの重要性がうかがえる。ウィング[21]が約700例の自閉症スペクトラムの子どもや成人と接した経験をもとに、器質的な要因による多様性のみならず、ライフサイクル上の時期や環境によっても彼らが非常に多様な臨床像を示すことを強調しているように、スペクトラムによって広範な範囲を含み込む現在の発達障害概念に鑑みれば、その全般的な特性を把握するのみでは十分でなく、彼らの特性がどのように個別的な形式をとって表れうるのかについて、ある程度のバリエーションを知っておくことが臨床上重要と考えられる。

このような流れを踏まえ、本章ではまず、神経症群と大学生群を比較対象として、軽度発達障害に共通する特性について数量的検討を行う。次に、軽度発達障害群のスコアにクラスター分析を施し、反応の類型化を試みる。そして、それぞれのクラスターの特性を検討することによって、軽度発達障害の特性を広がりをもったものとして描き出してみたい。

2. ロールシャッハ・テストからみた軽度発達障害（1）
―神経症群・大学生群との数量的比較による全般的特性の検討―
2-1. 方法
対象：対象としたのは以下の3群である。
① **軽度発達障害群**（以下、発達障害群）：心療内科クリニックを受診し、医師によって発達障害と判断された者を軽度発達障害群とした。診断名には広汎性発達障害、アスペルガー障害、ADHDなどが含まれた。発達障害の診断を受ける者には男性が多いため、性別には若干の偏りがみられる。
② **神経症群**：同クリニックにて医師によって神経症レベルの障害と診断を受けた被検者を神経症群とした。現在、診断に用いられているDSM-Ⅳ-TRでは神経症という診断名は記載されていないが、不安障害、適応障害、強迫性障害などと診断されるケースのうち、病態水準からみて神経症

レベルと判断されたものをこれに含めた。神経症群はこれまで心理療法の主な対象とされてきた患者群であるため、発達障害群との異同を検討することは臨床上有用であると考えられる。

③　**大学生群**：様々な学部、研究科から集められた大学生および大学院生を大学生群とした。寺崎ら[22]によれば、一般大学生のロールシャッハ反応には青年期の不安定さが示されるものの、極度に逸脱した反応を示さないという意味で臨床群とは異なることが示されている。大学生を対象とすることで年齢が20歳前後に集中するという問題はあるが、顕著な臨床的問題なく日常生活を送っているという意味でこの群を定型発達群として扱うこととした。

知的能力の影響を除外するため、WAISの結果がIQ＝85未満の者はここに含めなかった。各群の属性を表3-1に示す。

手続き：個室にて、個別にロールシャッハ・テストを実施した（片口法）。検査者はすべて筆者が行った。

表3-1．3群の被検者の属性

	発達障害群	神経症群	大学生群
男性	37名	24名	20名
女性	8名	16名	25名
計	45名（平均32.4歳，S.D.＝9.5，19-62歳）	40名（平均35.1歳，S.D.＝7.5，20-50歳）	45名（平均20.3歳，S.D.＝2.0，19-29歳）

2-2．結果と考察

分析方法：標準的な片口法の手続きに従い、全てのプロトコルのスコアリングを行った。次に、ロールシャッハ・テストの代表的な変数についてKruskal-Wallis検定を用いて3群間比較を行った。群間に有意差が認められたものについてMann-WhitneyのU検定によって多重比較を行い、Bonferroniの式により有意水準の修正を行った。分析対象とした変数とその平均値（SD）および中央値、検定結果を表3-2に示す。

表 3-2. 発達障害群・神経症群・大学生群におけるロ・テスト主要変数の平均値および中央値と検定結果

変数	平均値 (S.D.) 1.発達障害群 (n=45)	2.神経症群 (n=40)	3.大学生群 (n=45)	中央値 1.発達障害群 (n=45)	2.神経症群 (n=40)	3.大学生群 (n=45)	Kraskul-Wallis検定	多重比較 (Man-Whitney) **p<.01, *p<.05
Rej	0.2 (0.6)	0.1 (0.6)	0.0 (0.0)	0.0	0.0	0.0	+	*1>3
Fail	0.0 (0.0)	0.0 (0.0)	0.0 (0.0)	0.0	0.0	0.0		
TT	904.8 (470.1)	1192.0 (934.4)	861.4 (489.3)	789.0	892.5	781.0		
T/R(Ave.)	54.3 (35.9)	46.2 (27.9)	39.7 (16.1)	44.9	40.6	37.7		
R1T(Ave.)	29.0 (17.6)	23.4 (17.0)	15.2 (9.9)	23.8	18.4	12.0	+	**1>2,1>3
VIII IX X %	28.7 (5.8)	33.2 (10.0)	29.8 (6.2)	29.0	32.5	29.0		
F%	69.4 (17.0)	53.8 (17.3)	42.3 (17.1)	70.0	57.6	42.9	+	**1>2,1>3 *2>3
A%	49.7 (16.2)	43.0 (14.2)	38.9 (14.1)	44.0	42.5	36.0	+	**1>3
H	2.6 (3.1)	4.8 (4.1)	4.5 (2.3)	2.0	4.0	4.0	+	**1<2,1<3
SumH	4.4 (4.3)	8.3 (6.2)	6.7 (3.8)	3.0	7.0	6.0	+	**1<2,1<3
P	3.3 (1.7)	3.6 (1.6)	4.4 (1.6)	3.0	4.0	4.0	+	*1<3
R+%	65.3 (18.7)	64.0 (20.2)	78.1 (15.5)	66.0	66.0	83.0	+	**1<3,2<3
F+%	67.6 (20.8)	63.1 (22.2)	85.6 (19.2)	69.0	64.0	94.0	+	**1<3,2<3
CR	6.9 (2.8)	8.1 (2.4)	9.0 (2.9)	6.0	8.0	9.0	+	**1<3
R	19.2 (10.4)	28.4 (16.0)	22.8 (10.9)	16.0	24.0	20.0	+	**1<2
M	1.0 (1.6)	3.4 (2.5)	3.8 (3.0)	0.0	2.5	3.0	+	**1<2,1<3
FM	1.4 (1.7)	2.3 (1.7)	2.3 (2.0)	1.0	2.0	2.0	+	**1<2,*1<3
m	0.5 (0.9)	1.2 (1.7)	1.3 (2.6)	0.0	0.5	1.0	+	*1<3
FK	0.3 (0.6)	0.5 (0.9)	0.6 (0.8)	0.0	0.0	0.0		
F	13.4 (7.9)	15.6 (10.4)	10.0 (7.1)	11.0	13.0	9.0		
Fc	0.0 (0.2)	0.4 (0.6)	0.6 (0.8)	0.0	0.0	0.0	+	**1<2,1<3
c	0.2 (0.4)	0.4 (0.7)	0.6 (0.8)	0.0	0.0	0.0	+	**1<3
C'	0.8 (1.2)	0.7 (1.1)	0.8 (1.1)	0.0	0.0	0.0		
FC	0.4 (0.8)	1.0 (1.4)	1.2 (1.0)	0.0	0.5	1.0	+	**1<3
CF+C	1.1 (1.3)	2.9 (2.6)	1.5 (1.7)	1.0	2.0	1.0	+	**1<2
SumC	1.4 (1.5)	3.3 (3.1)	2.1 (1.9)	1.0	2.3	1.5	+	**1<2
W%	78.2 (19.3)	69.3 (23.0)	79.1 (17.1)	84.0	75.0	81.3		
D%	16.3 (14.3)	21.2 (16.9)	15.2 (12.9)	12.5	18.8	12.3		
d%	1.4 (3.9)	1.0 (2.1)	0.3 (1.1)	0.0	0.0	0.0		
Dd%	3.2 (5.8)	5.0 (6.7)	3.9 (5.5)	0.0	0.0	0.0		
S%	0.9 (2.3)	3.7 (5.0)	1.4 (2.7)	0.0	0.7	0.0		

2-3. 発達障害群の全般的特徴：分析結果と考察

(1) 反応時間と反応失敗・反応拒否　（TT、T/R、R_1T、Rej、Fail）

以下、有意差のみられた変数の結果のみ図に示す。総反応時間および1反応当たりの反応時間には3群間に有意差はみられなかったが、初発反応

時間に関しては発達障害群が他の2群に比して有意に長いという結果が示された(図3-1)。これは、反応産出までの沈黙が長い事例が多いことに加え、反応以外のことを話しているために初発反応が得られるまでに時間を要する事例が散見されたためと考えられる。いずれにせよ、発達障害群はひとつの反応を示すまでに長い時間を要しており、ここには体験を反応としてまとめ、産出すること自体の困難さが表れていると考えられる。

また、反応失敗は3群いずれにもみられなかったが、反応拒否については発達障害群が大学生群より多いという結果が示された(図3-2)。反応拒否か反応失敗かの判別には、その反応の質を十分に吟味する必要があるが、発達障害群の反応には失敗とも拒否とも判断しかねるような性質のものが多くみられた。たとえば被検者30 (36歳、男性)はⅥカードにおいて25秒後「えー、なんやろ。特に何も。うーん、なんでしょうね、何も見えない」と検査者にカードを渡したが、質問段階において〈今見てみてどうか〉と尋ねられると「動物の毛皮がべたーってなってるような。金持ちの家にあるような。そんなふうには見えますけど?」と即答してみせた。通常、「何も見えない」などの反応は防衛と捉えられて反応拒否にカテゴライズされる場合が多いが、この被検者の場合には「拒否」というほどの

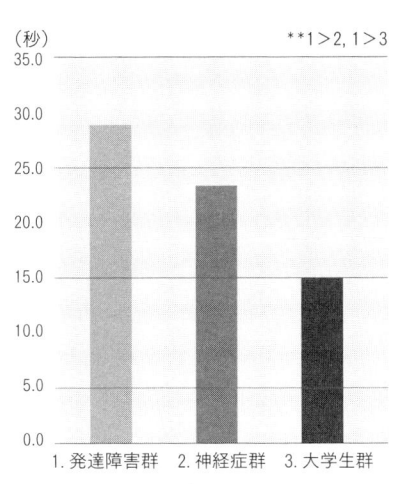

図 3-1. 初発反応時間

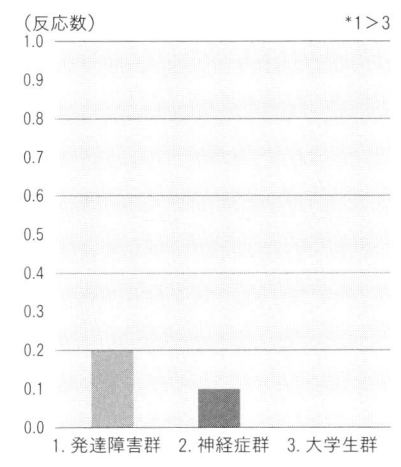

図 3-2. 反応拒否

主体的な意志が感じられない。かといって、"何かを見ようと努力したが失敗した"というほど刺激に圧倒されている様子もみられない。質問段階であっさりと公共反応が出される様子には、反応段階で反応拒否を示した背景の推察を許さないところがあり、単に"反応産出努力を終了した"という事実のみが際だってみえる。このようなことから反応拒否の解釈的意味については通常考えられているような防衛的な意味合いをその背景にみることは差し控え、あくまで発達障害群には反応を示さないことがみられるという程度の認識にとどめておくのが妥当と思われる。

このように反応産出に長い時間を要したり、反応拒否のような状態を呈することは、彼らが要請に合わせて反応を示すことが難しく、時には反応を示さないことで他者から誤解を受けやすいことを示唆していると考えられる。

(2) 総反応数 （R）

総反応数は発達障害群が神経症群に比して有意に少ないという結果が示された（図3-3）。大学生群の反応数はばらつきが大きく、有意な差が示されなかったものと思われる。正常成人では20〜45の範囲に大部分が含まれる[23]とされていることを考えれば、発達障害群の平均は19.2と少なく、ここにも彼らの生産性の低さ、反応として表明すること自体の困難さが示されていると考えられる。

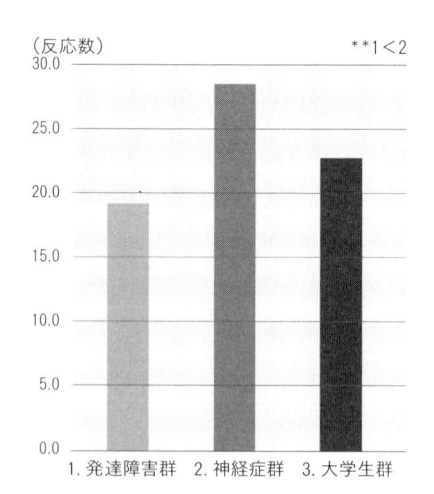

図3-3. 総反応数

(3) 反応領域 （W%、D%、d%、Dd%、S%）

反応領域に関しては3群間での有意差はみられなかった。今回の調査では、W%が3群共に70%以上という高い値を示していた

が、これは「対象にあるがままに沿う」、「対象の方に自己を沿わせるという意味で基本的に受動的」な態度が日本人に共通していることと関連していると考えられる[24]。発達障害のロールシャッハ事例を扱った先行研究では「外輪郭をはっきりと完結して示さず、一部分の手がかりから全体を決定してしまう」、「部分的な説明で全体を指し示したようにしてしまう」反応がほとんどであるという報告[7]や、W優位傾向がみられるがむしろ「小部分領域や異常部分領域（Dd反応）が少ないことが特徴的」という指摘[8]があり、W反応がどのようなプロセスで産出されたものかという視点からその質の違いについて検討する必要があるだろう。これについては次節で具体例と共に検討を行う。

（4） 決定因
◇形態反応 （F％）

F％（総反応数に占める形態反応の割合）について、発達障害群は他の2群に比べて、神経症群は大学生群に比べて有意に高い値を示した（図3-4）。高橋らによる200名の正常成人データにおいてはF％の平均は44.6％で本研究の大学生群とほぼ同じ値である[25]。正常成人のF％は25〜55％の範囲に含まれるという片口[26]の記述を考慮しても、発達障害群の69.1％という平均値は顕著に高い値といえる。F％についてはシャハテルが「形態反応を高率にするのは、インクブロットに対する非個性的、傍観的な態度、それに対する関心や開放性の欠如などである」[27]とし、片口が「主観的着色をせず、客観的にものごとを認識する態度を反映するとともに、想像力の乏しい、あるいは感情を抑制する人柄を示す」[28]としている

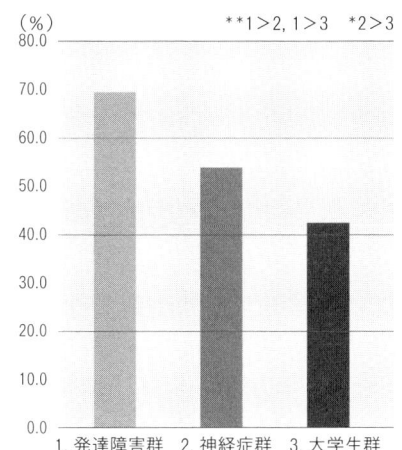

図3-4. F％

ことからも、積極的に対象を感受することが難しく、非個性的に事物を認識する傍観者的傾向の強さが示されたといえる。形態はインクブロットが"何"に見えるかを判断する際に最も容易に手がかりとすることができる要素であると共に、明確な説明がなされない場合にもFがスコアされることを考慮すれば、発達障害群の対象への関わりの単純さや、ブロットのもつ多様な要素に対する感受性の乏しさを示唆する結果といえよう。

◇運動反応 （M、FM、m）

発達障害群の運動反応は他の2群よりも有意に少ないという結果が示された（図3-5〜3-7）。運動はブロットに客観的に備わった要素ではなく、内的に生み出さなければ与えることのできない性質をもっているため、運動反応はロールシャッハ（Rorschach, H.）[29]以来、最も重視されてきた。なかでも、人間像に対して運動をみるM反応は、共感性や想像力などと関連するものとして特に重要とされてきたが、発達障害群45名のうち約半数の23名にM反応が全くみられず、そのうち11名にはM、FM、mのいずれもがみられなかった。3つの運動反応全てにおいて発達障害群が他群より有意に少ない値を示したことを考えれば、運動反応の種別を考えるよりま

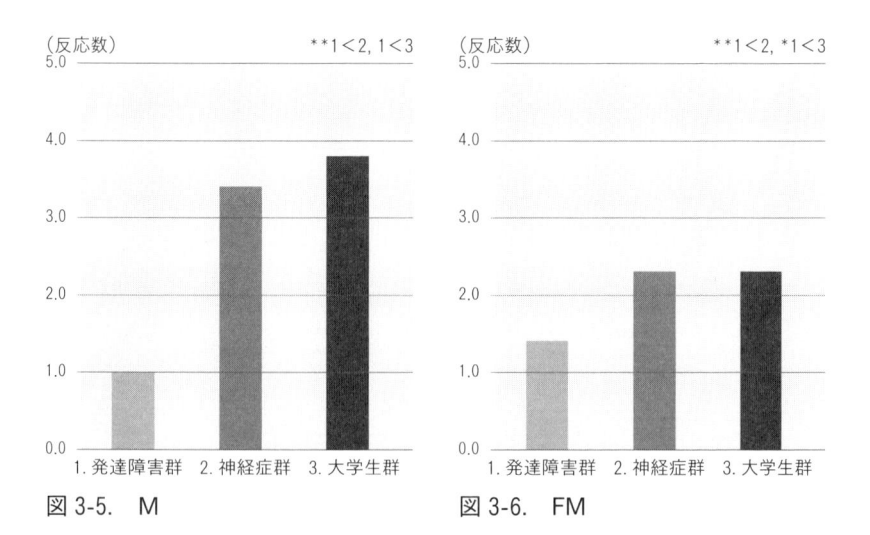

図 3-5. M

図 3-6. FM

ず、発達障害群がブロットに対して運動をみること自体の少なさに着目すべきであろう。

ロールシャッハ・テストにおける筋肉運動の認知は、単にブロットの形態上の特徴から運動について言及されるのではなく、被検者が「単に外部からだけではなくて、内部からも、あたかも知っているかのように体験」[30] していることが重要とされる。そのため運動反応は、「対象の認知に刺激されて、自分の運動や姿勢の感覚を対象に投射し、それによって、対象に見られる過程や姿勢を自分の内に感じる、といった関連性を作りあげる」[31] ことで産出されるといえる。先にF％の高さを傍観者的態度との関連で論じたが、ここでもまた、内的な感覚と外的対象とを能動的に関連づけることの難しさが示されたと考えられる。

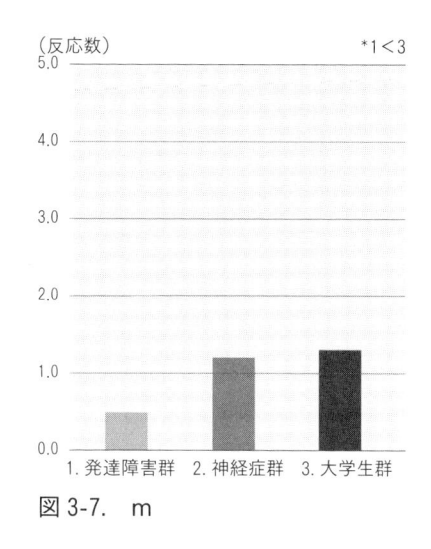

図3-7. m

M反応の有無は精神病水準と神経症水準の鑑別の指標とされてきたものでもあり[32]、ここでも先行研究と同様に精神病圏と共通する特徴が見出されたといえる。これは自己と対象を能動的に関係づけるような動きが起こりにくいことが両者に共通の特徴であるためと考えられ、運動反応の量のみでは両者の鑑別ができないことを示唆している。ただし、発達障害を対象とした事例研究においてはMが多くみられる事例が報告されていたり[19,33]、本研究においても少数ではあるが、5～7のM反応を示す事例がみられたことからも、発達障害の事例全てにおいてM反応が少ないというわけではないと思われる。Mがみられる場合にはその質を検討する必要があるが、これについても次節で触れることとしたい。

◇色彩反応 (FC、CF、SumC)

　色彩反応については、発達障害群は大学生群に比べFCが少なく、神経症群に比べてCFとSumCが少ないという結果が示された（図3-8〜3-10）。神経症群は大学生群に比べて情緒に対する統制がとれていないために、両群のFC／CFの絶対数に差異が生じ、このような結果が示されたと考えられる。色彩刺激とは、見ようと努力しなくても目にとび込んでくるものであり、被検者の「受動性」や体験の「直接性」[34]との関連で考察されてきた。しかし、発達障害群にはそもそも色彩反応の数自体が少なく、運動のように能動的な関連づけが必要ない直接的な刺激に対してもそれを感受しない傾向が示されたといえる。また、色彩は「自分が働きかけるのではなくて、動かされ感じさせられる」といった「情緒を感じ

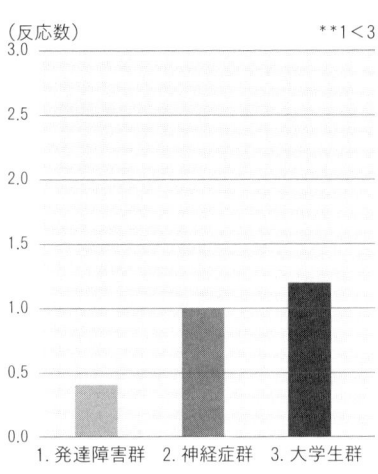

図3-8. FC

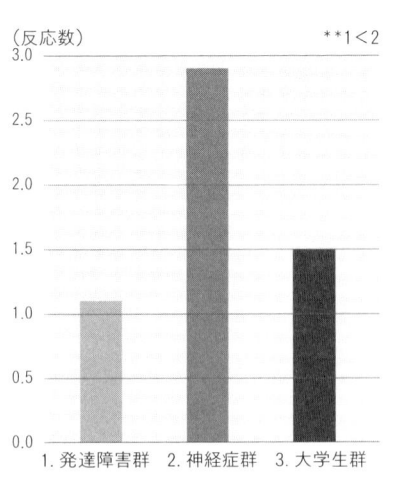

図3-9. CF＋C

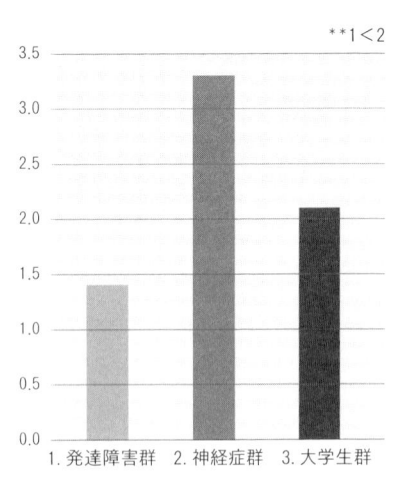

図3-10. SumC

る人の・受・身・的・な・状態」[35] との近似性から情緒性との関連で考察されてきた。発達障害群の色彩反応の少なさは、しばしば感情の伴わない態度によって不適応を起こす彼らの臨床像ともつながるものであり、彼らが自らの情緒的反応に意識的になったり、対象から情緒的要素を感じとったりすることから根本的に疎外されていることが示唆されている。ただし一方で、辻井ら[10] が「形態以外の諸因子と形態とを複合することが定着していない」と指摘しているように、色彩を認識してもそれを反応に統合できていないという可能性も考えられる。これについても次節の具体例の検討の中で論じたい。

◇陰影反応（Fc、c、FK）

陰影反応については、発達障害群は大学生群に比べてFcおよびcが少なく、神経症群に比べてFcが少ないという結果が示された（図3-11、3-12）。陰影反応を特に重視したクロッパー（Klopfer, B.）が、陰影への感受性をM反応の示唆する共感性とは区別して、「成熟した対外関係を作るための第一段階」[36] とし、ワイナー（Weiner, B.I.）も「人生の初期に現れ、親密で相互に支持的な関係の中で重要な他者に自己を結びつける能力」[37] との関連

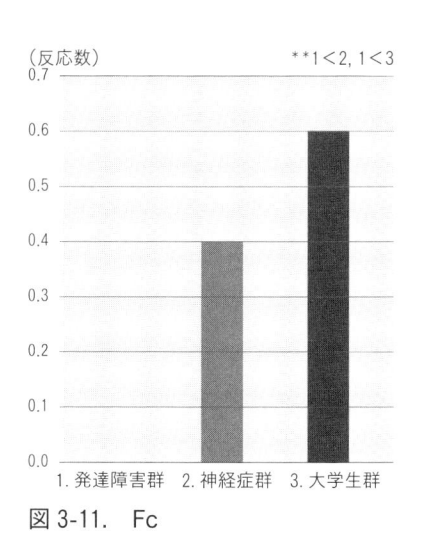

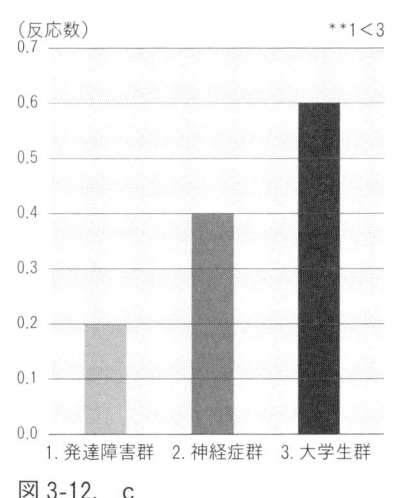

図 3-11. Fc

図 3-12. c

を指摘しているように、陰影反応は安全感や自己/他者イメージの基層に関わるものと考えられている。特にブロットの質感に対する感受性は「文字通り誰かに手を伸ばしたり触れることへの関心の意味がある」[37]とされるが、本研究では発達障害群45名中26名に陰影反応が全く見られなかった。この結果は、発達障害群が対象の微妙な性質を細やかに感じとることを苦手としていて対人関係を育む基礎的な力や基本的安全感が希薄であることを示唆しているだろう。運動反応や色彩反応の少なさにも示されていたように、ここにもまた、彼らの他者に対する能動的な関心の薄さが表れている。また、この結果は、発達障害が統合失調症などの"疾患"とは異なり、人生の初期の頃から呈される"障害"であることとも関連が深いと考えられ、彼らが対人関係の基礎的な部分に難しさを抱えていることを示唆していると考えられる。

(5) 反応内容 (A%、CR、H、SumH)

発達障害群は大学生群に比べて有意に高いA%(総反応数に占める動物反応の割合)および、有意に狭いContent Range(反応内容の幅:以下、CR)を示した(図3-13、3-14)。高いA%は幼く単純な思考様式を示唆しており、CR

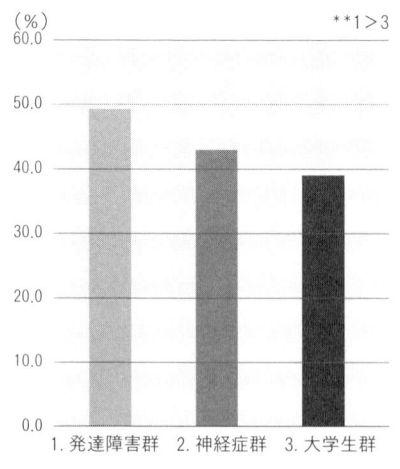

図3-13. A%

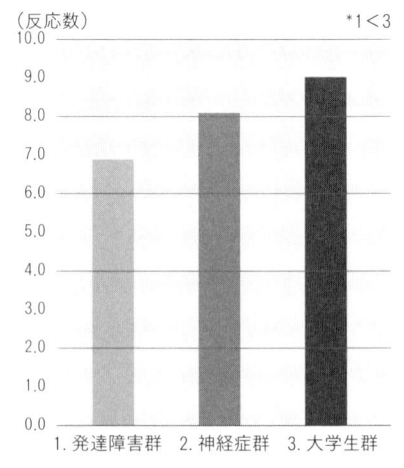

図3-14. Content Range

の狭さと共に、彼らの興味・関心の幅の狭さを示唆している。また、発達障害群は、人間反応（H）およびSumH（H,Hd,（H）,（Hd）の合計）のいずれについても神経症群および大学生群に比して有意に少ない値を示した（図3-15、3-16）。ロールシャッハ・テストでは人間像をみる能力はM反応と並んで重要な指標のひとつであり、SumHは「他者への注意深さのレベル」を示し、一般的に「$SumH > 3$ は平均か平均以上の対人的な関心とみなされ人格の長所となるが、$SumH < 4$ は、人への関心の乏しさを示し、人格の短所となる」とされている[38]。このSumHに関しては、発達障害群45名のうち35名は4未満の数値を示しており、そのうち9名には人間反応が全くみられないという結果であった。

これらの結果より、発達障害群は多様な観念内容を示しにくく、他者や自己への意識や関心が希薄であることが示唆された。

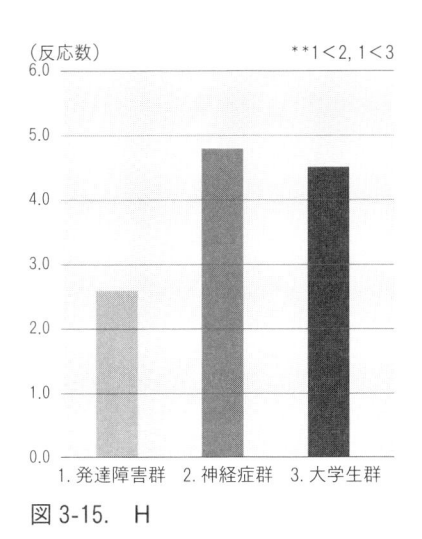

図 3-15. H

図 3-16. SumH

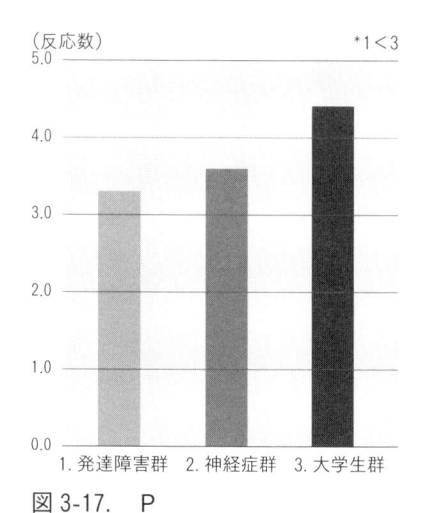

(6) 公共反応（P）

発達障害群は大学生群に比べ、P反応が有意に少ないという結果が示された（図3-17）。これは発達障害群が一般的で公共性のある視点に乏しく、社会的協調性を示しにくいことを示唆しており、彼らの社会的相互交流やコミュニケーションの難しさなどといった特徴とも関連していると考えられる。

図 3-17.　P

(7)　形態水準　（F+%、R+%）

F+%、R+%共に、大学生群が発達障害群および神経症群より有意に高い値を示していた（図3-18、図3-19）。F+%はF反応に占める良形態反応の割合を意味し、自己統制、情緒の安定性、衝動性、知的水準、現実吟味力などと関わるものとされる。正常成人ではほぼ60〜85%に入るとされて

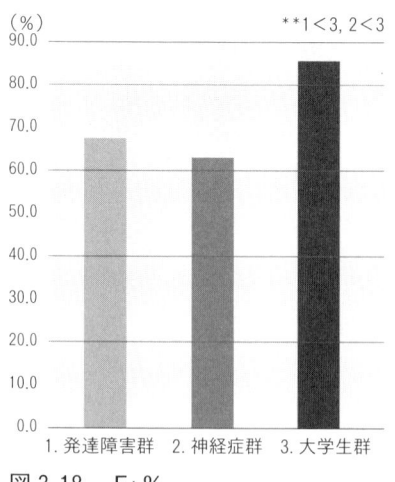

図 3-18.　F+%

図 3-19.　R+%

おり[39]、3群共にこの範囲内に収まってはいるものの、発達障害群および神経症群は大学生群に比して自己を統制し、適切に現実を吟味することをやや苦手とするようである。また、R+％は「自己統制や現実吟味力が、その人のパーソナリティの中で占める重みと、安定性をあらわしている」[40]とされ、発達障害群および神経症群は、共にある程度の現実吟味力は保たれているものの、その安定性は低く、大学生群に比して自己を統制することが困難であることが示唆された。

2-4. ロールシャッハ・スコアの量的比較からみた発達障害群の全般的特徴

発達障害群のロールシャッハ・スコアを神経症群および大学生群と比較した結果、初発反応時間の長さや総反応数の少なさに示される生産性の低さ、W％、F％、A％の高さやP反応の少なさに示される単純で幼い対象の捉え方、また、反応決定因および反応内容の幅の狭さに示されるような感受性の乏しさ、限局的で柔軟性の低い見方などが発達障害群に共通する傾向として示された。

これらの結果を俯瞰してみれば、「Mがみられない」「P反応が少ない」といったように、その特徴がポジティヴな形式で描かれにくく、ロールシャッハ・テストのもつ様々な指標に関して「○○がない」という形式で示されることが多いのが特徴的である。石坂ら[5]は自閉症者の認知の特性として「ある事態を構造化して多層的に認識する」ことの難しさを指摘しているが、本研究の結果にもブロットの様々な特性に対して感受性を働かせたり対象を多角的にみたりすることが難しく、世界を単相的に体験する傾向が示されていた。また、内的感覚を外的対象と関係づけ、対象に自発的・能動的に関わろうとする姿勢の希薄さと共に、色彩のように対象の側から訴えかけてくる要素に対しても感受性が示されにくく、外界の刺激に対して関心と関与が薄い印象を与えている。こうした特徴は、「『世界にひとりぽつんといるようです』とよく言われる」[41]というアスペルガーの記述とも一致しており、対人関係や共感、想像力といった高次の関係形成能力以前に、周囲の世界と接点をもつこと自体の困難さが表れているように思われる。

ここに示された発達障害群の特徴は、総反応数の少なさ、高いＦ％やＡ％、運動反応や人間反応の少なさなどを子どものロールシャッハ反応と共通させており[42]、彼らの体験様式の未熟さや幼さがうかがえる。また、高いＡ％やＭやＦＣの欠如などは片口[43]のまとめた知的障害者の反応特徴と共通しているし、Ｍ、ＦＫ、Ｆｃ、ＦＣの少なさ、低い形態水準、Ｐ反応の少なさなどは統合失調症の反応特徴[44]と共通している。このような他の障害や疾患との共通特徴は、発達障害をその他の診断と鑑別することを困難にしている。しかし、反応拒否の反応例にみられたように、刺激のもつ複雑さが被検者の認知能力を圧倒しているわけではないという点で知的障害とは異なっているし、初発反応時間が長く、全般的な生産性の低さが示されるという点で、刺激に対して「即時的な反応態度」[45]を示す子どもの反応とも異なっている。また、Ｆ＋％は大学生群に比して低いながらも一定の水準に保たれていて、精神病圏のように自我機能が破綻しているというわけではないということもおさえておくべきであろう。

　以上、主に発達障害群を中心に他群と差がみられた変数について考察を行ってきたが、最後に神経症群と大学生群との差異について触れつつ、3群の特徴をまとめておきたい。神経症群と大学生群の間に有意な統計的差異が示されたのはＦ％、Ｆ＋％、Ｒ＋％であり、大学生群は神経症群に比してＦ％が低く、Ｆ＋％およびＲ＋％が高かった。これは神経症群が大学生群に比べて自己統制力や現実検討力、思考の柔軟性が低い傾向をもつことを示唆している。大学生群は3群の中で最も豊かな感受性と観念内容を示していて、現実生活や対人関係に対する能動的な関心や意欲があるという点で他群よりも柔軟に、かつ安定して対象と関わる傾向をもっていることが推察される。神経症群はそれに比して未分化で統制困難な傾向を示したが、発達障害群に比べてスコアの特徴的な偏りが少なく、対象への関心や感受性、反応性を示している点で発達障害群とは異なっているといえよう。そして、発達障害群は全般的に対象に対する感受性、関心、関わりの意欲が薄く、世界の認識は平坦であり、その意味でどこか現実世界と遠く自閉的な様相を示していると考えられた。

3. ロールシャッハ・テストからみた軽度発達障害（2）
── クラスター分析による類型的特性の検討 ──

3-1. 特性を広がりとして捉える：類型的特性の検討

このように軽度発達障害に共通する特徴はある程度捉えられたものの、発達障害が「いわゆる『定型発達』と切れた異質な現象ではなく、連続性をもった現象」[46]として捉えられる限り、ロールシャッハ・テストの反応特性もある程度の広がりをもったものとして捉えられるべきであろう。そこで本節では、クラスター分析を用いて軽度発達障害のロールシャッハ反応の類型化を行う。そして、ロールシャッハ反応に現れる彼らの特性が実際にはどのように現れてくるのかについて、具体的にその様相を明らかにすることを試みる。

これまでに同様の手法を用いた研究はあまりみられないが、黒田[47]がクラスター分析を用いて臨床例の分類を試みた研究においては、明確な判別や診断の基準とするには不十分とされているものの、症状や病態と関連のあるクラスターが見出されている。クラスター分析は結果の安定性が比較的低く、それ自体で十分な一貫性をもつものとはいえないが、臨床場面で個々の被検者の反応を分析しようとする際には、軽度発達障害の特性がどのようなバリエーションをもって現れうるのかについて把握しておくことが大きな助けになるであろう。ここでは、クラスター分析の結果が反応の厳密な分類ではないことを念頭に置きつつ、ロールシャッハ反応のパターンを探索的に分類することから、軽度発達障害の特徴をいくつかの類型的特性として描き出してみたい。

3-2. 分析と結果の整理

方法：前節と同じ軽度発達障害群 45 名のロールシャッハ・スコアを分析対象とし、表 3-2 に示した主な変数についてクラスター分析を行った[*4]。

[*4] 黒田［文献 47］を参照し、距離の測定には Pearson の相関係数を用い、クラスタリングの更新には最長距離法を用いた。

結果：図3-20にクラスター分析によって得られたデンドログラムを示す。特性をわかりやすく把握するため、図において太線で区切られた上位5クラスターをとりあげて検討する。ただし、5つの枠組みで捉えるのみではクラスターごとの特徴が相殺されてしまう部分も多く、細やかに特徴を捉えきれないと考えられたため、図3-20においてA−Jの記号で示した10のクラスターごとに分析を進めていく[*5]。中には1つのクラスターに属する被検者が2、3名の場合があるが、少数であっても発達障害の特性の一つのパターンを表しているという点で検討に値すると考えられる。

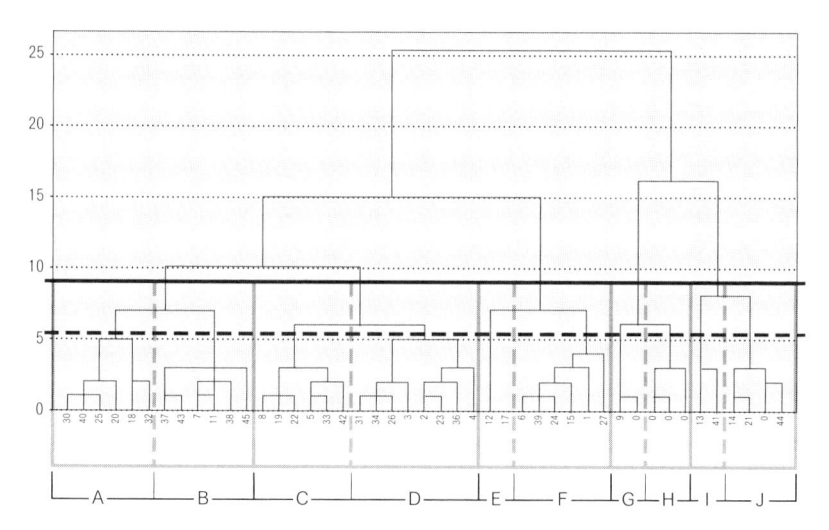

図3-20. 発達障害群へのクラスター分析の結果

A〜Jそれぞれのクラスターについて各変数の平均値が算出された。次に、クラスターの特徴を捉えるために、黒田[47]に倣って次のようなコード化を行った。すなわち、各変数について、全体の平均値±1標準偏差を基準範囲とし、それ以上の値をとるものを＋、それ以下のスコアをとるものを−、全体の平均値±1/2×標準偏差より数値が高いものを（＋）、低いも

[*5] クラスターごとの特徴が捉えやすく、かつ各クラスターの人数が2名以上になるように考慮し、この10クラスターを採用した。

のを（−）*6 とコードした。結果を表3-3に示す。

表 3-3. 各クラスターにおけるロールシャッハ・テスト主要変数の平均値

クラスター	A	B	C	D	E	F	G	H	I	J
N（人数）	6	6	6	8	2	6	2	3	2	4
Rej	0.5	0.0	0.0	0.0	0.0	0.5	1.5 +	0.7 (+)	0.0	0.0
Fail	0.0	0.0	0.0	0.0	0.0	0.0	0.0	0.0	0.0	0.0
RT (Ave.)	34.7 (−)	33.3 (−)	37.5	53.9	28.3 (−)	49.0	179.5 +	107.7 +	46.6	63.2
R1T (Ave.)	21.1	17.4 (−)	23.9	19.7 (−)	15.3 (−)	30.1	61.7 +	67.7 +	19.6 (−)	48.9 +
VIII IX X %	25.2 (−)	35.2 +	27.8	25.5 (−)	26.5 (−)	30.0	33.0 (+)	31.0	28.5	27.5
F%	68.2	71.7	84.9 (+)	62.7	70.7	91.8 +	63.3	46.7 −	30.5 −	60.0 (−)
R+%	79.2	65.7	62.8	58.4	55.5 (−)	57.5	69.5	89.7 +	79.0	49.0 (−)
F+%	86.2	66.5	61.5	63.3	49.5 (−)	59.3	77.5	94.3 +	73.0	53.0 (−)
A%	71.2 +	41.3 (−)	39.0 (−)	40.5 (−)	24.0 −	66.3 +	45.5	49.3	41.5 (−)	59.3 (+)
H	3.0	6.3 +	2.0	1.5	8.0 +	0.8 (−)	2.0	1.0 (−)	3.0	1.0 (−)
SumH	4.2	10.2 +	4.3	2.8	13.5 +	1.5 (−)	3.0	1.3 (−)	5.5	1.3 (−)
P	4.5 (+)	4.2 (+)	4.2 (+)	3.0	2.0 (−)	2.2 (−)	4.0	1.7 (−)	5.0 (+)	2.0 (−)
CR	4.8	10.5 +	6.5	7.8	9.5 (+)	4.0 −	8.0	7.0	5.5 (−)	6.5
R	19.8	38.5 +	18.7	15.4	27.5 (+)	14.3	12.0 (−)	11.0 (−)	19.5	11.0 (−)
M	1.3	2.3 (+)	0.5	0.5	3.5 +	0.2 (−)	0.5	0.7	3.0 +	0.3
FM	2.3 (+)	2.2 (+)	0.5 (−)	1.8	0.5 (−)	0.3 (−)	0.0 (−)	2.0	2.0	1.3
m	0.0 (−)	1.3 (+)	0.2	0.1 (−)	2.0 +	0.0 (−)	0.5	1.0 (+)	0.5	0.8
FK	0.2	1.2 +	0.2	0.3	0.5	0.0	0.0	0.7 (+)	0.0	0.3
F	12.8	27.7 +	16.2	9.6	19.5 (+)	13.2	7.5 (−)	5.0 −	6.5 (−)	6.5 (−)
Fc	0.0	0.2 (+)	0.0	0.0	0.0	0.0	0.0	0.0	0.5 (+)	0.0
c	0.3 (+)	0.0	0.2	0.1	0.0	0.0	0.0	0.0	0.5 (+)	0.3 (+)
C'	1.0	1.2	0.2 (−)	0.6	0.5	0.2	1.0	0.3	3.5 +	1.0
FC	0.2	0.5	0.3	0.6	0.0 (−)	0.2	0.5	0.0 (−)	2.5 +	0.3
CF+C	1.2	2.0 (+)	0.7	1.9 (+)	0.0 (−)	0.2 (−)	2.0 (+)	1.3	1.0	0.5
W%	75.9	77.0	88.3 (+)	89.4 +	32.9 −	52.6 −	81.1	86.7	86.0	95.4 (+)
D%	21.3	16.5	11.0	8.9 (−)	39.5 +	37.7 +	15.6	3.7 (−)	10.0	0.0 −
d%	0.0	0.0	0.0	0.9	13.3 +	3.7 (+)	3.3 (+)	0.0	0.0	0.0
Dd%	2.8	3.7	0.7	0.8	11.4 +	6.0 (−)	0.0 (−)	7.4 (+)	4.0	2.1
S%	0.0	3.0	0.0	0.0	2.9	0.0	0.0	2.2	0.0	2.5

＋＞1標準偏差，−＜1標準偏差，（＋）＞1/2標準偏差，（−）＜1/2標準偏差

*6 ロールシャッハ・スコアは変動幅の割に標準偏差が大きいものが多いためである。

3-3. 発達障害群にみられる特性の広がり：クラスター分析の考察

表3-3に示した結果をもとに各クラスターの特性について検討を行う。ただし、スコアの平均値はある面では解釈の指針となるが、ひとつひとつの反応がそうした解釈にぴったりと当てはまるというわけではない。そのため、氏原[48]が指摘しているように、臨床に還元しうる解釈を行うためにはスコアの量的特徴のみに頼るのではなく、実際のプロトコルの中で特に目立つ部分にまず着目し、そこからスコアに示される解釈的意味を探っていくことが肝要であろう。本論でもこのような考えに基づき、はじめにクラスター全体の量的特徴について述べ、次に特徴的な反応例を参照しながら考察を深めていきたい。

□クラスターA・B──空虚・多産群

まずクラスターAはA％の平均が71.2％と顕著に高い。1つの反応に要する時間も短く、幼く単純な反応態度をみることができる。FMが多く、心的なエネルギーの存在は認められるが、これには7割が動物反応であることも関連しているだろう。P反応が多いが、ⅡやⅧカードでの四足獣やⅤカードのコウモリなどが多く、発想の単純さと幼さがきわだって表れているグループといえる。

ⅧⅨⅩ％について、Bが高い値を示したのとは対照的にAは低い値を示していたが、これはAのⅠカードでの反応が顕著に多いことによっている。図3-21に両クラスターの図版ごとの反応数の平均を示した。この図に明らかなように、クラスターAは基本的に1図版に1、2個程度の反応

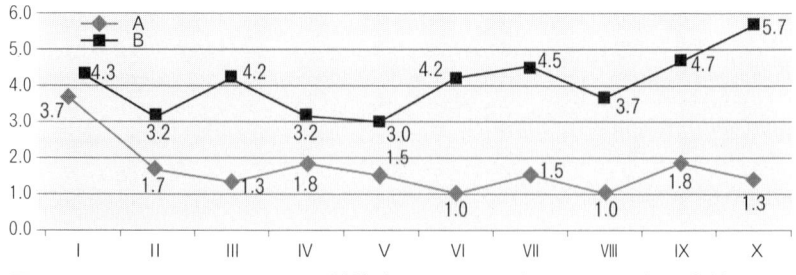

図3-21. クラスターA・Bの被検者の示した図版ごとの平均反応数

しか示していないにもかかわらず、Ⅰカードには3.7個と顕著に多い反応を示している。これは新しい環境で緊張が高まって混乱し、生産性を高めることで対処しようとしたことの表れと考えることができよう。しかし、これが新規場面のみに一時的にみられるもので、全体に反応の質が単純であることを考えれば、Aは自らの一時的な緊張の高まりに応じて多くの反応を示すが、環境側からの刺激はあまり感受せず、基本的にあっさりと表面的に対処する傾向を示すグループと考えられる。

　一方、クラスターBの被検者はどのカードに対してもまんべんなく反応を量産しているが、特にXカードで反応が増加していることが特徴的である。Xカードは最も多くの色彩が拡散した形で示されるため、一般には部分反応の量産によって反応数が増える傾向がみられるが、Bの場合には全体反応が多く示されている（34反応中21がW反応）。このことより多くの刺激に対しても萎縮することなく、むしろ刺激に応じて多くの反応を示そうとする傾向が読みとれる。また、クラスターBは初発反応時間が短く、総反応数の平均も38.5と他グループに比べて顕著に多い。決定因や反応内容にもバラエティがみられると共に、P反応や人間反応も多く、前節で検討した発達障害群全般の特徴とは反対の傾向を示している。1反応あたりに要する時間が短く、ブロットへの関わりは淡泊であるが、刺激に対して高い反応性と生産性を示すグループといえよう。

　以上のようにクラスターA・Bには、他者から反応が要請され緊張を強いられる状況に対して多産的になることで対処しようとするという共通の特徴がみられる。次に、クラスターを代表すると思われる特徴的な反応例を示しながらその質について検討してみよう。まず、クラスターAに属する被検者32（28歳、男性）のⅠカードに対する反応を示す。

（以下、表枠内の地の文は被検者の言葉、〈　〉は検査者の言葉とする）

15″①∧コウモリのようなトリが見えます。 ②∨逆にするとハトのようなトリが見えます。 ③∧それから2羽のトリがリンゴのような実を食べている様子が見えます。 ④∧それから2匹のゾウのようなものが向かい合っているのが見えます。	①手、顔、翼。〈らしさ？〉翼の形、それから手の位置。　dr　F±　A ②翼、胴体、頭。頭の形と翼の形。　dr　F±A ③羽、足、くちばし、リンゴ。 　　W　FM±　A, Food ④背中、しっぽ、耳、鼻。〈向かい合って？〉そう。向かい合ってるだけ。〈ゾウ？〉頭の形。　W　F±　A

　この被検者はⅠカードだけで3種類の「トリ」を示しているが、その後もⅤ、Ⅷ、Ⅹカードにおいて「トリ」、Ⅷ、Ⅸにおいて「花」、Ⅳ、Ⅸ、Ⅹにおいて「ドラゴン」、Ⅰ、Ⅱ、Ⅶにおいて「ゾウ」と、同じ反応を繰り返し示している。また、ここでも「2羽」のトリ、「2匹」のゾウと反応をつなげているが、Ⅱ、Ⅲ、Ⅶ、Ⅷ、Ⅹカードで計10個、生き物を2つ見る反応を示している。Ⅰ図版の「トリ」はそれぞれ別の場所にみられているし、③ではリンゴと結びつけられているなど、それなりに創造性が認められるものの、説明はどれも形態を指し示す程度の単純なものにとどまり、ブロットへの関わりは一貫して表面的である。このように、彼は1つ反応を示すと必ずそれを別の図版でも反復していて、新たなブロットに対して新たな視点をもって関わろうとする姿勢があまりみられない。この被検者もⅠカードで最多の反応を示しており、新奇場面での緊張の高さがうかがわれるが、逆にみれば、Ⅱカード以降では見慣れた反応を繰り返すことによって新たな図版を新たな刺激として体験しないことで自らのペースを保っているとも考えられる。この被検者のWAISの結果は［VIQ 120, PIQ 103, IQ 113］と、知的には標準以上の能力をもっているにもかかわらず、25の反応のうち17が単純な動物反応であり、限局された観念内容を使い回しながら反応数を稼いでいるところが特徴的である。

　クラスターBにおいてもこれと類似の量産傾向がみられた。次に示すのは被検者37（42歳、男性）のⅤカードに対する反応である。

6″①∧チョウチョ（笑）、それだけしか見えないな。 ②∧チョウのブローチ。 ③∧あー、コウモリ。んなとこですかねー。	①明瞭に。〈?〉あ、もうぱっと見で。左右対称の羽があって、そんなに言うほどいびつでもないので、頭もあるし。おしりの方。　W　F±　A　P ②そのまんま見てて、ああ、これブローチにしたらどうかなと思って。　W　F±　（A） ③チョウと同じような感じ。翼、頭。　W　F±　A　P

　初発反応において「それだけしか見えないな」と笑っていた被検者はしばらくの後、2つの反応を出した。これらは反応段階では別個の反応として述べられたが、②の反応は①をそのまま「ブローチにしたらどうかな」というつぶやきのようなもの、③のコウモリも「チョウと同じような」ものであることが質問段階で明らかになっている。いずれも単独でみればおかしな反応ではないが、文字通り「そのまんま」①の反応の繰り返しであり、本質的に別の反応とは言い難い。この反応過程が全体として奇異な印象を与えるのは、後者の反応が一般的には被検者の内面に収められるものであるためと考えられる。「これブローチにしたらどうかな」という思いは、「チョウチョ」という反応に関する連想やイメージとして内面に収められて外言にならないか、言葉にされたとしても①の反応に付随する言明として述べられるのが通例であろう。また、「コウモリ」についても「チョウと同じよう」であるならば、被検者の内界で検討が行われて、より適切なものが選択されてから表明されるであろうし、迷って決められない場合であってもその迷いや戸惑いが述べられるのが一般的と思われる。これらの反応には、被検者の内界がイメージや連想、葛藤を収める"場"や"器"としての機能を果たさず、印象の断片が抑制なく口に出されることで反応が量産されていくプロセスが示されている。同様の特性は次に示す被検者38（39歳、男性）のVカードに対する反応にもみられた。

14″①∧**チョウチョか蛾か**。 ②∨（カード回転）チョウチョやったらこう見たらいいんか。こう見たらコウモリ。 ③∧連想するものでも？形からしてブーメランにも思えますけど。 ④∧この先の方がワニに見えます。 ⑤∧ん？　カラス！！ ⑥∧（図版を半分手で覆い）こうやって隠したりしたらダメ？〈なんでも〉海ツバメ。 ⑦∧あんまりこういう場で言うことでないかもしれないけど、思ったから正直に言います。NHKで小林幸子が着ているような衣装。今のは言うんじゃなかった。	①触角、羽、しっぽ。チョウチョにしては羽一枚少ない。チョウではない。　W　F±　A　P ②同じく。一応、蛾とコウモリ。虫と動物なのであえて違うように。　W　F±　A　P ③ブーメランの形。バナナ型というか。　W　F±　Obj ④ワニの口。　D　F−　Ad ⑤カラスの口、羽。　D　F−　Ad ⑥カラスと海ツバメの違い、自分でもわかってなくて。似てません？　D　F−　Ad ⑦その時の衣装。頭、足、チョウチョみたいなのだった。いい答えではない。　W　F±　H, Cloth

　この7つの反応が述べられる過程では、ブロットに対する印象が移ろいゆく様子が実況中継のように表出されている。まず初発反応では「**チョウチョか蛾か**」と躊躇なく2つの反応が未決定のまま表明される。質問段階においてあっさりと「**チョウチョ**」が否定されるにもかかわらず、反応段階ではそれを吟味しようとする姿勢は全くみられず、その後すぐにカードを回転させていることにも粘りがなく妥協しやすい傾向が示されている。④「ワニの口」という局所的な反応や、⑤の「ん？カラス！！」とまさに何かを発見したかのような叫びにも、観念が思い浮かんだ瞬間に口に出すような無防備で幼い傾向が表れている。また、⑥の「海ツバメ」もカラスとの違いがわからないとされていて、先の被検者37と同様、内界での吟味や検討なしに印象を表出していることがわかる。さらに⑦では「**あんまりこういう場で言うことでない**」としながらも反応を述べ「**今のは言うんじゃなかった**」と言葉を続けている。躊躇しているかのような表現ではあるが、これらは継時的によどみなく語られたものであり、そこに実感を伴った躊躇や葛藤があったとは思い難い。このように、彼はブロットに対するその時々の印象をそのまま口に出していて、そこに"内と外"、"オモテとウラ"といった区別が感じられない。⑥でみられたブロットの半分を手で覆う行為も、通常は内的なイメージの操作として行われることが実際

に為されていると考えられ、イメージを一時的に保存したり操作したりする場として内的空間が機能していないことが表れている。

　このようにクラスターBの被検者は過度に開放的で、内面に収められて然るべきものまで抑制なく羅列的に言葉にするために、結果的に空虚な反応が量産されることになっていると思われた。ただし、質問段階で外から説明を求められると「チョウにしては羽１枚少ない」と少しではあるが反応を吟味する作業がなされたり、⑤の「海ツバメ」について「似てません？」と検査者に同意を求めることで保証を得ようとしている点は、他者への関心を示すものとして注目に値する。自身の力のみで１つの反応を確定させるには彼の内的資質は十分とは言い難いが、他者からの問いに答えようとしたり同意を求めたりすることでそれを補おうとする動きが認められるのである。こうした他者指向的な態度は被検者を曲がりなりにも現実適応へ向かわせるものと思われる。実際、Bに属する被検者６名全てが一度は就労あるいは就学し、ある程度適応した後に環境の変化などによって不適応を起こし、受診したケースであった。彼らの反応はその内実が問題とされない限りは表面的印象をそれなりに整え、形作る力をもっている。しかし、何かのきっかけでその内実のなさが露呈すると、一転して不適応状態に陥る危険性も持ち合わせているのであろう。彼らの比較的高い対人意識や環境利用能力は、まさに彼らを"軽度"の範疇に分類せしめるものであるが、こうした能力は彼らをある程度環境に馴染ませると同時にその中核にある空虚さを隠蔽し、かりそめの適応を作り出すことでかえって彼らを不適応に陥らせる要因となりうるとも考えられる。

　以上のように、クラスターA・Bは共にスコアの上では生産性を発揮しているように見えるが、個々の反応は安易で慎重さに欠け、反応数ほどにはブロットへの関心や関与がみられず、それが本質的な内的生産力とは言い難いことが示された。このような特性からこの２クラスターは**空虚・多産群**と命名された。

☐**クラスターC・D──表面反射群**

　クラスターCはW％、F％が共に高く、ブロットの外枠を用いた反応が

多くを占めている。また、P反応が多くA％が低いことは適度に一般的な反応を示す能力を示唆している。FMが少なく、心的エネルギーの低さが感じられるが、C'反応は少なく、それが抑うつからくるものではない可能性を示唆している。次に示すようにクラスターCに属する被検者の多くは口調が軽くぞんざいで、どこか超然とした印象を与えていた。まず、Iカードに対する被検者22（38歳、男性）の反応を示す。

1'09"①∧牙が生えたウサギみたいな。動物の顔ですね、なんか。教習所入るときにこういうのやったような…ちゃうかな。〈他に？〉…あ！　他にも？②∧宇宙船（笑）みたいな感じ。まだですか？〈あれば〉そんなところです。	①耳、目、牙、顔。〈ウサギ？〉顔、輪郭。W, S　F±　（Ad）②足のようなもの、形。本体、窓、ついてる、着陸してる。W, S　F±　Obj

被検者は初発反応を示した後すぐに教習所で受けた検査の話を始め、あっさりとブロットに対する関心を失ったようであった。検査者が〈他に？〉と促すと、しばしの沈黙の後、「あ！　他にも？」とまだ反応を出さなければならないことに驚いたようであったが、次の反応を示すとすぐに「まだですか？」と再び検査者に問うている。そして、彼はⅥカードにおいて次のような反応を示した。

21"①∧動物の毛、毛皮っていうか、…床にひいてるような皮をはいだような感じですね。全体ですか？〈何でも〉	①キツネ？（笑）皮が広がっているような感じ？〈毛皮？〉毛の生えた方。敷物みたいな。見ませんか？〈キツネ？〉ヒゲ、顔、背中。〈毛？〉いや、もう、そう。それに見えたから言っただけで別に。毛皮自体には見えないですけど、形から敷物と言えば。W　F∓　Aobj

ここでは「動物の毛」という反応が示されたが、質問段階の言葉によればブロットの陰影を感受したわけではないようである。質問段階で説明を求められると、まず「見ませんか？」と検査者に尋ね、他者の承認を得ることで安易に正当性を確保しようとしている。しかし、さらなる説明を求められると、「いや、もう、そう。それに見えたから言っただけで別に」と説明を放棄し、「毛皮自体には見えない」とまで言ってしまっている。

ここには自らの言動に対する責任感の薄さ、他者依存的な志向が感じられるが、その背景には彼が自らの反応を支えるような内的実感をもたず、外的な形状から傍観者的に判断しているために、結果的に当事者として説明することが難しくなっていることが推察される。次に被検者33（24歳、男性）のⅠカードに対する反応を示す。

| 20″ ①∧答えたらいいんですか？〈はい〉仮面。いびつな仮面というか。
②∧たくさん答えていいんですか？〈どうぞ〉逆にしたら戦闘機のような。こんなもんすかね。 | ①この辺はよくわからないんすけど、目？ここに鼻筋があって（自分の鼻を指す）。〈？〉形と、あんまり目見えないと思いますけど、変わったなんかの儀式に使うような。　W, S　F±　Mask
②先端。翼。この辺いびつですけど、未来の戦闘機みたいな。〈未来？〉まあ、そんな、100年とかそのくらいですかね。　W, S　F±　Obj |

　この被検者もまた、先述の被検者22と同様に、躊躇なく検査者に質問を投げかけている。一般にⅠカードで検査についての質問がなされることは珍しいことではないが、自分で考えてみる様子も不安な様子もみせず、生じた疑問をすぐに検査者に表明する様子には、やはり他者依存的な態度が感じられる。そして質問段階では「ここに鼻筋」と自分の鼻筋を指さし、「未来」についての説明を求められると「100年とかそのくらい」と根拠のうかがい知れない推測を断定的に述べている。このようなちぐはぐな行動や言動には、感覚を共有したり伝えたりしようとする意識の薄さが際立って表れている。

　こうした具体的な反応例をみれば、Cの示した高いW％は全体を統合する視点や知的野心の反映というよりむしろ、与えられたものをそのまま大枠の印象で捉えようとする受動的な態度との関連で、また、P反応の多さは最もみられやすい反応を示して安易に状況に対処しようとする態度の表れとしてみる方が適切であるように思われる。彼らは基本的に状況依存的で、ブロットに能動的に関わろうとする意識が薄く、与えられたものを自らが区切るような主体的関与を行わないのではないだろうか。そのため、質問段階において反応を合理化させられることに弱く、しばしば曖昧で無責任な言動を発することにもなるのであろう。一般的な視点から表面的印象を捉えることに優れているために反応自体に奇異な特徴がみられるわけ

ではないが、検査者とのコミュニケーションの中でそうした傍観者的な態度が露呈してしまうところが特徴的である。

クラスターDは初発反応時間が短く、環境に反応しやすい一方で、Ⅷ Ⅸ Ⅹ％が低く、刺激の多い場面では萎縮する傾向を示している。W％が高く、環境に対して受身的で、現実的・具体的な視点に欠ける傾向がうかがわれる。また、CF＋Cが多く、未分化な形ではあるが色彩刺激に反応しやすい傾向がみられた。これらから、外的な刺激に対して無防備で、内的に対処しきれずに直接未分化な形で反応する傾向が読みとれる。

以下、Dに属する被検者のⅡカードに対する反応を例にあげながら考察を行う。Ⅱカードは Ⅰ カードにはなかった強い赤色が出現し、否定的な評価が与えられやすく、「色彩・性ショックなどを示しやすい人々にとっては、もっとも反応しにくい図版」[49]とされている。このカードに対してP反応[*7]を示したのは8名のうち1名のみであった。

No.36 25歳 男性	25"①∧…何コレ…骨盤？　レントゲンの。ぐらい。	①レントゲンで見たような記憶が。〈形？〉形が。〈らしさ？〉骨格。それだけで決めましたけど、赤は生身っぽかったので人に結びついたのかな。　W　CFsym∓　X-ray
No.23 39歳 女性	19"①∧えー何でしょう。ちょうど人の骨盤の骨の辺りで赤いところが内臓というんですか。膀胱ですとか腎臓ですとかに見えます。	①腎臓2つ、骨盤、膀胱。〈内臓？〉たぶん、今、授業で福祉の人体模型、体の中のしくみ、骨格とか内臓の位置習ってるので。形がとても似てた。　W　F±　At
No.34 46歳 男性	14"①∧はー、上とか下とか？〈どちらでも〉骨盤の。ガイコツの骨盤の部分ですか。 ②∧プレデターっていう映画の宇宙人の顔か。	①黒のところ。足。形的に。 　W　F∓　At ②口、目。〈全体が顔？〉そうです。 　W　F∓　(Hd)

[*7] 被検者26(39歳男性)「①∧人と人が向かい合って手を合わせているように見えます。②∧動物かなんかが顔をつきあわせて向かい合ってるような感じにも見えます」

まず、上に示した3名の被検者は、例外なく始めに困惑の言葉を発しており、赤色に影響を受けていることが推察される。被検者36および23は共に骨盤という反応を示したが、「**レントゲンで見たような記憶**」、「**習ってるので**」と個人的体験と関連づけた説明をしており、ブロットの性質を細やかに感じとっているわけではなさそうである。また、被検者34は曖昧だが生々しさのある反応を2つ示したが、明細化はあまりなされなかった。彼はこのカードをDislikeカードに選び、「**嫌いって言うアレでもない。プレデターのは気持ちいい宇宙人じゃなかったし**」と述べていて、漠然とではあるがどこかで生々しく不快な感覚をもっていたことが推察される。しかし、Dislikeカードとして選択することはできても、その不快な感じを吟味、表現したり、その生々しさを実感をもって体験したりすることは難しいのではないかと思われた。
　次に示す2名の反応には、赤色の強い刺激に影響されていることがより明瞭に表れている。

| No.4
28歳
男性 | 11″① ∧これか、なんやろな。なんていうかよくわかんないですね。動物が半分に引き裂かれて死んでいるような。頭も切られて、足も切られて、色んな場所から血出して、えぐい死体になってるような。僕的には。
② ∧他の見方だと、芸術作品。赤と黒をうまく使った芸術作品。もうないなあ。 | ①つい最近の体験で、赤が血の色に見えて、またもや左右対称で、真ん中から引き裂かれて悲しい絵。〈動物？〉何か言ってなかったけど、子グマかタヌキかという。理不尽な感じに殺されている。〈死体になってる〉はい。今もそう思いますし、説明しづらい。ずたずたに引き裂かれた上に足か手の部分も引きちぎられて頭もない、下か上かわからないけど。その上、頭、足も切られた。　W　CF−　A,Blood
②よくはわからない。わかりにくいからこそそういう人の作品が最終的には評価されていく。素晴らしいと評価するのは別の人。いい印象ではないですね。　W　CF∓ Art |

No.3 55歳 女性	10"①∧なんと、なんだこりゃ。赤いのはわからないけど（笑）、島が2つというか、真ん中になんかぽーんとあるから宮殿があって、横に菜園があって森があって宮殿ありますよね。よーフランスとか。この赤がわかりづらいなー。うーん、ここ通り道なんでしょうね。ここは森林というかまっすぐ行ったら森というか茂みというか、この赤はちょっとわかりにくい。手垢付いたというか、赤を除外して。わからないというか。すいません。	①〈島？〉というか、さっき言ったように宮殿があって、森というか林、花壇の両サイドみたいのありますよね。緑がわっとあって、広々とした空間があって、まっすぐいくと、宮殿にしてはしょぼ、あ、失礼、ちょっと質素。〈森？〉両サイド、そうやね、宮殿は好きだから、行くまでに木が生い茂って、花とか、今もやけど、とっとっとっといって止めて、両サイドに林か森か植木っていうか、自然というのか、植えられたのかわからないけどね。　W/ F± Arch, Na

　ここでもやはり困惑が表明されているが、いずれの被検者も赤色について言及しているにもかかわらず、それを意味づけることには失敗している。被検者4はまず生々しく破壊的な内容の反応を示し、次の反応でもやはり赤を意識しつつも「赤と黒をうまく使った」として、赤色を意味づけるには至っていない。被検者3の反応も白色部分を主体としていて、刺激の強い赤色からは距離があるが、「赤いのはわからないけど（笑）」「この赤がわかりづらいなー」「この赤はちょっとわかりにくい」「赤を除外して」と4回も赤色に言及している。しかし、これほど気にしているにもかかわらず、赤は"理解できないもの"としてしか言及されることがない。被検者4がこのカードを「一番わかりやすくていい」とLikeカードに選んでいるように、彼らの困惑は感情的な衝撃によるものというよりも、純粋な驚きやわからないことに対する不全感の表明であるようだ。ブロットの赤色にはっきりと気づき、それを何か刺激的な存在として体験していても、落ち着いてそれと対峙し、意味づけることは彼らにとって難しいようである。意味づけられることがないにもかかわらず、赤色の存在が認識され、表現されていくために、言葉にすればするほど赤は意味のわからない不気味なものとしてますますその存在感を増していくように見える。彼らは刺激を遠巻きに見ながら不安を表明する分、それに圧倒され思考が崩れてし

まうこともないが、その距離が縮まることもないために意味ある体験に開かれにくく、結果的に刺激にこだわっているように見えてしまうのだと考えられる。

このように、クラスターDは表面的特性は認識するものの、刺激の存在が意味をもたないまま描写され続けるために、それと関わることも無視することもできずに不安だけが高まっていく様相を呈していた。刺激に影響を受けやすい一方で、関わりは常に表面的であるために、少しの刺激も処理できないものとなりやすく、未分化な形での表出につながりやすいグループといえるだろう。

以上のようにクラスターC・Dは、インクブロットに対する関与が浅く、表面的な接触に終始していることが特徴的であった。対象への能動的関与が少なく、対象と関わる以前の表面的レベルで直接、反射的に反応を示す傾向からこれらのクラスターは**表面反射群**と名付けられた。

□クラスターE・F——直接・叙述群

クラスターEは反応数が多くA％が低い。H反応、CRも豊富であり、ある程度豊かな生産性を示すグループといえる。しかし一方でR＋％、F＋％は低く、P反応も少なめである。d％およびDd％の高さなどからも現実に適合しない反応や過度に部分的な反応が多いことが示唆される。また、Mやmが多く、色彩反応が少ない内向傾向が示されていて、内的な動きを示しやすい傾向がうかがえる。次に、Eに属する被検者12（30歳、男性）の反応の抜粋を示す。

IIカード 21"①∧母親。手を合わしている。	①目、顔。顔だけ。顔と手だけ。手を合わせている感じ。やさしい感じ。　W　M－　H
IVカード 16"①∧なんだ…いー？　なんて言、言うんやろ、怪物、というか、SFに出てきそうなエイリアンみたいな…が、でっかい足してます。	①全部。頭、胴体、手なんかわからない。足、なんかの一部。〈エイリアン？〉えー？　これ見て、これ見て、です。この辺とでっかい足と手。　W　F±　（A）

Ⅵカード 44″①∧なんじゃ、んお？えー？なんか答えんとだめなんですよね。この辺がなんか宇宙人みたいなエイリアンみたいな、人みたいな。	①全部。手、なんか何本あるかよくわからないみたいな。足、顔かな。胴体。　W　F∓　(A)
Ⅸカード 17″①∧何じゃこりゃ。えータツノオトシゴ２匹。 　②くこれ、回転させてもいいんですか？〈どうぞ〉えー？　ガイコツ。後頭部怪我して頭打った後。で、血吐いて。 　③くなんて言うんやろ。天国っていうか、神様が出て来るみたいな。この辺が。	①形。　D　F±　A ②血、目、頭、怪我して。〈色？〉関係ない。母親、交通事故で後頭部打ったので。即死だったので、それで連想しただけだと。　D, S　F−　H, Blood ③神様か仏様なのか。後光がさしてるみたいな感じ。虹。　D　F∓　(H), Light

　まず目立った特徴として、カードを見て派手に驚きの声をあげていることがあげられる。検査終盤のⅨカードにおいてもまだ新鮮に驚きを表明し続けていて、被検者がテストを通じてブロットを扱いかねていたことがうかがえる。ⅣおよびⅥカードでは、人のような形態を認知しているが、手や足といった部分の認知が先に立ち、その不自然さから人間の全体像としてはまとめられずに、エイリアンとされている。また、母親を交通事故で亡くして間もないこの被検者は、Ⅱカードで「**母親**」、Ⅸカードで事故の再現のような反応を示している。彼は「**母親に見えたから。やさしいイメージ**」という理由でLikeカードにⅡを選び、Ⅸカードの生々しい反応を述べる際にも特に動揺する様子はなく、「**即死だったので、それで連想しただけ**」と平然と述べている。新しい図版をみるたびに驚きを示す一方で、それを母親の死と意味づけることには全く動揺を示していないことから、彼の動揺は意味内容とは関係がなく、見慣れない状況に対する混乱であることがうかがえる。また、象徴的にではなく、母親が直接ブロットと結びつけられていることも特徴的である。このようにイメージの介在なくブロットを直接体験しているために、見慣れずわからないものがまさにエイリアンのように得体の知れないものとして現れ、強い驚きをもって捉えられるのではないかと考えられる。

このような反応はM反応やH反応とスコアされるために量的にみれば内的創造力のサインとも解釈しうるが、個別の反応を見れば、それはブロットの形態上の特徴に具体的体験を直接当てはめたものと考えられる。被検者の感情を刺激すると思われる反応内容が示されても、それに伴って感情が表現されたり過剰に投影がなされたりすることがなく、淡々と反応が述べられるという点で精神病圏や人格障害圏の反応とは異なっている。また、部分的に見慣れたイメージを見つけても、全体をひとつの像として統合するイメージ機能が働きにくく、ある程度特徴を捉える力をもちながらもブロットを象徴の介在なく直接的に捉える傾向が示された。

クラスターFはCRが最も狭く、A％が高くSumHが少ない。F％は顕著に高くFKやFcが全く見られない他、M、FM、m、CF＋Cが少なく、ほとんどが形態を用いた単純な反応であった。また、平均39.4％という標準成人のデータ[50]と比べれば多いとはいえないが、発達障害群のなかでは唯一D％が37.7％と高めである。内容・決定因共に単純であることを考えれば、わかりやすく区切られた領域に対してシンプルな形態反応を示すグループと考えられる。

27″①∧（カード回転）と、マネキン人形。	①頭、ハイヒール。バラバラになったときのマネキン置いてある。　　W　F±　（H）

これは被検者24（26歳、男性）のⅢカードに対する反応である。Pの領域に人間像を見ているにもかかわらず、それが「バラバラになったときのマネキン」という反応になっている。Ⅲカードではブロットが実際にひとつながりになっているわけではないことからこのような反応になったものと思われるが、通常、この図版の空隙はそれほど重視されるものではない。一般にこの図版に人間像をみるとき、ブロットの細かな形状よりもその全体の配置が被検者に1人の人間をイメージさせ、無意識のうちに断片的なインクのしみが1つに統合されると考えられる。しかしここでは、質問段階でまず頭、ハイヒールという局部だけが説明されたように、ブロットに断片的なイメージが直結していて、イメージがブロットと概念をつな

ぐ機能を果たしていないようである。すなわち、彼が図面を読むようなある種の忠実さをもってブロットをみているために、人間の形を認知しながらもバラバラで非生命的な「マネキン」とされたのではないかと思われるのである。次に被検者27（62歳、女性）のⅤカードに対する反応を示す。

8″①∧コウモリではないねー。コウモリ？　えー？　これコウモリみたいような、何これ。これ何かな、足みたいに見えるんですけど、うーん、ぱっと見たらコウモリにしか見えないです。	①羽、足が見えてる。〈らしさ？〉ぱっとひらけてるイメージ。テレビで飛んでるのしか見てないので（笑）、羽広げてるイメージしかないから。じっくり見たことないからわからない。　W F∓ A ②これ、何か動物の足。シカ言うたら？　ウマ言うたら？　d F− Ad

　ここで被検者はコウモリというP反応を示しながらも、初めから「コウモリではない」と述べている。テレビで見たという自身の経験を根拠に何とか収めたものの、ブロットのコウモリらしさについてはうまく説明できずに終わっている。質問段階では「何か動物の足」という反応が追加され、部分的ではあるが被検者にしっくりくる反応が出されたようにも見受けられた。しかし、被検者が断言できているのは「動物の足」という大枠までであり、「シカ言うたら？　ウマ言うたら？（シカと言ったらいい？ウマと言ったらいい？）」と、状況に見合う答えを誰に尋ねるともなく問いかけている。彼女の反応には、概念の大まかな枠組みを示すことはできても、それに本人の実感が伴わず、過去の経験や既存のイメージを支えにしてなんとか状況に合わせようとしていることが表れている。これは、軽度発達障害の人が知能検査などの課題に答えることができても、一方ではどこか機械的で形式的な印象を与えることとパラレルであるように思われる。次に、被検者39（30歳、男性）のⅠカードに対する反応を示す。

10″①∧何でもいいんですか？　蜘蛛。もっと言うんですか？〈あれば〉もうないです。蜘蛛以外。〈もう少し見えますか？〉何でもいいんですか？ ②∧白いところが4つあります。こうやっても？（カード回転）それくらいです。	①全体で蜘蛛。〈どこが？〉全体。形が生物の蜘蛛のように。〈どの辺？〉この辺が体で、くらいですね。〈らしさ？〉やっぱりこの辺の体が蜘蛛らしい。〈形？〉はい。　W F∓ A ②これとこれとこれとこれ。〈白いところ〉はい。　D Cn− Abs

②で示された色の名前のみを述べる反応はⅠ、Ⅲ、Ⅷ、Ⅸ、Ⅹカードにおいて繰り返し出された。このような色彩命名反応は、これまで統合失調症のサインのひとつと考えられてきた。しかしここでは、〈何に見えるか〉という教示を字義通りに捉え、それに従って「見えた色」を述べたと考えるのが妥当であるように思われる。Ⅰカードでも「蜘蛛」という反応が先に出されているように、他のカードでも彼の色彩命名反応は必ず他の通常の反応と同時に与えられていた。同じ図版において構成度の高い反応と色彩命名反応が共存することは「きわめてまれ」とされていて[51]、彼の反応は現実検討力の著しい崩れによるものとはその意味が異なると考えられる。

　もちろん、これを反応として扱うかという問題はあるだろう。しかし、「もうないです」と言いながらもまだ何か言いたそうな被検者に検査者が水を向けてみたとき、あまりにも普通に「白いところ」と述べられたことを考えれば、この被検者にとって、これは「蜘蛛」と同等のひとつの反応であろうと思われた。さらに言えば、被検者にとって「蜘蛛」と「白いところ」という2つの存在自体にそれほどの違いは感じられていないのではないかとも考えられる。自閉症の世界を現象学的に考察した村上[52]は、自閉症者の空間構造のあり方から彼らを「路線図―内―存在」と表している。それは自閉症者がしばしば電車や路線図を好むように、彼らが駅名という記号とそれを結ぶ線だけで成立する極端に単純な空間構造を生きていることに由来している。そこでは「全ての駅が、均質な重要度を持」ち、「生活に根ざした意味的な遠近感」は存在していない。この被検者にとっても、「蜘蛛」と「白い部分」は路線図上の駅名のようにどちらも特別の意味をもたない記号のようなものであったのだろう。「蜘蛛」という反応はそれなりにブロットに適合したものではあるが、質問段階での説明はとても曖昧で、被検者の実感を伴うものとは思い難く、被検者自身がそこに蜘蛛らしい雰囲気や動きを感じているわけではないのではないかと感じさせる。すなわち、彼にとって蜘蛛という反応は"蜘蛛に見えるところ"といったような、"白色の部分"と同じ程度の存在感しかもたないために、細かな明細化がなされないのではないかと考えられるのである。このよう

な意味でこの色彩命名反応は、単に教示を字義通りにとったために示されたというだけではなく、様々な刺激を同質のものとして体験する傾向の表れとも考えられるのである。

このようにクラスターFには、ブロットを"図"のように見て、認知された形状を忠実に叙述しようとする基本的構えがみられた。全体をまとめあげる象徴やイメージが機能していないために、一見象徴的な反応にみえてもそれが経験と直接結びつけられたものであったり、様々な刺激がほとんど等質のものとして体験されていたりする可能性が示唆された。

以上のようにクラスターE・Fにはブロットと概念を直接結びつける反応が多くみられ、イメージや象徴がその間を介在することがみられなかった。表面の形状に過度に縛られてしまったり、個人的経験と直結させられたりする傾向からこのグループは**直接・叙述群**と命名された。

□クラスターG・H——消極・孤立群

クラスターG・Hはそれぞれ2名、3名と属する被検者の数は少ないが、消極的な反応態度が特徴的なグループであった。共に1枚当たりの反応時間、初発反応時間が長く、反応拒否も多い。反応数も少なく、萎縮的な反応態度が示されていた。

まず、クラスターGは、FMは少ないがCF＋CとⅧⅨⅩ％は高い値を示しており、内的なエネルギーには乏しいが、外的な刺激には未分化な反応を示すという外向的なあり方を示している。また、Dd％は0であり、能動的に対象を区切ることは難しいと考えられる。Gに属する被検者9（29歳、男性）はⅠ～Ⅲカードにおいて次のような反応プロセスを示した。

```
Ⅰカード
15″①∧なんか、動物の顔ですかね。…（無表情・無言）〈他に？〉
   ②∧うーん、なんやろ、なんか天使が羽広げてるとかそんな感じかな。…な。…
      ……。
〈まだ見ますか？〉え？　あー、いいです。（5分49秒）
```

第3章　軽度発達障害の基本的体験様式──ロールシャッハ・テストの分析　　101

Ⅱカード
19″①∧人が2人いて手合わしてるみたいなそういう感じですかね。（無表情・無言）〈他？〉うーん、ちょっとわからないですね。（2分14秒）
Ⅲカード
57″①∧カニかなぁ…。〈他には？〉…出てこないですね。〈こんなものですか？〉そうですね、うーん……（無表情・カードを両手に持った姿勢のまま固まっている）──10分間の沈黙──〈何か見えますか？〉…いやー、見えないっすね。……。〈次にいきますか？〉…はい。（まだ見ている。検査者がカードを渡すよう促して終了）（11分37秒）

　この被検者が示した反応それ自体は、全体を通してごく一般的なものであったが、反応を終えるのにこれほどまでに主体的意志が示されないことはそれほど多くないだろう。初めにどのように反応を終えればよいか迷うことはあっても、通常はⅠ、Ⅱカードを終えれば被検者自身で区切りを入れればよいことは自然に理解されるものである。しかし、この被検者はⅠ図版の初発反応を出した時点で全くの無表情のまま同じ姿勢でカードを見つめており、検査者には彼が考えているのか単に呆然としているのかがわからなくなるほどであった。ほとんどの場合、はっきりと言葉にされずとも検査者が次の反応を待っていることは被検者にも共有され、吟味の途中なのであれば何らかの形でそのことが表現されるものである。だからこそ検査者は長い沈黙の間もじっと待ち続けることができるのであり、反応時間が長い場合にも検査が成り立つのだと思われる。しかし彼の場合には、Ⅱ、Ⅲカードにおいても同じ姿勢をずっと保ち続け、悩んでいるとか、何も見えずに困っているなどの素振りも一切示さない全くの"空白"のような印象を与えていたため、検査者が黙って待つことをためらうほどであった。Ⅲカードにおいて検査者が10分間待ってみることを心に決めるも、10分後もやはり同じ姿勢のままであり、検査者が〈何か見えますか？〉と声をかけても表情ひとつ変えずに「…いやー、見えないっすね」という言葉が返されたまま再び沈黙に陥り、検査者が〈次にいきますか？〉とさらに明確な促しの言葉をかけてもやはり同じ姿勢を保ったままであった。このように、彼には1つの図版を終えるという程度の"区切り"をつけることさえ荷が重く、それどころか検査者に促されてその作業の責任の一端

を担うことすら困難であるようだった。Gに属するもう1名の被検者28（19歳、男性）は反応段階で「ありません」と答えるが質問段階では何事もなかったかのように標準的反応を述べるというパターンを繰り返しており、「ありません」と表明している分、先の被検者9よりも主体的であるが、反応を出さないことへの躊躇や葛藤が感じられず、彼もまた同様に内面の動きが全く読み取れないという印象を与えた。

このように、Gの被検者は内容的には標準的な反応を示していても、エネルギーや意志が感じられにくく、他者からの働きかけに対する反応も薄かった。積極的にも受身的にも状況に関与しようとする姿勢が弱く、当たらず障らずのまま身をさらすようなあり方を示しているといえよう。

クラスターHは1図版につき1反応程度と、最も少ない反応数を示していた。それに伴いH反応、P反応、F反応なども少なく、全体に生産性が低い発達障害群のなかでも特にそれが顕著に表れているグループと考えられた。総反応数が少ない影響もあるが、R+％、F+％が顕著に高く、現実吟味力が保たれている一方で柔軟性を欠いた思考様式がうかがえる。Gと同様に反応時間が長いが、Gとはやや異なり、じっくりと吟味するようにカードを色々な角度から眺める反応態度が特徴的であった。

一般に発達障害群の反応には漠然としたものが多く、VカードのP反応にも「トリ」「コウモリ」「チョウ」など大枠の概念が述べられるものが多数を占めていたが、Hの被検者には「ツバメのようなトリ」（被検者35：23歳、男性）、「口をあけて飛んでるトリ」（被検者16：38歳、女性）など、形態の細部に意味づけされた反応がみられた。その一方で、こうした細部へのこだわりが反応産出を困難にさせている面も見受けられた。被検者29（31歳、男性）はⅥカードにおいて検査者が〈部分的にでも？〉と促すも「わからないというのはありですか」と反応を拒否し、「ギターのようにも見えるけど、この辺が全然違う。ちょっとよくわからない」と述べた。また、被検者35（上述に同じ：23歳、男性）は同じⅥカードに対し、「苦しかったんですが（笑）、下はもうガン無視で、ここだけ」と上部から飛び出した線のみをギターの弦とした。両者共にⅥカードにみられやすいギターと

の類似を認めているにもかかわらず、細部の形態へのこだわりのために不自然な特殊部分反応となっている。ここには反応を適切にするために部分を区切るのではなく、全体の印象を捉えながらも部分的にしか類似性を認められないために、ブロットの形に縛られてしまうという傾向が読みとれる。彼らは細部の特徴を捉えることには優れていても、イメージを主体にしてそれらを統合することができないために、結果的に細部の不一致に拘泥し、過剰に細かい部分反応となってしまうのだと考えられる。このグループのDd%の高さもこのような意味で理解することができるだろう。

　また、FKやmが多く示されているが、その一般的解釈をそのまま適用できないような反応もみられた。被検者16（上述に同じ：38歳、女性）はⅣカードにおいて「えーー、枯れ葉の下にイモムシがいるように見えます。はー、すっごく難しいですねー」と困り顔で述べた後、検査者の方に図柄を向けるような奇妙な角度からカードを眺めた。彼女はおそらく図版を実際に傾け、操作してみることによって、その立体感を確かめようとしていたのであろう。確認しようとすること自体、彼女が何らかの立体感をブロットから認識したことを示唆している。しかし、その立体感覚は事後的・具体的に検証する必要のあるもので、自らの内的な感覚のみで充足されるものではないようである。一般にFKは「内的な努力や見通しをもって問題を客観化しようと試みたり、自分から問題をはなし、より冷静に見ることによったりして取扱おうとする試みを示す」[53]として内的に距離を調節しようとする態度との関連で解釈されるが、ここでは認識された立体感に被検者の方が動かされてしまっていて、被検者が内的に距離をとったとは言い難いのである。

　このようにクラスターHではブロットの細部に注意を向け、意味づけることはできるが、それを感覚やイメージによって柔軟に調節・統合することが難しく、結果的に認識された表面的特徴に被検者の方が動かされてしまうという傾向が示された。

　以上のように、クラスターG・Hは共にその消極性と生産性の低さを特徴としていた。被検者自身のエネルギーや意志に乏しくブロットとの距離が遠いために状況に振り回されやすく、反応産出が困難になってしまうと

いう特徴からG・Hは消極・孤立群と命名された。

□クラスターI・J──自己完結群

　クラスターIは初発反応時間が短く、M、Fc、c、C'、FCなどの多様な決定因が示され、全般的に高い反応性を示していた。P反応も多く、A％、F％が低いなど、量的にみれば発達障害群のなかで最も定型発達に近い特徴を示しているグループということができよう。

　具体的な反応をみると「2人いっぺんにくっついた妖精さん」、「なんか頭に生やしてる妖精仲間とガケ」（被検者13：32歳、女性）「サルの神様」（被検者41：35歳、女性）などのファンタジックな反応が多く示されたり、「生きてる感じではない」として「ヤギの頭蓋骨」、「悪魔」（被検者41：同上）という反応が出されるなど、非現実的・非生命的な反応が目立った。また、次に示す被検者13の例のように検査中の態度が全く落ち着かないことも特徴的であった。

IVカード 17"①∧なんか悪魔とか。（小声で）あんまよくないのかな。マントかぶって足があって。（落ち着かずキョロキョロ。髪やメガネ触る）	①真っ黒でまがまがしい感じ。ちょっと悪魔みたい。顔、飾りかぼろぼろの羽かなんか。マント、足。　W　FC'±　(H), Cloth
Vカード 2"①∧ち、ちょ、ちょ、＊＊＊。〈?〉あ、チョウチョです。えっと。（部屋を見回し、袖をまくりあげる。そして下ろす） ②∧わら。で、下に虫が隠れてる。	①触角。羽の後ろのぺろんとついてる。　W　F±　A　P ②葉っぱが落ちてて、下にいるかも、みたいな。〈?〉葉っぱか虫の形か。たまたまここにナメクジいた感じ。　W　F∓　A, Pl
VIカード（①は初発2秒、記載は省略） 38"②∧うーん、なんかの動物の皮をはいで絨毯にしたような。皮をはいで伸ばしたような感じですかね（手で何度も広げるような仕草。部屋を見回し髪をなでる）	②しっぽ、うしろ足、手、頭だけとれてるかもしれない。伸ばして絨毯、敷物にしたもの。〈皮?〉毛皮。やっぱり毛皮のイメージ。この辺。もこもこしてるので。　W　Fc±　Aobj　P

　検査中、彼女は常時そわそわしており、椅子に座り直したりきょろきょろと部屋中を見回したりと、ひとつ反応を示すごとにその落ち着かなさが

増していくようであった。Ⅳカードでは独語のように「あんまよくないのかな」と小声で不安を口にし、Ⅴカードではチョウチョというごく一般的な反応であるにもかかわらず非常に動揺を示し、検査者に聞き取れないほどの小声でごにょごにょとどもりながら反応を述べた。検査者が問い返すと視線を合わせずに早口でチョウチョですと言い、部屋を見回しながら袖をまくりあげてすぐに下ろすという動作を行った。Ⅵカードにおいても「皮をはいで伸ばした」と言葉で表現できているにもかかわらず、手で広げる仕草を幾度も繰り返した。一般に自分の反応に不安を感じることや、身振りで説明すること自体は特異なことではないが、彼女の場合にはその動揺が、目を泳がせながら誰に向けられるともなく示される点に不自然さが感じられた。また、こうした落ち着かない態度がブロットの刺激に応じて出されるのではなく、検査の間、常に示されていたことも特徴的である。検査状況が一般的に緊張や不安を高めるものではあるにせよ、彼女の動揺は環境の変化などの外的要因には還元しにくく、場や文脈から浮いた自己完結的なものとして示されているのである。

このように、Ｉはスコアの上では十分な反応性と豊かな決定因を示していても、自己完結的な動揺やファンタジックで現実から浮いたような反応がみられるなど、それらが客観的現実とも内的感覚とも結びついていないことが特徴的といえよう。

クラスターＪは初発反応時間が長く、総反応数がほぼ１図版に１反応と少ない。また、Ｐ反応やＨ反応も少なく、一般的視点に乏しいようである。ほとんど全てがＷ反応であるがR+％およびF+％は低く、現実と不適合な反応の多さが示されている。次に被検者44（22歳、男性）の反応の抜粋を示す。

Ⅲカード 21″ ①∧人と人がいて、これがあの、なんて言うんすかね。なんかこういうチョウチョ。蝶ネクタイじゃないすけど（自分の襟元指す）なんて言ったらいいんすかね。ここがよくわからないですね。なんかカバン、カバンかなんかに見えるんですけど、うーん、ここらへんとかはなんもわからないです。	①何をやってるかよくわからないけど、2人が向かい合ってるという感じ。手、足、腰曲げて、リボン？　じゃないわ。うーん、そういう何かあって。これはわからない。〈人？〉こう、くの字にしてる（実演）。向かい合ってる。何か持ってるようにも見えますし。あ、もしかして森？！　ここに水が流れてるのかな。その方が見えるのか。森っていうかアレがあって、水、川か何かが流れてる。そっちの方が見えますね。〈森？〉森っていうか、どういう説明かわからない。とにかく両サイドが木っていうか生い茂ってるようなところ。そこの真ん中に川。 W　M−　H, Obj, Na
Ⅴカード 32″ ①∧（カードを受けとると即座に回転）な、なんか、何か合わせたカニのような手してて、ここがカタツムリかなんかの目というか、触角かなんかに見えます。うーん。	①ここがわからないんですけど、そういう昆虫のなんかこう目のところ？こう、カニのハサミっていうか。なんかそういうのを合わせたような絵に見えます。 W　F−　Ad

　これらの反応はどこまでがひとつの反応なのかが判然としていない。Ⅲカードでは、ブロットの中央下部がよくわからないとしながらも、人が持っている「**カバンかなんか**」と特定されている。にもかかわらず、結局その部分は「**森**」と結論づけられ、"人が風景を持っている"という奇異な反応となってしまっている。また、Ⅴカードでは「**カニのハサミ**」と「**カタツムリかなんかの目**」という異質なものが1つの反応の中に同時に表現されている。これらは一見、統合失調症の特徴である逸脱言語表現のうち、「二つあるいはそれ以上の概念を混交して反応し、実際には別個のものであることに気づかない」混交反応contamination[54]とも類似している。しかし「**合わせたような絵**」という表現からは、イメージが混交して被検者を圧倒しているというよりむしろ、断片的思考の羅列によって結果的にキメラ的な反応となったと考えるのが妥当であるように思われる。被検者自身には全く違和感がないようで、検査を通してこのような反応は出され続けた。彼にはそもそも全体を矛盾なく統合させるとか、ある部分を

独立したものとして区切るという発想がないようであり、まるで一枚の大きな絵の中から形を見つけ出すパズルを解いているかのようである。ここには、自分が理解できる部分にのみコミットしようとする幼く未熟な構えを見出すことができるだろう。

Ⅵカード （くるくるとカード回転）これは難しいな（笑） 1'59"①∧竜というかドラゴンというかそんな感じですね。	①頭、竜のヒゲ2本ずつ。この辺顔。いっぱいヒゲありますね。よく見たら大きい体。ゲームの世界で言うところのドラゴンみたいの。竜って言ったら細長いもんなんですけど、もっとぶっといやつもおるんで、そっちですね。〈らしさ？〉頭しかない。それ以外はないです。　W　F∓　（A）
Ⅸカード 1'04"①∧キッチンのガスコンロみたいな。何かを料理している状態ですね。	①燃やして何か煮ている状態。〈何か煮ている〉…何？飛びはねてますからね。明らかに釜からはみだしてますから何でしょうね。そんな物は中華料理かな。それやと…。〈釜？〉鍋？　釜？　何か鍋か何かのっけて、キッチンの下のガスコンロ。のせるための形が。横から見ると。〈どの辺から？〉赤の部分がガスコンロの鉄の部分に似てる。〈？〉熱しているということで赤色やとまあ、よりコンロっぽいかな。実際は赤くならないけど炎も兼ねているみたいな。　W　mF∓, CF　Obj, Fire

　これは被検者14（28歳、男性）の反応である。Ⅵカードの反応では「頭しかない」と明言されているように頭部以外に類似点は感じられていないようであるが、全体がドラゴンとされている。「竜って言ったら細長いもんなんですけど、もっとぶっといやつもおるんで、そっち」と被検者自身どこか違和感があるようではあるが、合理的な説明なく一部の手がかりから強引に全体を決定しようとするために不適切な反応となっている。Ⅸカードの質問段階でも、反応を説明しようと言葉を重ねるごとに「中華料理」「キッチンの下のガスコンロ」などと、ブロットとの明確な関連づけがないままに反応が具体化していき、最後には「実際は赤くならないけど、炎も兼ねている」と不合理な説明になってしまっている。ここには、細部についてそれらしい説明はできても、それを客観的視点から反省したり全体の整合性をもたせようとする視点に欠けるため、説明することで余計に反応が不適切となる様子がみてとれる。

　この反応に代表されるように、Ｊには俯瞰的視点を欠くために断片的印

象が区切られずに1つの反応の中に混在させられたり、部分的な特徴から全体を規定して全体の説明が不適切になってしまうという様相がみられた。ここにはブロットをひとつの"絵"や"モノ"として捉え、自らの理解できるものだけを部分的に理解する幼い構えと同時に、部分と全体を適切に関係づけられず、結果的に不自然な状況を作り出してしまう傾向が示されていると考えられる。

このようにクラスターIでは非現実的な反応や自己完結的な動揺が、Jでは整合性への留意なく不自然な全体像を作り上げてしまう傾向が示されていた。反応内容自体は標準的でありながら、そこに現実的な反省が加えられることなく自己中心的な方法で呈示されるという特徴からI・Jは**自己完結群**と命名された。

3-4. クラスター分析からみた軽度発達障害の特徴の広がり
（1） バリエーションとしてみる軽度発達障害の特性

前節で軽度発達障害を1つの群として他群と比較したときには、感受性の低さやエネルギーのなさなど、標準的なデータから大きく偏りのみられる部分が抽出された。一方、本節のようにクラスターごとに具体的にその特徴を一覧してみると、彼らの特徴の表れ方が実に多様であることが示された。また、スコア上に明らかでない場合でも、反応継列、反応の述べ方や態度などをとりあげてみると、表3-4に示したような具体的な特徴のバリエーションが浮かび上がってきた。このことは、一口に「軽度発達障害」と言っても、それがある個人の特性を十分に表すラベルであるわけではないということを端的に示しているだろう。ここに示された特徴はそれぞれのクラスターに独立したものというよりも、それぞれに重なり合いながら軽度発達障害の特性を異なる方向から映し出しているものといえる。

ただし、これらはあくまでもスコアや反応から抽出された特徴であり、検査への取り組み姿勢や意欲とは区別して考えられねばならない。つまり、彼らは決して検査に対して適当な気持ちでとりくんでいたというわけではないのだと思われる。ただ一方で、このように一覧してみると、彼ら

表 3-4. 各クラスターの特徴一覧

クラスター	名称	特徴
A	空虚・多産群	基本的に淡泊な関わり。新奇場面で反応増加するが環境には無頓着。限られた反応の反復が多く、参照枠が少ない。
B		印象の断片を抑制なく表出する傾向。一見生産性が高いが、漠然とした印象の羅列が多い。他者への指向性は高い。
C	表面反射群	みられやすい単純な反応を安易に示し、ブロットに関与する意欲や関心は薄い。当事者意識が薄く無頓着・無責任に見え、情緒が感じられない。
D		刺激を敏感に認識はするがそれを意味づけることができず、未分化に不安を表出する傾向。
E	直接・叙述群	一見、内的生産性があるが、象徴やイメージが介在せず経験や学習を直接利用した反応が多い。それゆえ客観的には不適切で情緒が伴わない。
F		ブロットと概念がイメージや内的実感によって媒介されず、表面的な形態に縛られたり、経験的学習によって補われたりする。全てが均質に並列する世界。
G	消極・孤立群	能動的な関与の姿勢を示すことが困難。内的なエネルギーには乏しいが、外的刺激には未分化に反応を示す。意志が見えにくく身をさらすあり方。
H		ブロットとの距離が遠く、それを生き生きと感じることが難しい。細部への注意力はあるが、それにとらわれる傾向。
I	自己完結群	定型発達群に近いが現実感がなく、場から浮いた自己完結的な動揺やファンタジーを示す。
J		俯瞰的視点、反省的意識が機能していない。部分から全体を規定し、部分的認知は妥当でも全体としては不適合。

がブロットを自らの関与すべき"対象"と捉えているのかが判然としなくなってくる。彼らは確かに"ブロットを見てそれが何に見えるかについて述べる"という検査の作法には従っているのだが、そこには、一般に人が何か対象に出会ったときに体験するであろう感情や意味、積極性と好奇心といったものが欠けているように見えるのである。

また、ロールシャッハ・テストにおいてこうした特徴は決して稀なものでも異常なものでもないことにも留意しておかねばならないだろう。現実を適応的に生きるためには、常に内界と外界を深く交流させているわけに

はいかず、時には深く関わらず表面的に流すことも必要である。それは必要以上に内面を外に晒しすぎないようにするための"防衛"の場合もあれば、それほどの内的投資が必要ない環境での"心的エネルギーの節約"である場合もあるだろう。しかし、軽度発達障害の人が定型発達者と異なっているのは、そうした表面的な態度が彼らの標準的な構えとなっていて、"表面"に対する"裏側"や"背景"を想定することができない点であろう。そのために、彼らは常に"防衛"しているかのようにどこか遠く、常に"節約"しているかのようにエネルギーが低くみえるのだと考えられる。

　このことを被検者とブロットとの「体験的距離」[55]という概念から考えてみれば、発達障害群の反応では、被検者とブロットとの交わりや摩擦が起こらず、常に体験的距離が遠いままに保たれていたり、概念とブロットが直接結びついて距離がなくなってしまっていたりしているといえよう。ロールシャッハ・テストは高い自由度を内在させているため、どのような体験的距離を伴う反応でも"正常"で"適応的"でありうる。それが"非−適応的"となるのは、ブロットに圧倒されて体験的距離が喪失してしまう場合のように、距離の増減に遊びがなくコントロールできない場合であろう。発達障害群の反応には、適度に空想を楽しんでブロットに接近したり、ブロットと距離をとって客観的思考をしたりというような能動的な距離のコントロールや揺れがみられず、すでに決められているブロットとの距離間隔に自動的に従っているような印象さえ与える。しかし、発達障害群の反応には精神病圏の反応のように距離を喪失"させられている"様子が感じられにくいため、相対的に問題視されにくい傾向にあるのだろう。ブロットとどこまでも疎遠であったり、それを直接体験していたりと両極端なあり方を示す割に、彼ら自身が平然として見えるために、被検者がどのような距離でブロットを体験しているのかが客観的に把握しにくいのだと考えられる。

(2)　軽度発達障害のロールシャッハ・テストは投影法か

　ロールシャッハ・テストは、一般に投影検査法と理解されてきた。その発想はブロイラー（Bleuler, E.）に遡り、1930年代のフランク（Frank, L.）に

よって推進されて以来、きわめて強い説得力をもってきた。しかし、ロールシャッハ・テスト研究の第一人者であるシャハテルやワイナーは、投影を「自分の性質、感情、態度、経験、要求などを、外界の事柄（人物や事物）に帰属せしめる作用」（傍点原文）[56] と広義に捉えながらも、「ロールシャッハ反応が形成される際に投影は起こりうるし、実際に起きてもいるが、それは不可避なものでも不可欠なものでもない」[57] として、ロールシャッハ・テストが必ずしも投影を前提とするものではないことを指摘している。そもそもロールシャッハ・テストを投影法と理解するとき、ロールシャッハ反応は"外界"にあるブロットに対して被検者の"内界"が反応することによって生み出されるものとみなされる。すなわち、ある反応が"投影"と呼ばれるためには、内的なものが外界に投げかけられ、それによって２つの異なる世界が関係づけられねばならない。単にブロットの特徴を述べたり、ブロットとかけ離れた事柄を述べるだけの反応は、そこに内界と外界の区別を必要としておらず、したがってそれは本来的な"投影"とはいえないのである。このことに鑑みれば、ロールシャッハ・テストは元々その構造に投影を内在させているのではない。被検者が"投影"を行うときに初めて"被検者の内界"と"外界のブロット"が区切られ、また同時に関係づけられる。すなわち、ロールシャッハ・テストが投影法なのではなくて、被検者がロールシャッハ・テストを投影法とするのである。

このような視点から発達障害群の反応を見直してみると、表面的形状を忠実になぞったり個人的な経験と直接結びつけたりと、彼らの内界とブロットの間には明確な区別がみられない。見えたものの叙述はしてもブロットのもつ様々な特性を感受しつつ意味づけるということがなく、それを内的な感覚を通して体験してはいないようである。このような彼らの特徴は、内界と外界の区別を前提とする立場からすれば"表面的な説明に終始し、内面を語ることがない"と記述されるかもしれない。しかし、発達障害群の反応の特質を出発点としてみるならば、彼らは内面を語らないのではなく"被検者の内界とそれを取り囲む外界"という構造では捉えきれない世界に生きているのだと考えられる。彼らの反応と精神病的反応との

区別もこの点から理解することができる。すなわち軽度発達障害には被検者を圧倒する"外側"と、圧倒される"内側"にはっきりとした区別がなく、そのためにそれらが混在してしまうこともないと考えられるのである。

(3) 軽度発達障害における自他不在

このようにブロットと内界との区別がないとすれば、発達障害群の反応とはどのような性質のものなのだろうか。軽度発達障害の人たちは定型発達者と同様に様々な単語の意味を知っていて、認識したブロットの特徴を適切に言葉と対応させることができる。しかしながら、自分の見知ったものを見つけると躊躇なく口に出してしまったり部分的特徴に引きずられてしまったりと、そこに反省の意識やじっくりと吟味しようとする姿勢が感じられない。また、自分の興味のあるものをブロットの中に探したりカードを実際に傾けて遠近感を確かめるなど、概念とブロットそのものとの区別もみられない。このような特徴から、彼らの反応は幼い子どもが丸い形を見て「マル」と言う反応に近いように思われる。幼い子どもにとって言葉とは具体的な事物につけられた名前でしかなく、言葉の意味はそれが直接指し示しているもの以外にはありえない。すなわち彼らの反応はある具体的な意味を指し示す記号として機能してはいるが、その背後に別の意味を同時に指し示すような象徴機能を担ってはいないのである。発達障害群の反応には「〜のような」「〜の絵」という表現や「わからない」「難しい」「見えない」「何コレ」といった当惑の言葉が多発し、単純な形態的特徴の叙述や一瞬の印象の表出に終わることが多く、うまく名づけられないものに対して為す術がない。彼らは言葉を覚えたての子どものように、自分が認識できたものに名前をつけているのであって、そのために具体的な経験、ブロットの特性、被検者の受けた印象などが区別なく同列に示されるのだと思われる。

このように、軽度発達障害のロールシャッハ・テストは個々に様々な特徴を示しつつも、内界と外界を区別し、関連づけるような投影が行われないことは共通している。すなわちこれは、彼らが内界と外界、自己と他者、主体と客体といった区別そのものが存在しない次元に生きていること

を示しており、このような意味で、軽度発達障害は「自他未分ではなく自他不在」[58]という村上の指摘は正しいと考えられるのである。

(4) 軽度発達障害は主張しない

　軽度発達障害は自閉症スペクトラムとして重度自閉症に連なるスペクトラムの中で捉えられながらも、現実的には、言葉がなく混沌としてみえる重度自閉症とは異なる世界を生きているように見られる。しかし一方で彼らは、象徴やイメージが働き、物語や感情に満ちた定型発達の世界を生きているわけでもない。彼らはこのように中間的な特質をもっているために、十分に適応的と判断されて適切な援助が受けられないこともあれば、見た目に比べて不適応的として落ちこぼれの烙印を押されるような事態にも陥りやすい。ロールシャッハ・テストにおいても彼らの反応は精神病圏の反応のような逼迫感を感じさせず、人格障害圏の反応にみられるような固執や自己主張も示さないために、検査者の方にも危機感が生じにくい。また、反応が表面的で関わりが薄いために、検査者を感心させるような豊かな反応も生まれにくく、ポジティヴな意味でも検査者をひきつけにくい。彼らはインクブロットへの関与の浅さ、曖昧な反応の多さ、妥協的な態度など、"どっちつかず"な特性を示すことが多く、ある確固とした認知スタイルとしてイメージされにくいのである。

　これまでみてきたように、軽度発達障害の世界は区切りや序列が機能しないバラバラの世界である。しかし彼らはそれと同時に言語的な区切りやルールを知り、それを自由に用いている。そのため、彼らの特徴はある意味では中途半端にも見え、被検者の側から"発達障害らしさ"を訴えかけてくる部分が少ない。まさにそれが、彼らが"軽度"とされるゆえんなのであろうが、それゆえに彼らは"定型発達にしては○○が欠けている"という形で認識され、否定的な評価を受けてしまいやすい。彼らの特性を"軽度発達障害の特性"として肯定的な形式で描き出すためには、臨床家の側がその性質を十分に知り、それを見抜こうとする構えをもつことが要求される。すなわち軽度発達障害の臨床においては、発達障害の側が主張しない分、臨床家がその視点を内にもち、意識的に働かせていくことが重

要と考えられるのである。

4. 次章に向けて

　本研究の問題意識に照らし、軽度発達障害の人がインクブロットという刺激をどのように受けとっているのかという視点から本章の結果を見直してみると、彼らは対象の表面的様相についてはある程度〈受けとめる〉ことができていたように思える。しかし、ロールシャッハ・テストという投影が起こりやすい状況においても、彼らは"投影"という内界と外界の関連づけを行うことがみられなかった。ユングが転移を心理療法の基礎と考えていたことはすでに述べたが、講義の中で転移を「投影の特殊な形態」[59]と述べたこともあるように、投影は転移を基礎づける機制だと考えられていた。つまり、投影がみられないということ自体、軽度発達障害の人が心理療法の前提とは根本的に異なる世界を生きていることを示唆しているといえるのである。このことを念頭に置きつつ、次章ではいよいよ彼らの話の聴き方について検討してみたい。

第4章
人は話をどう聴いているのかⅡ
——軽度発達障害の人の聴き方

　前章では軽度発達障害の人たちが内界と外界に区別のない世界を生きていることが明らかになったが、そのような世界にありながら、彼らはどのように他者の話を聴いているのだろうか。本章では、軽度発達障害の人の話の聴き方について検討するため、第2章で大学生に行ったものと同じ調査実験を軽度発達障害の人に対して行う。大学生群の聴き方と比較しながら検討を行うことで、どのような意味で軽度発達障害に対話的心理療法が無効とされているのかについて、話の聴き方を切り口に描き出すことができるだろう。

1. 聴き方の実際Ⅱ：軽度発達障害群への調査実験

調査対象：心療内科クリニックを受診し、医師によって軽度発達障害の範疇に入ると判断された者21名（男性15名、女性6名）に調査協力を依頼した。年齢の平均は30.4歳（19歳〜55歳、S.D. = 9.4）であった。いずれの協力者にも言語能力の著しい遅れはみられなかった。以下、彼らを総称して発達障害群とする。

手続き：用いた話の素材および手続きは第2章と同じであるが、基本的手続きは以下の通りである。筆者が語り手となって2つの話をし、調査協力者は聴き手となってそれを聴いた。その後、聴き手は「それがどんな話だったか」について想起し、語り直した（詳細はp.24-27参照）。

結果の分析：第2章と同様の手続きによって想起テキストの作成・【再生】

/【変形】のユニット分け・［表現の揺れ］のコード化が行われ、聴き手ごとにそのデータが整理された（p.27-29 および巻末資料 2-1、2-2 参照）。【再生】／【変形】ユニットの割合および、［表現の揺れ］がコードされたユニットの割合を巻末資料 4-1 に示す。

2. 発達障害群に特異的な特徴

発達障害群には、以下にあげるような大学生群とは異なる特徴が見出された。

2-1. 不自然な表現：［自己矛盾］カテゴリーの追加

分析に際して、発達障害群の想起テキストには大学生群で用いたカテゴリーでは分類しきれないユニットがみられた。それは、「小さい女の子が（中略）自分より年下の多分社会人だろうお姉さんと…」、「おじいさんがもう、酸素。」など、論理的な矛盾を含んでいたりそれ自体が文章として成立していなかったりするユニットである。そのため、【変形】ユニットの下位カテゴリー（巻末資料 2-1 参照）に「想起されたテキストがそれ自体矛盾を含んでいるために、文章として成立しないもの」と定義される［自己矛盾］というカテゴリーを新たに追加し、これに従って分類を行った。

2-2. 少ない反応量

整理された発達障害群のデータ（巻末資料 4-1）を第 2 章で得られた大学生群のデータ（巻末資料 2-3）と比較してみると、発達障害群には大学生群に比べて想起した量の少ない聴き手が目立っていた。大学生群の聴き手がひとつの話につき少なくとも 10 ユニットを想起しているのに対し、発達障害群では平均が約 10 ユニットであり、発達障害群で最も多く想起した聴き手でも大学生群の平均値とほぼ同じ数のユニットしか想起していない。ここで「ユニット」とは、基本テキストの意味内容を基準として分けられた単位を指しているため、この結果は発達障害群が想起した話に含まれる意味内容の少なさを示しているといえよう。

2-3. 教示に添わない反応

　教示を行う際には聴き手がその内容を理解したという印象が得られるまでていねいに行うよう努めたが、発達障害群においては、21名のうち5名に、聴き手自身の感想や経験などを語り始め、元の話が「どのような話だったか」という教示から離れてしまうという事態がみられた。大学生群においても、話についての感想や疑問が述べられることはあったが、それは想起の中に一言挟まれる程度のものであり、その話が主軸となってしまうことはみられなかった。発達障害の人がこのように教示の意図とずれた応答を行うことは、今回のような調査場面のみならず、ロールシャッハ・テストなどの心理検査場面でも生じやすいとされている[1]。すなわち、こうした反応も発達障害群の聴き方の特徴のひとつと考えられ、ここではそれがどのように生じているのかを検討することが重要であろう。そこで、1回目の教示の後に出された反応をその聴き手の最も重要な反応と考え、まず①については聴き手の思うように話してもらい、その後で再度教示を行った。ここでは一度目の想起をその聴き手のデータとして扱い、再教示後のデータは参考資料として示した。また、このような部分は、基本テキストにないことを語っているという意味では【変形】ユニットに分類されるものであるが、元の語りをそのまま想起しようとして変形されてしまったものとは基本的に質が異なっている。そのため、その部分をひとまとまりとして【再生】／【変形】のユニット分類の対象からは除外した。

3. 軽度発達障害の聴き方：8つの調査事例の検討

3-1. 事例の選定

　上記の特徴を踏まえて、検討する事例の選定を行う。前章の検討を通して、軽度発達障害の特徴の表れ方は非常に多様であることが示された。このことから、話の聴き方においてもその特徴の現出の仕方は幅広い広がりをみせることが予測される。本章では軽度発達障害の聴き方について探索的に検討を行うため、大学生群よりも多くの事例をとりあげて検討を行う。前章で軽度発達障害の特徴は表だって主張する形では表れないと述べたが、特徴的な事例を広くとりあげることで、実際の対話においてどのよ

うな形で彼らの特性が表れ得るのかについて、様々なパターンを示すことができるであろう。

　大学生群の想起ユニット数にはそれほど大きなばらつきがみられなかったため、第2章では、【変形】／【再生】および［表現の揺れ］が全体に占める割合を基準として事例を選定した。しかし、発達障害群では全体の想起量が極端に少ないケースがみられ、割合を用いた基準を一様に適用することができない。そこで、①と②のいずれか一方の想起テキストにおいて5ユニット未満と極端に少ない想起を行った聴き手7名を少数反応群、それ以外の聴き手14名を標準数反応群とし、それぞれ別の基準に基づいて事例を選定することとした。

　まず、少数反応群からは次の4つの事例をとりあげる。反応が少ないこと自体が発達障害群の特徴と考えられるため、1．発達障害群の中で最も反応量が少ない事例、2．②の話を思い出せなかった事例、3．断片的に想起した事例をとりあげる。また、発達障害群のもうひとつの特徴である教示に添わない反応を示した事例として、少数反応群と標準数反応群からそれぞれ1事例ずつをとりあげる。すなわち、4．自分の話を始めて想起が行われなかった事例、5．想起の後に自分の話を始めた事例である。そして、標準数反応群からは大学生群と同様の基準によって次の3つの事例をとりあげる。すなわち、6．【再生】ユニットの占める割合が最も高い事例②、7．［表現の揺れ］がコードされたユニットの割合が最も高い事例②、8．【変形】ユニットの占める割合が最も高い事例②である。

　以下、このように選定された事例について、a）聴き方の特徴、b）ロールシャッハ・テストの特徴、c）語り手の印象を含めた総合的考察の順で記述する。ただし、ここでは紙幅の都合により、始めの2事例を除いては2つの想起テキストのうち比較的特徴がよく表れていたもののみを記載する。

3-2. 軽度発達障害の示した聴き方：事例検討
(1) 最も想起量の少ない聴き手——少数反応群の事例
　　　[聴き手L：20代男性]
　a）聴き方の特徴　　Lの想起テキスト①、②を表4-1、4-2に示す（以下、表中の地の文は聴き手の言葉、〈　〉内は語り手の言葉である。【変形】ユニットは網掛けで示す）。

表4-1.　聴き手Lの想起テキスト①
【再生】0ユニット　【変形】3ユニット　［表現の揺れ］3ユニット

	【再生】/【変形】	下位分類	表現の揺れ
1つめの話は、…最初、嫌われてる、と思い込んでた、お姉さんがいて、	【変形】	抽象化	＋
でも実際は、嫌われて、なかって（笑）、	【変形】	抽象化	＋
見た目で判断したら、いけないよ（笑）っていうお話。	【変形】	新規作成	＋

表4-2.　聴き手Lの想起テキスト②
【再生】0ユニット　【変形】1ユニット　［表現の揺れ］1ユニット

	【再生】/【変形】	下位分類	表現の揺れ
……おじいさんを、…（笑）看取る話。	【変形】	抽象化	＋

※以下、参考資料
（【再生】1ユニット　【変形】0ユニット　［表現の揺れ］1ユニット）

〈他には何か？〉……他？……（笑）案外に死ぬのは早かった。	【再生】	言い換え	＋

　Lが想起したのは①、②を合わせてわずか4ユニットであり、全ての聴き手の中で最も想起量が少なかった。想起の量が少なければその分含まれる意味内容が少なくなるため、その質が問題となる。基本テキストの内容がどのように反映されているのかをみてみると、①の始めの2ユニットは、細部が全てそぎ落とされ、抽象的に言い換えられてはいるものの、基

本テキストの要約として間違ったものではない。また、②では語り手が2～3分かけて語っている話が「**おじいさんを看取る話**」とたった一言に集約されているが、これもやはり基本テキストの要約として大きくずれたものではない。

　ところがここでは、想起①の最後に「**見た目で判断したらいけないよっていうお話**」と聴き手の解釈を含んだ変形がなされている。①の話についてのこのような解釈は大学生群を含めて他の聴き手にはみられなかったものである。確かに基本テキスト①ではお姉さんの"見た目"に触れられているが、この話が語り手のエピソードとして語られたもので、このような教訓めいた意図を含むものではないことを考えれば、この解釈はやや過剰なものと言わざるをえない。また、想起②で語り手から〈他に？〉と尋ねられると、Lは笑いながら「**案外に死ぬのは早かった**」と述べている。これに限らず、Lはロールシャッハ・テストを含めた全ての調査場面において常に軽く笑いながら話していて、情緒的なインパクトを与えやすい話にも動じることなく軽い態度のまま応じていることが特徴的である。

　b）ロールシャッハ・テストの特徴　　Lのロールシャッハ・テストについて、プロトコルからの特徴的な反応の抜粋とスコアの量的特徴を表4-3、4-4に示す。第3章において見出されたクラスターのなかでは、LはクラスターF〔直接・叙述群〕に分類される。

　Lはロールシャッハ・テストにおいても反応量が少ない。総反応数が10と少ないことに加えて発話量自体も少なく、平凡でみられやすい反応が多いなど、全体として非常に淡泊なプロトコルである。反応段階では1つ反応を出すとすぐにカードを返そうとし、質問段階でも明確な明細化がされにくく自発的発言がほとんど期待されなかったため、検査者から通常よりも積極的に質問を行っている。しかし、Ⅱカードの「虫」に対して検査者が〈虫でも色々ありますが〉と具体的に尋ねてみても、再び「虫」と返されたり、Ⅸカードで〈色は関係ありますか？〉と尋ねても「ない！」と一言で終了してしまったりと、検査者からの働きかけにも終始淡々と応答がなされた。また、Like／Dislikeカードについても、教示に応じてそ

表 4-3. 聴き手 L のロールシャッハ・テストプロトコル（抜粋）

図版		
図版 I 18"①∧虫。〈他？〉ないです。(31秒)	①頭、羽、胴体。〈らしさ？〉え？　形。 W　F∓　A	
図版 II 17"①∧（笑）虫？(29秒)	①頭、頭の感じ。〈他？〉あんまり。あんまりない。〈全体が？〉（うなづく）頭。〈どんな？〉？〈虫でも色々ありますが〉虫。　W　F∓　A	
図版 III 23"①∧2人の人。(31秒)	①頭、手、足。〈他？〉…。　W　F±　H　P	
図版 IV わからない。〈わからない？〉ない。(1分1秒)	〈わからない？〉①∧悪魔。〈？〉全体的。立ってる感じ。頭、立ってる。生えてる感じ。〈悪魔？〉…わからない。生えてる？　W　F∓　(A)	
図版 VI 17"①∧毛皮。(20秒)	①ここらへんが。〈どういうところ？〉切って広げた。〈毛皮？〉色合い。全体的に。　W　F∓　Aobj	
図版 VIII 32"①∧クマ。(34秒)	①頭、手、足で歩いてる。　D　FM±　A　P	
図版 IX 26"①∧電球。(28秒)	①ここが。〈らしさ？〉電球に見える。〈どこが？〉形。〈色は関係？〉……ない！　dr　F∓　Obj	
図版 X 26"①∧ばい菌。(26秒)	①目、手。頭からなんか生えてる。ここが（笑）。　D　F∓　(A)	

表 4-4. 聴き手 L のロールシャッハ・テストスコアの量的特徴

R	10	W%	60%	F%／ΣF%	90%／90%
TotalTime	5：13	D%	30%	F＋%	33%
T/R（Ave.）	31.3	d%	0%	R＋%	40%
R_1T（Ave.）	19.1	Dd＋S%	10%	A%	50%
R_1T（N.C.）	13.4	W：M	6：0	H	1
R_1T（C.C.）	24.8	M：FM	0：1	SumH	2
Rej／Fail	1／0	M：SumC	0：0.0	P	4
SumC	0.0	FM＋m：Fc＋c＋C'	1：0	Content Range	4
FC：CF＋C	0：0	VIII IX X %	30%		

れぞれ選択こそしてくれたが、その理由を尋ねると「なんとなく」(Like：X)、「どういうことがキライってのはない」(Dislike：Ⅲ)と、好きとも嫌いともつかないものであった。ほぼ全てが形態反応で、ブロットの色彩や濃淡などに言及されることはほとんどなく、反応内容も虫、人などと概念の大枠で示されるものばかりで、その個別的特性が述べられることはなかった。こうした全く愛想のない態度の一方で、Lは常に軽い笑みをたたえていて、テストに対して拒否的というわけでもないようであった。

　このように、Lは検査の要求に一応は応じているものの、表面的な態度を貫いてそれ以上踏み込もうとすることがなく、Lがどのようにブロットを体験していたのか、その個性がほとんど見えてこない。全体の雑駁とした印象はつかんでいても、細かな特性に関心を向けたりニュアンスを感受したりすることがなく、あたかもブロットを遠くから眺めているかのようである。また、語り手からの働きかけに応じて接近することもなければ遠ざかることもみられず、その遠い立ち位置から動こうとすることがない。常にこのように遠くから物事を体験しているとすれば、他者の話もまた、身に迫るものとしては体験されないことであろう。Lが話の大枠しか想起せず、②の想起の際に平然と笑みをたたえていたことも、このような体験様式を考えればむしろ当然のことと考えられるのである。

　c）聴き手Lの聴き方——遠くに立つ聴き手　　語り手にとって、Lは全くつかみどころがない聴き手であった。Lは話を聴いている間も笑みを浮かべているのみで本当に聴いているのかどうか定かではなく、想起がなされてようやく、一応は話に耳を傾けていてくれたのだと実感できるような状態であった。内容的にみれば、短いながらも話の大筋を捉えた想起であったが、ほとんど最低限ともいえるような反応の少なさ、①の話が**"見た目で判断したらいけないよという話"**とまとめられたことは語り手の印象に強く残るものであった。①にみられた変形はひどく的外れな解釈のように思われたし、大学生群には多かれ少なかれ感情を動かすものとして体験されていた②の話に対しても、Lは笑いながら"死ぬ"という言葉を言ってのけ、話しにくさや感情の揺れを全く感じていないように思われ

たのである。

　これらのこともまた、ロールシャッハ・テストにみられたようなLの立ち位置の遠さと関連して捉えることができる。Lにとって、語り手は終始一貫して自分とは関わりのない他人であったのだろう。赤の他人の思い出話に興味をもつことが難しいように、Lには語り手の話に何の親しみも感じられなかったのではないかと思われる。当然、この調査での語り手と聴き手は全くの他人であって、そのような間柄で個人的なエピソードを語るという状況は不自然で人工的なものである。しかし、第2章で示した事例がそうであったように、大学生群の実験においては話をすることを通じて両者の関係が開かれていって、元々他人同士であることが障害に感じられることはほとんどみられなかった。ところが、相手からの働きかけに応じてコミットを深めようとすることのないLにとって、話を聴くプロセスは語り手との距離を縮めるものではなかったのであろう。今回の実験で用いられた話は明確なメッセージ性をもつものではなく、とりわけ①のような他愛もない話の場合にはその意図は非常に曖昧なものとなる。状況を遠巻きにみているLがこの曖昧な状況を理解するためには、ありふれた教訓のような趣旨を話の外側から持ち込むしか術がなかったのではないかと考えられるのである。

　このように、Lは対話状況から遠く隔たった位置にいるかのように淡泊で表面的な聴き方を示していた。ただし、"遠い"という表現はLの認知態度をイメージしやすくしてくれるものではあるが、距離というメタファーはLと対象との間に明確な関係を想定していて、Lが距離をとるという形で話に関与しているかのようなイメージを喚起してしまう。Lの聴き方をより厳密に表すならば、次のようになるだろう。Lは聴くことを求められる場面では、状況を遠巻きにみるような態度で反応している。しかし結局、その距離は縮まることも遠ざかることもないのであるから、そこにはLと対象を結ぶような距離という関係は存在していない。すなわち、Lは初めから終わりまで遠くからぼんやりと眺めるようなスタンスで話を聴いているのであり、話の概要をつかんでいるようにみえても、それは根本的な理解の上に立つものではない。そのため、Lの想起はその茫漠とし

た体裁以上には深まり得ず、的が外れたときには両者の関係が全く縮まっていないことが浮き彫りになってしまう。このような意味で、Lは表面的には話の内容を捉え得ても、それを本質的な関わり合いとして体験することが難しい聴き手ということができるだろう。

(2) 話を思い出せない聴き手——少数反応群の事例
　　　　［聴き手M：30代男性］
　ａ）聴き方の特徴　　Mの想起テキスト①、②を表4-5、4-6に示す（以下、【再生】にも【変形】にも分類されない部分は表内の太枠で示す）。

表 4-5. 聴き手Mの想起テキスト①
【再生】5ユニット　【変形】3ユニット　［表現の揺れ］4ユニット

	【再生】/【変形】	下位分類	表現の揺れ
んー……子どものときに、	【再生】	抽象化再生	＋
えー、塾に通ったときに	【再生】	抽象化再生	
憧れのお姉ちゃんがいて、	【変形】	その他の変形	
そのお姉ちゃんを見て私もこうなりたいと思って、	【変形】	その他の変形	
それで交換日記を始めて、	【再生】	そのまま	
で、その人の夢がモデルになりたいという夢やったから、	【再生】	言い換え	＋
…を、という…憧れの人みたいになりたいという目標を持ち始める。…持ち始めた。	【変形】	新規作成	＋
（一旦話終わる雰囲気になるが突如）…で、その人今どうしてるんだろうと思ってる、というところまでが話、というふうに感じました。	【再生】	言い換え	＋

表 4-6. 聴き手Mの想起テキスト②

【再生】0ユニット　【変形】0ユニット　［表現の揺れ］0ユニット

	再生/変形	下位分類	表現の揺れ
……………………と、2つめの話…と、思い出せないんですよ。			＋

※以下参考資料
(【再生】1ユニット　【変形】2ユニット　［表現の揺れ］3ユニット)

〈祖父と祖母の話〉　あ！　あ！　思い出しました。 えー……かわいそうだなと思いました。			
う…最初は傲慢にできるかって言っていたけど、	【変形】	主観付加	＋
祖母が亡くなって、先に亡くなって、	【再生】	そのまま	＋
自分1人でやらなあかんようになって、やっぱし、うーん…最後にはやっぱし、そう言ってた人が、傲慢にやってた人が何でもしなあかんような、なるんやなーと思って。	【変形】	抽象化	＋
今の自分に似てるような気がして、早く死にたいとか、そういうふうに思うときがあるから、ちょっと、自分に置き換えて感じてみたら、ちょっと、かわいそうやなーと思って。でも、…その、周りに？　そうやって心配してくれる人がいると思うと、やっぱしがんばらなあかんなと思いました。			

　基本テキスト①は、お姉さんに敵意を感じていた主人公が消しゴムを落としたことをきっかけとして交換日記を始めるというエピソードが中心となっている。しかし、Mの想起テキストではその中心的な筋が全て省かれ、そこに「**憧れのお姉ちゃん**」という全く新しい文脈が作り出されている。また、Mは②の話について自発的には思い出すことができなかった。語り手が水を向けると少しだけ想起がなされたが、話の大半を占める死にまつわるエピソードの代わりに"何でもしなあかんようになること"が中心となっていて、ここでもやはり話の中核を捉え損ねているようである。
　また、Mは②を想起する際に「かわいそうだなと思いました」と感想のようなものを述べたが、その根拠は「**今の自分に似ているような気が**」し

たためであり、最後は「そうやって心配してくれる人がいると思うと、やっぱしがんばらなあかんなと思いました」とMの決意表明のようになっている。このことから、Mの「かわいそうだな」という言葉は、登場人物に向けられたものというより、M自身に向けられたものと捉えられる。このように、Mは話を自分にひきつけて理解していて、元の話に使われた言葉を断片的に残してはいるものの、話の文脈は原型をとどめていないのである。

b）ロールシャッハ・テストとの関連　Mのプロトコルの抜粋とスコアの量的特徴を表4-7、4-8に示す。Mもまた、クラスターF〔直接・叙述群〕に属する被検者である。

　Mのロールシャッハ・テストは、反応数は20と標準的であるが、そのほとんどが形態を用いた動物反応である。P反応および人間反応が全くみられず、一般的な視点に欠けているようである。ブロットの特徴を捉えた明細化はあまりなされず、「テレビで見たりして。たまにニュースとかで」（Ⅰ）、「昔、子どもの時、カブトガニ見に行った時の」（Ⅱ）、「昔、子どんとき、よう怪獣とか見てて」（Ⅳ）などと、自らの経験との類似を根拠にすることが多い。ブロットについて触れても、「全部。こことかこことかこことか似てる」（Ⅲ）と説明にならない説明をしたり、自分しか見えない角度で「ここ」とカードを指さしたり（Ⅴ）と、既存の概念とブロッ

表4-7. 聴き手Mのロールシャッハ・テストプロトコル（抜粋）

図版 Ⅰ 12″これはインクの…もう1回。〈何に見えるか〉 33″①∧原始時代の陶芸みたいな。原始時代の、発掘されたものみたいにも見えるんですけど、置物、飾りもんとかそういうふうなのに。 ②∧チョウチョにも。（不安そうに前を見る） それぐらいですかね。（1分26秒）	①全体的に見て、真ん中の4つ穴があいているところからイメージして、テレビで見たりして。たまにニュースとかで。　W, S　F∓　Obj ②ここだけ。横に広がってる羽みたいな感じからイメージして。この横に広がってる部分だけから。　dr　F−　A

図版Ⅱ 12"①∧カブトガニ。 　　②∧ザリガニ。 　　　（検査者を見る）(48秒)	①下の赤い部分全体。〈らしさ？〉全体的に、下に2本、ツノみたいなん伸びてて、そっからイメージ的になんかテレビで昔、子どもの時、カブトガニ見に行ったときのそういうのに全体的に似てるなという感じ。　D　F±　A ②ザリガニ、足が伸びてて、手、足みたいの出てる。ちょっと違うかもしれないですけど。〈らしさ？〉他にはないです。　D　F∓　A
図版Ⅲ 16"①∧チョウチョ。 　　②∧サイ…サンゴショウ。 　　③∧タツノコ（かなり小さい声）。 　　　（黙ってカードを置く）(48秒)	①真ん中の赤いインクで記されてる部分。全体からそう思いました。〈どこ？〉真ん中に羽があるところから。2枚。 　D　F±　A ②左右にある2つの形から。〈らしさ？〉全体的に絵から。全部。D　F∓　A ③これも全体的な絵から。全部。こことかこことかこことか似てる。D　F∓　A
図版Ⅵ （カードを持ち、近づけて見る） 40"①∨うちわ（カードの裏をちらりと見る）。(1分5秒)	①持つとこ、あおぐとこ、に見えました。 　W　F±　Obj
図版Ⅶ 41"（検査者に向かって）結構難しいですね。〈難しいですか〉 51"①∨チョウチョかな。 　　②∧カブトガニか。(1分10秒)	①上から見たら羽に見えて。チョウチョかなと思って。D　F∓　A ②色んな、カブトガニでも種類があるから。ツノ、甲羅。そんな形に見えました。 　W　F∓　A
図版Ⅹ 14"①∧青いところがヒトデみたいなの見えて、緑のところがヒトデの手に見える。 　　②∧で、茶色いところがカニみたいに見えて、黄色いところが…ちょっと、ちょっと、黄色いところが…。 　　③∧緑のところがカニの手に見えますね。 　　④∧黒いところは…うーん、なんか虫みたいに見えます。あとはちょっとわかんないです。(1分29秒)	①全体的。〈形？〉はい。ザリガニの手にもカニの手…。〈ヒトデの手？〉ヒトデから手が伸びてるから。〈カニの手？〉ハサミがあったりして。D　F−　A ②4本足あって、なんか形的に。ツノが伸びてるから。D　F±　A ③手みたいなの伸びてるから。 　D　F−　Ad ④カニやったらもう1コ目あるけど、ないから蜘蛛かなんかみたいなのかなと思って。　D　F∓　A

表 4-8. 聴き手Mのロールシャッハ・テストスコアの量的特徴

R	20	W%	35%	F%／ΣF%	100%／100%
TotalTime	10：04	D%	55%	F＋%	25%
T/R（Ave.）	30.2	d%	5%	R＋%	25%
R_1T（Ave.）	26.3	Dd＋S%	5%	A%	80%
R_1T（N.C.）	34.4	W：M	7：0	H	0
R_1T（C.C.）	18.2	M：FM	0：0	SumH	0
Rej／Fail	0／0	M：SumC	0：0.0	P	0
SumC	0.0	FM＋m：Fc＋c＋C'	0：0	Content Range	3
FC：CF＋C	0：0	Ⅷ Ⅸ Ⅹ %	30%		

トを適切に関係づけることは困難であるようだ。

　Mに目立って特徴的な点は、Ⅱカードで「カブトガニ」「ザリガニ」、Ⅴで「ザリガニ」、「カニ」、Ⅶで「カブトガニ」、Ⅸで「ザリガニ」、Ⅹで「カニ」「カニの手」と、プロトコルの中でカニ類に関する反応が8回も繰り返して出されたことである。LikeカードにもⅡを選び、「一番昔よく見たやつがのってるから。カブトガニ、結構ちょっと興味ある」とその理由を述べている。ロールシャッハ・テストでこれほどの"カニ反応"が出されることは滅多にないことを考えれば、これはインクブロットが"カニらしい"性質をもっているために起こった現象というよりも、Mの方がカニという参照枠を持ち込んだためと考えられるだろう。Mはロールシャッハ・テストの感想として「難しい。同じように見えても違うから」と述べている。曖昧だがそれぞれどこか形態の違うインクブロットはMを混乱させるものであったようである。その中で、「一番昔よく見た」カニ類は、見慣れないインクブロットをなじみのあるものとして受け入れるためにMが最も利用しやすかったものと思われる。「ちょっと違うかもしれないですけど」（Ⅱ）「カブトガニでも種類があるから」（Ⅶ）と苦し紛れにでも、なんとかブロットをカニ類と見ようとしているし、Ⅹカードでも「カニやったらもう1コ目あるけど、ないから」と説明がなされていて、Mがブロッ

トをまずカニとして見てみようとしていることがうかがえる。Mはまるで泥に埋もれたカニを採集しにきたかのごとく、ブロットのどこかにカニの姿を見つけようとしている。発達障害群の全般的特徴に反してD％が高いことも、Mがブロットのどこかに"カニ状"のものを見つけようと苦心したためと考えられる。未知のブロットそのものと向き合うことを苦手とするMは、自分の経験を持ち出して既知のものとしたり、なるべく同じ枠組みを通して捉えることによって混乱を収め、なんとかブロットを受け入れ可能なものにしていると考えられるのである。

　c）聴き手Mの聴き方──型にはめる聴き手　Mは年齢の割には口調も雰囲気も幼く、どこかぼんやりと焦点が合わないような様相であった。②の話ではつい数分前に話した話を自発的には思い出すことができない状態で、語り手はMが話を全く聴いていなかったのではないかという印象さえ受けていた。話を想起してもらう前に何か質問がないかと尋ねた際にも、しばしの沈黙の後、何かを話し始めたかと思えば、「…んー、子どものときに…」と既に①の話の想起が始まってしまっていた。また、ロールシャッハ・テスト施行時にも質問がないかを確認の後に開始したにもかかわらず、Ｉカードを前にすると「これは…インクの？　もう１回」と再度の教示を求めた。Mは話を聴いているまさにそのときにはふんふんとうなずいたりしてそれほどの違和感を感じさせないのだが、実際にはその意味内容をほとんど受けとれていなかったようである。

　①の話は大きく変形されていたが、基本テキストの「お姉さん」がなぜ「憧れのお姉ちゃん」と想起されたのか、文脈からは想像し難く、語り手には非常な驚きをもって体験されていた。しかし、M自身は自分の想起に全く疑念を抱いていないようで、いかにも先ほど聴いた話をそのまま再生しているといったふうであった。このように客観的な推察を許さないほどの変形がなされた背景にはMのどのような聴き方があるのだろうか。

　Mはロールシャッハ・テストにおいて、環境側の変化にかかわらず"カニ"という枠組みを通して、見慣れないインクブロットを理解しようとしていた。これと同じように、Mは初めて聴いた話を理解するに際しても、

「憧れのお姉ちゃん」という参照枠を必要としたのではないだろうか。自らが受け入れやすい枠組みを通して話を理解するということは、誰もが多かれ少なかれ行っていることである。しかし、"カニ"という参照枠と同様、「憧れのお姉ちゃん」とは、完全に話の外側から持ち込まれたものであったのだろう。だからこそ、その場に居合わせた語り手の推察も許さないほどの変形が行われたのだと思われる。②の想起がほとんどM自身の話であったことや、教示がことごとく一度では聴き取られなかったことにも、Mが相手の言葉を聴くより先に自分の枠にはめてみようとしていることが示唆されている。

　Mはロールシャッハ反応を説明する際に過去の経験をしばしば持ち出したが、「カブトガニ見に行ったときのそういうのに全体的に似てる」（Ⅱ）というように、自分の経験に似ているという事実を述べているだけである。また、「チョウチョ」（Ⅲ）のように経験で説明できないものに対しては「真ん中に羽があるところから」とチョウチョそのものについて述べるだけで、ブロットと概念をつなぐような説明がなされることがなかった。このことは、Mがブロットを"インクのしみであると同時にチョウチョのようでもある"と同時に二重の意味をもつものとして体験していないことを示唆していると思われる。この傾向が最も顕著に表れているのはⅥカードの反応であろう。Mは珍しくカードをしげしげと見つめ、「うちわ」と言ったかと思うと、ちらりと図版の裏側を見た。この行為は、そのときのMにとって、ブロットがそっくりそのままうちわとして体験されていたことを示唆している。もちろん、Mは質問段階において「…に見えました」と表現しているし、ブロットはうちわではないという現実性が崩壊していたわけではないのだろう。しかし、二重の意識をもたないMにとって、それがうちわと見えた瞬間、ブロットはまさにうちわそのものとなっていて、思わずその裏側を確認せずにはいられなくなったのではないかと考えられる。

　Mにとってブロットは、カブトガニのような"過去の経験"かチョウチョやうちわのような"現在の体験"かであって、対象は常に自身が直接経験できるものとしてしか認識されていないようである。このような意味

で、Mは常にそのとき自分が認識しているものだけが存在している「感性的直観以外の次元を持たない表面的で一次元的な」[2]世界を生きていると考えられるのである。

このような世界にあることを考えれば、「憧れのお姉ちゃん」という想起がいくら元の話から離れたものであっても、その時のMにとってそれは"事実"以外ではありえないであろう。Mの想起には"このような話"といった遊びの領域がなく、そのために語り手にも元の話とのズレばかりが際立って見え、Mの変形が元の話を消し去るようなものとして体験されたのだと考えられる。そして、②の話がはじめ全く想起されなかったことも、①の話を想起するとき、Mの前には①の話のみが展開されていて、その背景に別の話を準備しておくようなことがなかったためではないかと考えられるのである。

以上述べてきたように、Mは自分なりの枠組みを通して語り手の話を聴いていたと考えられる。しかしその枠組みがMによって任意に話の外部から持ち込まれたものであるために、結果としてMは相手の話を自分の枠に入れ込んで理解することになっていた。また、それが遊びをもたない固定的な枠組みであるために、話が予想外な形に変えられて元の話が消し去られてしまったと感じさせる点も特徴的であった。このような意味でMは自分の型にはめることで話を理解する聴き手といえるだろう。

(3) 断片的に想起した聴き手──少数反応群の事例
[聴き手N：20代男性]

a）聴き方の特徴　Nの想起テキスト②を表 4-9 に示す。ここでは省略したが、想起テキスト①では【再生】7ユニット　【変形】3ユニット　[表現の揺れ] 7ユニット] であった。

表 4-9.　聴き手Nの想起テキスト②
【再生】1ユニット　【変形】2ユニット　[表現の揺れ] 3ユニット

	【再生】/【変形】	下位分類	表現の揺れ
えっと、祖母、祖母が、な、亡くなった？かな。	【再生】	抽象化再生	+

それでー、え…なんか、呼吸の酸素がまっすぐになったって。	【変形】	自己矛盾	＋
……え、あとなんかあったかな…んー、父親が、えー、んー、男らしくない、とか言ってた。それぐらいしか出てこないです。	【変形】	新規作成	＋

　Nの想起には著しい断片化がなされている。"祖母が亡くなった"という前半の内容が想起された後、突然、末尾にとんで祖父の心電図がまっすぐになった場面についてごく断片的に述べられた。そして、「あとなんかあったかな」とつぶやいた後、"父親が男らしくないと言っていた"と、基本テキストには全くなかった内容が想起されている。「呼吸の酸素がまっすぐになった」という単語をつぎはぎしたような表現にも、曖昧な印象だけがバラバラに取り出され、思いつくままに挙げられているような印象を受ける。Nの想起には筋や基点がなく全体の整合性に欠けていて、話の要点を理解しようとかまとまりをつけて話そうという態度がほとんど感じられない。このような聴き方には、Nが語り手の話を意味ある一連のものとして捉えていないことが反映されているように思われる。

　b）ロールシャッハ・テストとの関連　　Nのプロトコルの抜粋とスコアの量的特徴を表4-10、4-11に示す。NはクラスターJ〔自己完結群〕に属する被検者である。

　反応数は1図版に1つと少なく、ほぼ全てがW領域に対する形態反応である。A％も高く、きわめて単純な量的特徴を示している。Ⅰカードでは初発反応時間が他より顕著に遅く、「**具体的に何っていうのは出てこない**」としたまま反応が終えられていて、未知のものを意味づけることに困難を感じやすい傾向が示されている。明細化においても曖昧な表現が多く、「**こういう形のを見た感じがするんで**」（Ⅸ）などと、ブロットとの関係づけはあまりなされていない。また、「**この辺に見える**」（Ⅰ）と検査者に目を向けようともせずに自分の背中を指さしたり、自分はしたことがないのでわからないと言いつつも、「**ゲームとか好きそうな人は見たことあるんじゃないかな**」（Ⅳ）と根拠なく断定してしまうなど、自己中心的な表現が多

表4-10. 聴き手Nのロールシャッハ・テストプロトコル（抜粋）

図版I どういう見方してもいいんですか？（くるくるとカードを回転）えー、わかんなあ。 1'29"①∧何か動物？　ん？　うーん？？　動物に感じるんですけど、どういう位置とか全然わからないですねー、なんか。動物に見えるんですけど、うーん、具体的に何っていうのは出てこないですね。（右、左、交互に手で隠）うーん…。（2分48秒）	①足がこうあって、出てるとこわからない。やっぱり後ろ姿？カメのような、なんていうのか、この辺（自分の背中を指す）に見えるんです。真後ろから何か生き物を見た感じ。　W　F∓　A
図版IV 45"①∧へんー？　何かあの、なんか、へ？リュウとかそんなん見えますけど。こう見たら（笑）。ゲームしないですけど、ゲームとか出てきそうなそんな感じのものに見えます。（1分23秒）	①頭、ここが、なんて言うんすかね。こう（パタパタ両手を振る）羽じゃないけど、こういうなん。後ろ向きに見えるんです。〈ゲーム？〉なんか出てきそうな。したことないのでわからないんですけど、そういうようなゲームとか好きそうな人は見たことあるんじゃないかな、みたいな。 W　F±　（A）
図版V 32"①∧（カードを受けとると即座に回転）な、なんか、何か合わせたカニのような、なんか手してて、ここがカタツムリかなんかの目というか、触角かなんかに見えます。うーん。（1分9秒）	①ここがわからないんですけど、そういう昆虫のなんかこう目のところ？こう、カニのハサミっていうか。なんかそういうのを合わせたような絵に見えます。 W　F−　Ad
図版VII 24"①∧うーんとー、頭になんかツノかなんか出た子どもかなんかが2人向かい合ってて、これがなんか、渓谷、山と山があって、真ん中に滝が流れてて、という感じに見えます。うーん、ふん、ふん、ふん。（1分5秒）	①2人向き合ってる。頭がなんかツノ？まぁある子ども。人っていうか、外国の子ども。山というか、ですね。灰色が水。黒のが、ここら辺に水がざーっと流れてて。言うたら滝の水流れてない部分。 W　F−, mF　(H), Na
図版IX 27"①∧どう見てもいいんですよね。こう見て入道雲。水面に映っている雲とかそういうなんに見えますね、はい。（46秒）	①とりあえず雲がこう映ってるという感じに見えますね。水面。〈雲？〉なんかこういう形のを見た感じがするんで。うーん、なんかこうつながったり、色のなんか見て雲の形かなーっていう。この辺が薄いんですけど、山並みがこうあるのかなという（ぐっとTes.に近づく）水面に映ってるのかなと。　W　CF∓　L

表 4-11. 聴き手 N のロールシャッハ・テストスコアの量的特徴

R	10	W%	100%	F%／ΣF%	70%／70%
TotalTime	12：13	D%	0%	F＋%	43%
T/R（Ave.）	1：13	d%	0%	R＋%	40%
R₁T（Ave.）	36.3	Dd＋S%	0%	A%	60%
R₁T（N.C.）	43.4	W：M	10：1	H	2
R₁T（C.C.）	29.2	M：FM	1：1	SumH	2
Rej／Fail	0／0	M：SumC	1：0.0	P	2
SumC	0.0	FM＋m：Fc＋c＋C'	1：0	Content Range	4
FC：CF＋C	0：0	ⅧⅨⅩ%	30%		

く、自らの感覚を客観的に吟味しようとする姿勢に欠けている。

そして、Ⅴカードでは"昆虫の目とカニのハサミ"、Ⅶカードでは"子どもと渓谷"というように、異質なものが関係づけられないままひとつの反応の中に並列させられていることも特徴的である。どの反応も部分反応として示されるならば、ブロットの特徴を捉えた反応として評価できる水準のものであるが、Nはそれらを切り分けることなく平然と全てを並列させて示しているのである。

ここには、第3章において路線図的な空間構成として指摘したような、あらゆるものを同一平面上にみる態度がみてとれる。ただしこの路線図というメタファーは、Nが路線図を見る人として図の外側に存在しているというのではなく、Nの認識それ自体が平面的であるという意味で捉えられねばならない。Nは常にその時目に入ってくる景色を認識するのみで、路線図全体の配置を俯瞰したり目的地を目指して路線を選択したりしているわけではない。すなわちNの視点もまさにその路線図上にあるために断片的な印象が一続きに示されるのであって、そこにはそもそもある部分を他の部分と区別したり、区切ったりしようという発想がないのであろう。Nの反応が自己中心的な視座から目前のものを羅列的に描写するような形をとるのは、路線図を見下ろすような俯瞰的視座に欠け、同一平面上の視点

からその時見えたものを直接、現実として認識しているためと考えられるのである。

　c）聴き手Nの聴き方──バラバラにする聴き手　想起が終わると、Nは自発的に自身の悩みを語り始めた。それによれば、Nは過度に人に甘えてしまうために、人間関係がうまく築けず、辛い思いをしているのだという。それを踏まえてNの想起した話を見直してみると、語り手の話とN自身の状況が混在してしまっていたことがうかがえた。"父親が男らしくないと言っていた"という全く新しい内容が想起されたのは、Nが元々自分に対して抱いていた思いの断片と、「大正生まれらしく」「男がそんなことできるか」という基本テキストの断片が一続きに表現されたものではないかと推察されたのである。
　Nは知的能力には全く問題がなく、Nが切々と訴える話を聴いている限りにおいては、彼が物事に区切りをつけ、理解しているようにも見えた。しかし、ロールシャッハ・テストや話を聴く場面など、与えられた刺激を受けとる状況においては、Nが"区切られているようで実は区切りのない"世界を生きていることが明らかに示されている。このようなあり方は、村上があげているような、重度自閉症の常同行動にみられる「自己感のない状態」[3]に共通しているようにも思われる。村上によれば、自閉症児がミニカーのタイヤを回し続けているようなとき、タイヤという対象が知覚されているのではなく「感性の自動的な組織化」[4]が起こっているという。すなわち、タイヤの回転という単純な運動の反復を注視するとき、自閉症児の意識を占めているのは自動的に形が生成し変化するパターンのみであり、そこでは「概念による規定なしに（そして同時に自我のかかわりなしにひとりでに）感性的な形が生成する」。この経験はそれ自体、「否定性の介在しない肯定的なもの」[5]であり、ひとりでに生起する事物の動きが感覚と調和することが快として体験されるというのである。
　一般に、話を聴いたり思い出しているときには、聴いた話がまとまった形で思い浮かべられるわけではない。なんとなく頭に残った言葉や類似した自身の経験などが、聴いた話と入り交じりながら思い出されてくるもの

であろう。我々は、それらが混在しすぎないように必要な情報を選り分け、そこに「否定性」を介在させて意識による制御を行っている。一方、Nの想起は、まるで「ひとりでに」浮かび上がるのにまかせて、聴いた言葉の断片や自身の記憶の断片を並べているようであり、そこにN自身が「否定性」として介在した痕跡が感じられない。Nは流暢に言葉を用いるために、一見、「自己感」がないようには見受けられないが、ロールシャッハ・テストにおいて異質な反応を区切りなく並べていたように、浮かび上がってくる印象をそれが生成するままに言葉にしていっているために、結果的に言葉をつぎはぎしたような断片的な想起となったのではないかと思われるのである。

　こうしたNのあり方を考えれば、Nが他者と関係を築くことがどれほど困難であるかは想像に難くない。いつも人との関係がうまくいかないNの辛さは語り手にもよく伝わってきたのだが、他者との接触や関係を強く求めている一方で、N自身は他者から差し出されたものを全く受けとれていない。Nは話を区切ったりまとめたりする枠組みをもたないために、相手の話をバラバラの断片にして自分の話に織り交ぜてしまうしかなく、自身の話も他者の話もずるずるとひとつながりに体験しているのであろう。バラバラにされた言葉は元の文脈から剥ぎ取られて意味を失い、さらにはその時々のNの印象に合わせて自己中心的に変形され、原型をとどめない形で想起される。そのために、聴いた話について話せば話すほどそれが誰の何についての話であったのかがわからなくなるような事態がもたらされ、語り手が元々構成していた意味や意図は置き去りになってしまう。Nは他者との親密な対話や関係を強く希求しているが、このような聴き方のために、話せば話すほど他者との関係から遠ざかってしまうことにもなりかねないと考えられるのである。

（4）　自分の話を始めた聴き手①──少数反応群の事例
　　　［聴き手O：20代男性］
　a）聴き方の特徴　　　Oの想起テキスト①を表4-12に示す。Oは1回目の教示に対して自身の感想のようなものを語った。教示の意図が正しく

伝わっていない可能性が考えられたため、Oが語り終えた後、改めて教示を行った。①の再教示後の想起テキストは参考として示した。

表 4-12. 聴き手Oの想起テキスト①
【再生】0ユニット　【変形】0ユニット　［表現の揺れ］0ユニット

はい。だから、えっとー、ま、あのー、もし！　あのー、自分がその立場だったら、結局、仲良くもなれなかったし、ずっと疑い、疑いというかにらみ合いになり続けたような気がするんですね。でも、その話だと、もうその最後は仲良くなるんやろうなって。最後に音信不通になってしまったけどもっていうのは、うーん、だから、昔、昔の友達なんかも結構音信不通になる人がいっぱいいて、で、うーん、そういう意味では最後の状態は予測できなかったんですけど、ただ、自分の立場になってみると、もう最後、最後っていうかもう真ん中のあたりから全然違ってる立場になってると思うんです。もう、あのー大体の内容は、あのー自分の中では予測できてて。たとえばもう、そうやってもうにらまれ続けたら、僕だったら耐えられないので、塾に、ちょっと行きたくないって言い出すかもしれないと思って。元々女性が苦手なので、そうやって見られるだけでもちょっと怖いなーっていう感じで。話をきいてる間もすごくそう自分の、自分の立場と主人公の立場とは全く別の立場なんだなっていう仕分けをしながら、うーん、あの予測できるところはなんかもう先取りで予測できてるんですけど、自分の立場になったら結局、うーん（咳払い）、全然仲良くできてないなって1つ目の話はそう思いました。

※以下、参考資料
（【再生】6ユニット　【変形】5ユニット　［表現の揺れ］7ユニット）

	【再生】/【変形】	下位分類	表現の揺れ
〈どんな話だったかをもう一度お話しいただいても？〉			
うん、あんまり覚えてないんですけども、だから、えっと、す、えーと、す、スーパーの？スーパーがあるビルの屋上で、	【再生】	言い換え	＋
何か特殊なところを登っていって、その屋上にある塾で、	【変形】	抽象化	
えーと、塾で、えっとー、うーんと、ま、しばらく通ってたら	【再生】	抽象化再生	＋
その、なんていうか、うーん、あのー自分をにらんでくるようなお姉さんがいて	【再生】	そのまま	＋
で、しばらくにらみ合いが続いた、けど、	【再生】	抽象化再生	

ふとしたきっかけで、消しゴムを落とした者、落とした者、拾ったことによって、	【再生】	抽象化再生	＋
少し、(咳払い)仲良くなれたかなっていうタイミングで、	【変形】	その他の変形	
あのー自分の、友達になりたいっていう、あのー、封筒、を、渡したんかな	【変形】	その他の変形	＋
そ、それでー、すごく２人は仲良くなって、	【変形】	主観付加	＋
ただ、えっと高校をやめた頃から、うーん、あのー、ちょっと、あの、今、どう、あの、こう、高校、こ、こう、高校やめた頃からつきあいがなくなって、話を、しなくなって、	【変形】	新規作成	＋
あの今どうしてるかなっていうところで終わったと思います。そんな感じだと思います。	【再生】	そのまま	

　Oは落ち着きがなく常にぶつぶつと何かを口に出していたが、語り手が話す間はかろうじて言葉をとめて相づちをうってくれていた。しかし想起場面ではそれが一転し、それ自体まとまりのみられない話を猛烈な勢いで話し出した。ここでは省略しているが、想起テキスト②では【再生】1ユニット　【変形】4ユニット　[表現の揺れ]4ユニットであり、ここでもまたOの感想のようなものが語られた。再教示後にも同じように自発的な話が語られたことから、これは単に教示が伝わっていないために起こった現象ではないと考えられた。

　Oが想起場面で語ったのは"語り手の話がどのような話だったか"というよりむしろ、"話を聴いて喚起された自分の思い"といえよう。「自分がその立場だったら」「僕だったら耐えられない」という言葉にも表れているように、Oの想起は"Oにとって"どうであるかが中心となっていて、元の話がどうであったかは脇に置かれている。「自分の立場と主人公の立場とは全く別の立場なんだなっていう仕分けをしながら」という言葉や、再教示に対してそれなりに応じていることからも、Oは自分の話と聴いた話の違いを意識してはいるようである。しかし、「ただ、自分の立場になってみると」「自分の立場になったら結局」と、結局のところ、Oは常に自分について話していたといえるだろう。

b）ロールシャッハ・テストとの関連　Oのプロトコルの抜粋とスコアの量的特徴を表 4-13、4-14 に示す。O はクラスターD〔表面反射群〕に属する被検者である。

　I カードで大幅に遅れている以外は、初発反応時間がほぼ全て 10 秒以下と非常に短い。これは、始めに I カードを見つめていた 20 秒あまりを除けば、検査中ほぼずっと O が何かを話し続けていたということでもある。O が一度話し始めると言葉が途切れることはなく、どこからが反応でどこからが感想なのか判然としなかった。また、「これで何がわかるんだろ」「周りに KY な状態がすごく高い」（I）、「オリジナリティを表現するのは得意ではない」（VI）など、反応以外の言葉が多く、その多くは O 自身の状態への言及で、内容は防衛的である。

　色彩や動きによく言及する一方で、反応内容は曖昧であることも特徴的である。初めての多彩色図版である VIII カードではすぐに「うん、逆に色がついていると余計わかりにくい」と色の存在に言及し、「特殊な感じの花」と色彩に影響されたと思われる反応を示したが、「色的にも形的にも花とかわからない」、「花の感じはするのにどこがどうとか説明つかない」と述べ、色彩が反応に統合されないままに終わっている。また、「ぱかっと開いた感覚」（VI）「帽子的なものかぶってるニュアンス」（VII）などと、主語

表 4-13.　聴き手 O のロールシャッハ・テストスコアの量的特徴

R	17	W%	82%	F%／ΣF%	53%／53%
TotalTime	13：17	D%	18%	F＋%	44%
T/R（Ave.）	46.9	d%	0%	R＋%	41%
R1T（Ave.）	6.5	Dd＋S%	0%	A%	53%
R1T（N.C.）	6.6	W：M	14：1	H	1
R1T（C.C.）	6.4	M：FM	1：4	SumH	3
Rej／Fail	0／0	M：SumC	1：2.0	P	3
SumC	2.0	FM＋m：Fc＋c＋C'	4：1	Content Range	7
FC：CF＋C	0：2	VIII IX X %	29%		

表 4-14. 聴き手Oのロールシャッハ・テストプロトコル（抜粋）

図版 I 23″ ① ∧ なんかこれは僕的には何かのシンボルマークみたいな。何かの象徴みたいな。組織の象徴みたいな。 ② ∧ あと仮面とかにも見えるかな。そのくらいかな。簡単にまとめてしまおうとする癖がある。深く考えて、あれ、チョウチョに見えるってわけでもないし、なんかよくあるマークみたいな。あるいは仮面というかマスクみたいなものに。そんな感じですかね。まとめると、周りにKYな状態がものすごい高いんです。(1分49秒) (カード渡した後) 今日はまだ落ち着いている方なんです。今日はすごく落ち着いています。これで何がわかるのかな。これで何がわかるのかな。(落ち着かないので席を移動したいと希望)	①あまり説明がつかないんですが、そういうマークを見てた覚えがある。〈らしさ？〉左右対称で、学生証にしろ何にせよ組織の象徴の形っぽい。〈どこ？〉全体的に見てそう。つい最近みた好きな作品の中のマークに見えた。　W　F干　Sym ②目がどっちかわからないけど、ちょっとかぶって、違うものを表現する、レスラーのマスクとかそういう感じ。仮面舞踏会でつけるのにも見えなくはない。〈チョウチョ？〉チョウチョの形にとらわれて見てようとは思ったけど、それっぽい感じはするけどなかった。 W, S　F±　Mask
図版VI 1″ ① ∨ これ何やろな。花でもないし。最初のインスピレーションでは木についたサナギが開いて羽化しようとしているところ。羽化じゃなくて孵化か。成虫になりそうなそんな感じ。なんかちょっと違うな。形的にどう見てもいいと言っても、なかなか答え出せないし、オリジナリティを表現するのは得意ではない方なので、何だよと言われたときにそっちの方が的を射てるという感覚になりやすいんですよね。はっきり何かなというのが見つからない絵ですね。(1分42秒)	①サナギの殻みたいに。とにかく無理矢理に何かに見えないといけないんじゃないかと思ったときに、サナギが開いて成虫が出て来てるようにも。左右対称がまた出て来ている。ここのラインで土の中。木だとしたらね、真ん中。開こうとしている。何に見えるか、左右対称って魚の開きだったり、ぱかっと開いた感覚。元々閉じてたものが開いた後にも見えます。サナギとは別に木の部分、こんなにでっかいサナギならモスラかな？　W　FM干　A, Pl

図版Ⅶ 5″①∧うーんなんかこれも向き合ってるように、何が向き合ってるかというと、羽根帽子をかぶった子どもが2人向き合っている。反対にしてみたらまた何か違うんだろうと思うんですけど。 ②∨反対向いてる同士の双子の女の人なのか女の子なのかわからない。背中を向け合ってけんかをしている双子の女性のように。けんかでもしたのかなー。さっきのとはまた違う。わりとすっと何かわかる感じの絵ですね。 （1分23秒）	①手足胴体が描かれている様子はない。この部分。羽根、帽子的なものかぶってるニュアンス。顔。 　D　F±　Hd, Cloth　P ②服、スカート、足。ちょっと抽象的。頭はそれ以上表現しても何もならない。とにかく背中向け合ってけんかしてる感じがすごくある。 　W　M∓　H
図版Ⅷ 4″①∨うん、逆に色がついていると余計わかりにくい。そういう花みたいにも、特殊な感じの花みたいな、反対向けると答えが出にくい。 ②くでも左右の赤のが動物に見える感じですかね。なんていうか、チーターとかヒョウとかみたいのが2匹いるというのが伝わってくる。真ん中の絵は何かわからない。基本的に。（1分21秒）	①どの部分がどうとかじゃなくて、従来の概念では想像できない。新しい誰も見たことない花。〈色？〉色的にも形的にも花とかわからない。どの辺が葉で根っこことか…そういうのはない。花の感じはするのにどこがどうとか説明つかない。 　W　F−　Pl ②足4つ。しっぽないだけ。そういう系の動物。　D　F±　A　P

が述べられずに述語が主体となった曖昧な表現が多い。ブロットに動きを感じながらも、その動きの主体となるものを認識することが難しいために、概念内容と動きがマッチした反応になりにくいのであろう。正体のわからないものがうごめいているような状況は確かに不気味なものであり、それゆえにOはたびたび不安を表明しているのではないかとも思われる。対象の性質や動きを敏感に察知しても、それを概念やイメージに収めることは難しく、Oはそれに代わるように自身が刺激に呼応して多弁、多動状態を呈していると考えられるのである。

c）聴き手Oの聴き方——相手のいない聴き手

終始落ち着かない彼の様子から、この一連の調査がOの不安を著しく喚起したことが危惧されたが、調査の終了時、Oは調査開始時よりもむしろ

落ち着いているように見え、退室後にも「楽しかった」とけろりとした顔で感想を述べていたという。これほど不安定な様子を示しながらもOが全くその影響を後に残していないことは、語り手に少なからぬ違和感を覚えさせた。

「予測できるところはなんかもう先取りで予測できてるんですけど」と述べているように、Oは話の筋をある程度予測しながら話を聴いていたようである。ロールシャッハ・テストでブロットの動きをよく感じとっていたように、Oは話を聴く場面でも話の流れや動きを読みとろうとしていたようであるが、想起テキストをみる限り、予測していたからといって話の意味を捉えられたというわけではないようだ。ロールシャッハ・テストで動きの主体を見ていなかったのと同様、Oは話を聴く場面においても流れを読んでいるだけで、その〈話の中心〉や〈語り手〉といったものには意識を向けていない。Oは具体的に促されれば"どのような話だったか"という教示に添おうとする姿勢を見せてくれるし、「そんな感じだったと思います」「覚えてないんです」といった表現にも、彼が自分の話と語り手の話に一応の区別をつけていることが示されている。この点において、自分の話と相手の話が混在してしまっていたMやNとは異なっているが、Oにとってもまた、相手の話と適切な距離をとることは難しいようである。

Oにとっての「話」とは、その背景に意味や意図、それを話した人物の存在を前提とするものではなく、そこに示された言葉の流れや動きそのものなのであろう。Oが話した感想のような話が「今、自分が考えてること」を追う形をとっており、その他のコメントがほぼ全てO自身に関することであるのも、Oにとって「話」というものが、自分とは区別されたひとまとまりのものとして体験されていないためと考えられる。先のNの事例と同様に、Oもまた体験を意味あるものとして蓄積する内的空間をもたず、その都度目の前にあるものに反応していくしか術をもたないようである。自らの話と相手の話を区別することはできていても、相手の話と同期して自らも大きく揺れ動くために、実質両者の間には差異がない。聴いた言葉に刺激され、自分の感覚を焦燥的に言葉にしていくのみで、そこに自分以外の何かとの接触はみられないのである。Oは主治医の交替や引っ越

しといった具体的な環境の変化によって調子が大きく変動するようであったが、このことも、Oにとって環境の動きと自身の動きに区別がないことを示唆しているだろう。

このような意味で、Oにとっては呈示されている言葉やインクブロット自体が全てであり、それらを全て"その瞬間の自分"として体験しているようである。だからこそ、Oが一時的に不安定な様相を示したとしても、それを言葉にしてしまいさえすれば、O自身もそれと同期して落ち着きをみせるのだと思われるのである。

*

ここまで、基本テキストをほとんど再現していない事例をとりあげて検討してきた。ここからは、ある程度元の話を再現している聴き手の事例を4つとりあげて検討を続けたい。

（5） 自分の話を始めた聴き手②――標準数反応群の事例
　　　　［聴き手P：30代男性］

　a）聴き方の特徴　　Pの想起テキスト②を表4-15に示す。想起テキスト①では［【再生】1ユニット　【変形】4ユニット　［表現の揺れ］4ユニット］であった。

表4-15．聴き手Pの想起テキスト②
【再生】3ユニット　【変形】4ユニット　［表現の揺れ］4ユニット

	【再生】/【変形】	下位分類	表現の揺れ
2つめの話ねー。うーん、おじいちゃん、うーんおじいちゃん、がんこじじいがいて、まあぶっちゃけ。がんこじじいがいて、	【変形】	主観付加	＋
でー、まあ祖母が、祖母というかその相方のおばあちゃんが死んで、	【再生】	言い換え	＋
もう一自暴自棄みたいな感じになったというかそんな感じになって、	【変形】	主観付加	＋

早よ死に、早よ死にたい早よ死にたいとか言ってたんやけど、	【再生】	言い換え	＋
んで、結局そのとき、びょー、病気が突然、倒れて、	【変形】	自己矛盾	＋
病院のベッドで結局臨終を迎えてしまって、	【再生】	抽象化再生	
最後まで救われない。	【変形】	主観付加	

> いやー他人事じゃないなぁって。いやねー。いやあ～うち、うちにももう祖母がいるんやけどねぇ～、祖母がいるんやけどねえ、いや、がんこじじいほどじゃないんだけど。うん、がんこじじいほどじゃないんだけどねえ。何かと薬の世話になりたがるというか～、病院の世話になりたがるというか、何か自分の行く末を心配してるというか、なんで自分のね、なんで自分の、なんで自分の～残りの時間を楽しむことができないのかなあ。〈そんな感じなんですね〉はぁ。

　聴き手Oと同様に、Pもまた想起の中で自身の話を始めている。しかし、焦燥的に自分の話を始めたOと比べれば、Pはまず話の想起を行ってから話を始めており、自分の話と相手の話の区別が実際に機能しているように見受けられる。また、想起された言葉に「**早よ死にたい早よ死にたい**」などのセリフ調の表現や、「**がんこじじい**」「**最後まで救われない**」など、P独特の感覚に基づいた変形が多いことが特徴的である。これらの言葉は総じてネガティヴな意味を帯びていたが、それと同時に「**うちにも祖母がいるんやけどねぇ～…**」と語り手に親しげに語りかけるなど、Pの態度はどこか楽しげにさえ見えるものであった。

b）ロールシャッハ・テストとの関連　　Pのプロトコルの抜粋とスコアの量的特徴を表4-16、4-17に示す。PはクラスターD〔表面反射群〕に属する被検者である。

　Pの総反応数は20と標準の範囲内である。CRは比較的広いが人間に関する反応は1つのみでP反応も少ない。また、F＋％、R＋％がきわめて低

く、現実との不適合さが目立っている。検査態度は独特で、反応を述べた後に「**蛾、蛾…**」「**シソチョ、シソチョ…**」とぶつぶつと独語のように繰り返していたかと思うと、検査者にぐっと近づきはっきりと目を見るなど、検査中の対人距離は極端な揺れ動きをみせた。

　質問段階のはじめ、「**コウモリ**」（Ⅰ）について尋ねると「**トンボが編隊飛行するやん。交尾というか飛んでるやん。そんな感じ**」と感覚的で自己中心的な言葉が返された。これをはじめ、質問段階では明細化に役立つことはあまり述べられなかったが、その都度迫真の表現がなされることが特徴的であった。「**CTスキャンでうぃ～ん**」（Ⅲ）、「**べっちゃー**」（Ⅳ）といった擬音語は実際の音を模したような声でリアルに表現されたし、「**蛾**」（Ⅴ）の説明ではばたばたと激しく両手を動かし、Ⅶカードでも「**こんな感じ**」「**親指やってる**」と勢いよく指を立ててみせた。こうした行動を示すときPは視点が定まっておらず、その瞬間、完全にCTの機械や蛾そのものになりきっているようであった。

　このように対象と距離のない態度をみせる一方で、それとは対照的な傍観者的な態度が目立つ場面もみられた。たとえばⅠカードでは「**空飛ぶイメージが多いんやけどね**」、「**（この検査で）なんかわかんのかな**」などと他人事のようにつぶやいている。また、「**（始祖鳥が）頭をもたげてるんじゃ**

表 4-16. 聴き手 P のロールシャッハ・テストスコアの量的特徴

R	20	W%	95%	F%／ΣF%	68%／68%
TotalTime	10：41	D%	5%	F＋%	30%
T/R（Ave.）	32.1	d%	0%	R＋%	20%
R₁T（Ave.）	14.0	Dd＋S%	0%	A%	35%
R₁T（N.C.）	8.4	W：M	19：0	H	0
R₁T（C.C.）	19.6	M：FM	0：2.5	SumH	1
Rej／Fail	0／0	M：SumC	0：4.0	P	2
SumC	4.0	FM＋m：Fc＋c＋C'	3：0	Content Range	10
FC：CF＋C	0：4	ⅧⅨⅩ%	30%		

表4-17. 聴き手Pのロールシャッハ・テストプロトコル（抜粋）

図版 I	
11"①∧コウモリ。コウモリが３つともつがいになってとんでるような感じ。〈他？〉他ねえ。 ②∧始祖鳥。空飛ぶイメージが多いんやけどね。（1分8秒） （シソチョ、シソチョ、とぶつぶつ）	①トンボが編隊飛行するやん。交尾というか飛んでるやん。そんな感じ。〈コウモリ？〉コウモリ。ここらへん開いてる感じがね。　　W　FM∓　A ②適当なんだけど、突起の部分、手に見える。全体。〈始祖鳥に？〉（手）あったような気がする。背中からこぶみたいな。頭をもたげてるんじゃないかなあ。〈らしさ？〉ここらへん（下の突起）。　　W　F－　A

図版 III	
7"①∧あーなんだろうな。これも内臓みたいな。CTスキャンでうぃ～んって映し出されたそんな。 ②∧それか見ようによっちゃカマキリみたいな感じかな。足で、ちょっと凶悪そうな昆虫のイメージかな。この虫なんやけど、パリパリっとさきいかみたいに割った感じ。そんな感じ。（1分20秒） なんかわかんのかな（ぶつぶつ）。	①背骨、腸？　腎臓？　そんな感じ。骨とかそんな感じ。〈CTスキャン？〉うん。…。　　W　F∓　X-ray ②ここから出てるの内臓。手、ぎざぎざがカマキリ。〈凶悪？〉そんな感じ。獲物をそのままぼりびりとむさぼりそうな感じ。ここらへんがさきいかのように。パリパリっと。　　W　F－　A

図版 IV	
4"①∧トラの敷物。ぺっちゃーなってるような。猟師が三日三晩格闘の末にやっとひっとらえたみたいな感じ。 ②∨それかあれかな。ちょっと変かもしれんけど、中世のドラゴン。上から見たような感じ。（59秒）	①頭、手。広がっている。〈トラ？〉縞模様。〈敷物？〉よく金持ちの家にあるような、暖炉のすぐ前にあるような。　　W　F±　Aobj　P ②翼、背骨、頭、中世の、よく壁画とかである。　　W　F±　(A)

図版 V	
4"①∧蛾！　蛾！　そんな感じ。 ②∨さかさまにしたらチョウチョの後ろの羽をもぎとったような感じやけど。（39秒） （蛾、蛾、とぶつぶつ）	①触角、こう、羽をこう広げて（手をばさばさ）。　　W　F±　A　P ②触角ないみたいな感じ。どっかのガキにいたずらされたんやろうな。　　W　F－　A

図版 VII	
17"①∧手？　こんな感じ（両手の親指を立てる）、こんな感じでやってるように。親指やってる。（43秒）	①両方で、ここら辺が、ここら辺も。（グーを両手で）こういう感じ！　　W　F∓　Hd

第4章　人は話をどう聴いているのかⅡ——軽度発達障害の人の聴き方　147

図版Ⅸ どっかで見たかなー、わからん、わからない！！　これ以上。全部左右対称のせいかなー。どう見たらいいのか？　何だろうこれ？ 1'02"①ヘ山火事か、森があって火の手があがってるような。ほんまかいな。無理矢理想像したような。これ以上わからん。(1分23秒)	①山火事。城がそこにある。火、森。間近にある火。色ですかね。 W　CF干　Fire, Na, Arch

ないかなあ」とFMともとれるような発言もみられたが、これは「適当」に言った始祖鳥を合理化するために付け加えられた説明であり、実際にその動きが感じられているというわけではないようであった。同様に、「トラの敷物」(Ⅲ)についても「猟師が三日三晩格闘の末にやっとひっとらえたみたいな感じ」と具体的なエピソードを付け加えているが、それがどのようなイメージに基づくものかは判然としない。たとえば"このトラは凶暴そうな牙をもっているから三日三晩かけなければつかまえられない"などとブロットと連想をつなぐ物語があればPの連想も許容され得るだろう。しかし、Pの反応ではブロットとの関連が明示されないまま任意に意味が特定されてしまっているのである。

　これらのことからは、Pはイメージに深く入っていくというよりむしろ、連想をそのまま事実として体験したり、P自身が連想された対象になりかわったりしていると考えられる。だからこそ、Pの説明は確信的な断定に満ちていながらも、結局のところ反応の明細化には役立っていないのであろう。Like／Dislikeカードの選択理由にも「わかりやすい」「まとまりがない」というインクブロット側の要因があげられていて、自身との関係では捉えられていない。感覚は対象と区別されておらず、Pが感じたことがそのまま事実になっていくようである。このような意味でPもまた、MやNと同様に、常にそのとき体験されているものだけが存在する一次元的世界を生きていると考えられる。ただし、Pは「トラの敷物」(Ⅳ)、「蛾」(Ⅴ)「弦楽器」(Ⅵ)というように、それなりにブロットに即した反応を示していて、MやNの反応に比べて一般的な印象を与える。このよう

に一般的な反応内容と奇妙な反応態度が同時に示されているためにＰの特徴は捉えにくく、どこか不自然な印象を与えているのだと思われる。

ｃ）聴き手Ｐの聴き方──イメージに囚われる聴き手　　Ｐは声が大きくがっしりした体格で、接近すると非常に迫力のある方であった。基本テキストで語られた出来事の流れはほぼ正しく再現されていて、話の大筋を取り違えているわけではなさそうである。しかし、ロールシャッハ・テストと同様、想起された話は全体的にＰ独特の表現で色づけされていて、内容はネガティヴな意味合いを帯びている。その一方、「**いやあ〜うち、うちにももう祖母がいるんやけどねぇ〜**」と話す語り口からは悠々とした雰囲気が漂ってきた。語り手は突然しみじみと話し始めたＰを見て、それほど喚起されるものがあったのだろうかと驚き、〈そんな感じなんですね〉と言葉を返した。すると、Ｐはなぜ語り手がそんなことを言うのかわからないといった表情で「はぁ」と曖昧な声を出し、その後は表情なく沈黙してしまった。ここでもＰは自分主導の極端な距離の転換を示したのである。

　ロールシャッハ・テストで蛾やＣＴになりきっていたことを考えれば、Ｐが自分の話を始めたのは、話を聴いて思い浮かんだ連想から距離をとれず、それを一心に話さざるを得なくなったためだと考えられる。つまり、それは語り手に伝えるための話ではなく、Ｐにとっては"聴いた話"と同等の存在的価値をもったひとつの"事実"であるのだろう。そのために、その話が展開したり相互的なやりとりに発展したりすることはなく、Ｐが言いたいことを言いきった時点で語り手は話しかけられる筋合いのない他人でしかなくなってしまったのだと思われるのである。

　Ｐは親しげに自分の思いを披瀝するか傍観者的になるかといった見かけ上の態度の転換を呈しつつ、実際には一貫してそれらを"自分なりに色づけした現実"として体験しているのだと考えられる。ひとつのイメージを二重の意味をもつものとして捉えることがないために、独特の親しげな口調によって、主観的であるはずのＰのイメージが客観的現実と同等のものとして存在させられていく。このような意味でＰもまた、相手の話を相手のものとして聴いていたとは言い難いのであるが、一見話の大筋を捉えて

いるように見えるために、これまで示してきた4事例に比べてその特性が見えにくい点が特徴的といえるだろう。

(6) 再生する聴き手②──標準数反応群の事例
　　　［聴き手Q：20代女性］
a）聴き方の特徴　　Qの想起テキスト①を表4-18に示す。

表4-18. 聴き手Qの想起テキスト①
【再生】16ユニット　【変形】1ユニット　［表現の揺れ］5ユニット

	【再生】/【変形】	下位分類	表現の揺れ
とー…私ーが小学生のときに、通っていた塾があって、	【再生】	抽象化再生	＋
…そこでいつも…自分を見つめてくる女の人がいました。	【再生】	言い換え	＋
私は…自分が遅く習い始めたので、	【再生】	そのまま	＋
学年が遅いところからスタートしていたけれど、	【再生】	そのまま	
隣の女の人は、年が上だったのか	【再生】	そのまま	
自分より進んだ学年、のところを勉強していて、	【再生】	そのまま	
私が塾に行くたびに、その女の子がにらんでくることもあって、	【再生】	そのまま	
自分は次第に敵意をもって、	【再生】	そのまま	
自分もにらむようになっていました。	【再生】	そのまま	
そんなある日、	【再生】	抽象化再生	
その女の子が、こちらに消しゴムを転がしてき、ました。	【再生】	言い換え	
私が拾ってあげると、	【再生】	そのまま	
その女の子はにっこり笑いました。	【再生】	そのまま	
…そーれで、その女の子から手紙をもらいました。	【再生】	抽象化再生	＋
そこには、ずっと私と友達になりたかった、と書いてありました。	【再生】	そのまま	
その後…高校生くらいまで、友情が続きました。	【変形】	抽象化	＋

| その頃モデルになりたいと思っていた彼女は今どうなっているかな、というお話です。 | 【再生】 | 言い換え |

　Qは一切語り手と目を合わせることなく、かといって避けているといった様子でもなく、どこか別の方向を見ながら順序よく話を再生していった。Qが抑揚なく一文一文正確に再生していく様子は、法律の条文を読み上げているかのように機械的な印象を与えた。想起テキスト②においても【再生】19ユニット　【変形】3ユニット　［表現の揺れ］5ユニットであり、①と同様に淡々と想起が行われた。ほぼ正確に元の話を再生したという点で、Qの想起は大学生の聴き手Aのものと類似しているが、Qは基本テキストの言葉をAよりもさらに逐語的に拾っていて、本研究の被検者群の中で最も忠実に元の話を再現した聴き手と言える。

　Qの想起がAのものと大きく異なっている点は、話の主語が「私」とされていることである。相手の話について話すのであれば、その主語は語り手に据え置かれるべきであるが、Qは「私は…」という表現をそのまま用い、自身が語り手になりかわってしまっている。これを、Qが話に没入して主人公になりきっていたためと考えるには、Qの態度はあまりにも淡々としすぎている。おそらく、Aが自分の立ち位置から忠実に言葉をなぞろうとしたのとは異なり、Qは語り手の役柄にそのままはまりこむことによって話を再現したのであろう。主語が「私」とされたことも、語り手の言葉をそのまま機械的に再生したためと捉えるのが妥当であるように思われる。Qはロールシャッハ・テストでは〔表面反射群〕に該当していたが、話の想起においても同様に「表面反射」的な様相を示しているといえよう。

　b）ロールシャッハ・テストとの関連　　Qのプロトコルの抜粋とスコアの量的特徴を表4-19、4-20に示す。QはクラスターC〔表面反射群〕に属する被検者である。

　QはⅠカードの初発反応の後、すぐにカードに関心を失ったようであり、検査者に〈他に？〉と促されると「あ！　はぁ」と驚き、2つ目の反

表 4-19. 聴き手Qのロールシャッハ・テストプロトコル（抜粋）

図版 I 15″①∧コウモリ。 　　〈他に？〉あ！　はぁ。 　　②∧オオカミの顔。まだですか？ 　　〈もしあれば〉あ、これは角度は？〈何でも〉なんも思いつかないです。(1分)	①翼。〈？〉全体で言いましたけど。〈らしさ？〉ぱっと思っただけなんでわからないんですけど。んー、こんなんあったっけ？ 　　W　F±　A　P ②耳、口、どっちかが目、どっちでもいいんですけど。〈らしさ？〉口とか？ 　　W, S　F±　Ad
図版 II 28″①∨人の骨盤。 　　あとなんにも思いつきません。 　　(45秒)	①（笑）ていうか、CTというか何かで見たような映像っぽい。テレビとかで見たことあるような。骨盤じゃないような気がしてきた。内臓脂肪とかのやつで。〈？〉うーん、ちょっと何であれやったんか覚えてない。ほんまに形で。なんとなく。 　　W　F−　X-ray
図版 III 難しい…（くるくると図版を回す） えー、どうすんだろ。なんやろ。なんにも見えてこないんですけどー。 えーー。 3′45″①∧女の子の水着にします（伏せる）。(3分46秒)	①無理矢理ですけど。これは何も出てこなかったので。これをリボンに見立てて。これは変な真ん中のやつ。〈？〉パンツのとこ。スカートか水着か、スカートか。これが水着やったらこんなんなってないから。 　　W　F−　Cloth
図版 IV 13″①∧え、むつかしいな。こ、コウモリ。…コウモリしか。(31秒)	①翼。あとは全体の雰囲気から。形からです。 　　W　F±　A
図版 V 1″①∧え、全部コウモリに見えるんですけど。コレもコウモリに見えます。 　　②∨チョウチョ。それくらいです。 　　(27秒)	①なんとなく全体の形で。翼。 　　W　F±　A　P ②チョウチョも触角があって、翼か羽。同じです。　W　F±　A　P

表 4-20. 聴き手Qのロールシャッハ・テストスコアの量的特徴

R	14	W%	79%	F%／ΣF%	86%／86%
TotalTime	10：47	D%	21%	F＋%	75%
T/R（Ave.）	46.2	d%	0%	R＋%	20%
R_1T（Ave.）	37.7	Dd＋S%	0%	A%	79%
R_1T（N.C.）	13.2	W：M	11：1	H	1
R_1T（C.C.）	62.2	M：FM	1：0	SumH	2
Rej／Fail	0／0	M：SumC	1：0.5	P	5
SumC	0.5	FM＋m：Fc＋c＋C'	0：0	Content Range	6
FC：CF＋C	1：0	ⅧⅨⅩ%	29%		

応を出すとすぐに「まだですか」と尋ねた。反応時間は短く、すぐにくるくるとカードを回転させていて、全般的にじっくりとブロットを吟味しようとする姿勢に欠けている。反応数も発話量も少なく、ほぼ全てが形態反応という淡白な態度である。P反応は5つと多いが、全体の反応傾向からすれば一般に見られやすいものを言って済ませてしまおうとする妥協的な態度の表れと考えられる。質問段階でも問われた以上のことを話すことはなく、「ぱっと思っただけなんでわからない」「どっちかが目、どっちでもいいんですけど」「こんなんあったっけ？」（Ⅰ）などと、自身の反応に対するこだわりも薄く、無責任な印象を与えている。Like／Dislikeカードを尋ねた際にもQは「何に見えたかは関係ありますか？ 色は関係ありますか？」と問い返し、好き嫌いでさえ外側から与えられた条件に従って事務的に選択しようとしているようであった。また、多くの発言はぞんざいになされたが、「なんにも見えてこないんですけどー」（Ⅲ）、「え、全部コウモリに見えるんですけど」（Ⅴ）などの発言に象徴的に表れているように、反応産出の要因を全て環境側に帰そうとするような態度も特徴的であった。

このように、Qは全般的に当事者意識に欠け、自身の感覚を通してブロットに関わろうとする姿勢がほとんどみられなかった。ひとつひとつの

反応自体はそれほど奇異なものではないが、ニュアンスや味わい、細部への細やかな配慮が全くみられないために、全体として他人任せで横着な印象を与えている。

　c）聴き手Qの聴き方——聴き手意識のない聴き手　　Qは既にアスペルガー障害という診断を受けていたが、それについて「アスペでたまに悩むことはあるけど、他で困ることはないです」とさらりと述べている。また、Qは調査の感想として「つらつらと何も考えないで話した。発達障害の特徴なのかもしれないけど、曖昧なものが苦手」と述べた。Qは自分が発達障害だという自覚をもっていたようだが、「発達障害の特徴なのかもしれない」と、他人事のように距離のある言い方をしていて、当事者としての深刻さがほとんど感じられない。また、「たまに悩む」という持続性のない悩みのあり方や「他で困ることはない」と悩みをあっさりと切り分けているところにも、Qが物事を論理に沿って体験していて、意識を凌駕するような苦悩や感情を感じていないことが表れている。

　語り手にとっては、Qは常にそっぽを向いているという印象であった。話を聴いているときには、相づちをうったり視線を合わせたりするどころか、かばんをごそごそ探り、お茶を飲み、部屋の中をきょろきょろ眺め回すなど、全く話を聴いている様子が感じられなかった。語り手は本当にQが話を聴いてくれているのかわからなくなり、話を中断しようかと幾度も考えたが、Qがあまりにも平然としているため、結局、中断することなく話を続けた。別担当者がWAISを行った際にも、集中力が切れると何度もあくびをしたりトイレに立ったりと落ち着かず、ついには疲れたから検査を2日にわけたいと申し出たということであった。

　QはWAISでは［VIQ：116, PIQ：91, IQ：106］と標準的な数値を示していたが、その中で最も評価点が高かったのが数唱であった。順唱でも逆唱でも最終課題まで進んでいて、聴覚情報を正確に記憶することに優れているようである。村上は、自閉症の少年が似顔絵を描く際に「定型発達の描画のように輪郭と目から描かずに、髪、めがね、耳、鼻、口、と上からスキャンするように描いた」[6]という例をあげている。Qもこの少年と同

様に、その高い記憶能力によって聴いた言葉をスキャンして、それを数唱課題のように順序よく再生していったのではないかと考えられる。

Qの淡泊な態度は、大学生群で最も動揺を示した聴き手Bと比べても対照的なものである。ここには、一般に情緒的な負荷として体験されるような刺激であっても、Qがそれを他の中立的な刺激と同等のものと捉えていることが示唆されている。Qにとって、ある言葉が別の言葉に比べて重要な意味をもつということがなく、Bのように話の意味内容に反応して戸惑う必要がないのであろう。そのために、無意味な数列と同じように、感情に妨害されることなく純粋に記憶課題として話の想起を遂行できたのだと考えられる。

Qの想起は正確ではあるのだが、全く人間味を感じさせない。このことについて、大学生群で最も正確に話を想起した聴き手Aとの違いから考えてみたい。ロールシャッハ・テストで両者はいずれも積極的に多くの反応を出そうとするわけではなかった。しかし、Qが色彩や濃淡にほとんど注意を払わなかったのに対し、Aはブロットの質感や陰影を細やかに感じとり、それを反応に取り入れていた。Dislikeカードの選択理由でも、Qが「別に理由ないけど。あんまりきれいやと思えへんから」とさらりと答えたのに対し、Aは「気持ち悪いのが…」とカードを見つめながら言葉を失っている。両者のあげた理由はどちらもシンプルなものではあるが、Qが"きれい"というブロット側の性質を問題にしているのに対し、Aは"気持ち悪い"という自身の感覚に焦点づけている。このように、Aが対象の雰囲気やニュアンスを自身の感覚を通して受けとっているのに対し、Qは表面に見えているものの性質を形容しているだけなのである。

対話のメタファーとしてよく用いられる"言葉のキャッチボール"という表現に当てはめてみれば、Aは、語り手の投げたボールを自分の身をもって"キャッチ"しているといえるだろう。A が自身をキャッチャーとして位置づけているからこそ、受けたボールを損なわない形で投げ返すことに注意を払うことができたのだと考えられる。一方Qは、ボールを受けるというよりもむしろ、ボールが描いたコースを正確に記憶し、それとなるべく同じように別のボールを投げてみせたというのが適当であるように

思われる。すなわち、Aが話というボールに対して適度に距離をとり、細やかな感受性をもってそれを受けとめたのに対し、Qはボールが投げられても自分がその受け手であるという意識に欠けていて、お茶を飲んだり部屋を見回したりしながらボールのコースを観察しているのみであったのだろう。このような意味で、Qと語り手の間にはボールを"受けて返す"というやりとりが成立していない。Qは語られた話を記憶してはいても聴き手意識に欠けていて、状況の内に入ることがないために、対話を相互的なものとして体験していないと考えられるのである。

（7） 動揺を示す聴き手②――標準数反応群の事例
　　　　［聴き手R：30代男性］

　a）聴き方の特徴　　Rの想起テキスト②を表4-21に示す。想起テキスト①では［【再生】0ユニット　【変形】5ユニット　［表現の揺れ］3ユニット］であった。

　（表4-21は次頁）

表4-21. 聴き手Rの想起テキスト②

【再生】7ユニット 【変形】8ユニット ［表現の揺れ］14ユニット

	【再生】/【変形】	下位分類	表現の揺れ
ま、ま、もう1回話のーあれを。ま、あのー、えーま、あのー、ま、ま、祖父と祖母、お2人ですね。ま、年が10個離れているということなんですけど、	【再生】	そのまま	＋
ま、ま、祖父の方は、ま、ちょっと、ま、頑固っていいますか、はい！	【変形】	主観付加	＋
よく大正生まれの人とか、に、よくあるような、うん。	【再生】	そのまま	＋
ま、よく、気の、まあ、つくっていいますか、ま、っていうところが。	【変形】	新規作成	＋
ま、それで、ま、…ま、そしたらある日、あの、祖母ーですね、が、亡くなられて、	【再生】	抽象化再生	＋
それがー、もう、…ま、祖母と祖父の方がもう10個年が上っていうことで、ま、かなり、意外一性っていうところもあって、	【変形】	主観付加	＋
ちょっとショックを受けてはって、もっとも、祖母の死っていうことで、ま、家族の方がまあショックを受けたと。	【再生】	そのまま	＋
ま、それで、そうですね、ま、きっかけで、それきっかけで、祖父が1人暮らし、1人で暮らすこと、が、始まって。	【再生】	そのまま	＋
で、けども、あ、ハタ…あ、はい！ すいません。あ、家族の方が、まあ、祖父の家に、ま、行く…ことがあったんですけど、	【変形】	その他の変形	＋
ま、やっぱり、祖父さん、ま、祖父の方のま、性格上、ま、やっぱりこう、（咳払い）ま、頑固、ま、とっつきにくいっていうこともありまして、	【変形】	その他の変形	＋
まあ、徐々に、こう、まあ、家族とも溝ができてしまった。	【変形】	主観付加	＋
ま、ある日、それで、祖父が、の方が倒れて、ま、持病。	【変形】	自己矛盾	＋

で、酸素ボンベがないと、ま、えーーと、ま、生きていけないというような、けども。と言ってた、わけですけれども。	【再生】 そのまま	＋
ま、それでー、そうですね、ま、それでー、そう、まあ、いつ死ぬか、ま、逝ってしまうかわからないと、いうところで。	【変形】 その他の変形	＋
畑中さん自身もこう携帯がなるときに、まあひやひやしてた。はい。まあそういったところで。はい。ま、続きはー、ちょっと、ま、どうなったのかっていうところなんですけども、はい、ま、それで終わります。	【再生】 言い換え	＋
（終わろうとすると）ま！　そーれに関してー、ま、感想的に。ま、気性の荒いおじいさんとか、まあよくいらっしゃるんだと思うんですけど、敬遠、敬遠しがちだと、ま、かなり思うんですけれども、ま、やっぱり、そうですねぇ、ま、私のー、まあ、昔働いていたところとか、ええ、ま、経験してきたところでも、ま、やっぱりそういう方とかが多かったんで、ま、やっぱり経験してきたんですけど、ま、やっぱりみんな普通の人間なんで、ま、そういったところから、ま、やっぱり話してるうちに心開く、けるところから、あるかなというのが、ま、ま、ひとつ感想であったかな、というところで。ま、あとは、そうですね、ま、ま、その、そうですね、家族、っていうものの、ま、この、難しさっていいますか、ええ。ま、そういったところも、ま、ひとつ感想として。はい。はい。		

　Rは発達障害群の中で［表現の揺れ］がコードされたユニットが最も多く、流暢に想起が行われなかった聴き手といえる。想起テキストに示された通り、言葉の合間に「ま」「はい」「やっぱり」などの言葉が頻繁に挟まれていて、なめらかにひとつの文章が話されることがほとんどないことが特徴的である。文字通り息つく暇もない語り口であったが、語数の割に再生された内容は少なく、空白を埋めるために常に言葉が発せられているような印象を受ける。ロールシャッハ・テストではこのような語り口が示さ

れなかったことから、聴いた話を想起するという状況がRにとって緊張を強いるものであったことが推察される。たとえば「ハタ…あ、はい！ すいません」と、語り手を名前で呼ぼうと試みて、言い切れずに終わってしまっていたり、「続きはー、ちょっと、ま、どうなったのかっていうところなんですけども、はい、ま、それで終わります」と死のシーンについての明言を避ける様子などからは、緊張が高まって動揺を示しているようにも見受けられる。しかし、Rの動揺が示されたのはこうした緊張が高まる場面のみではない。「ま、文章。」「ま、持病。」と時折文章が途中で途切れてしまったり、「頑固っていいますか、はい！」「よくあるような、うん」などと自分で相づちを打ちながら話したりと、想起は終始Rのペースで進められているし、「はい、ま、それで終わります」と自ら終わる雰囲気を作ったところで再び、「ま！ そーれに関してー、ま、感想的に」と有無を言わせぬ勢いで感想を語り始めたりもしている。このことを考えれば、Rは"ま、それで、そうですね、ま、それでー、そう、まあ…"と空白を言葉で埋めながら、他者の入る隙のない自己完結的なあり方を呈していると考えられるのである。

b）ロールシャッハ・テストとの関連　　Rのプロトコルの抜粋とスコアの量的特徴を表4-22、4-23に示す。RはクラスターB〔空虚・多産群〕に属する被検者である。

　Rはカードをくるくると回転させながら次々と反応を出していった。総反応数は43と多いがF％は65％と高く、反応数の割にはCRが狭い。明細化も部分の説明に終わるものが多く、形態の特徴を基にしたものが多い。全体的に形態水準は低くなく、シンプルなVカードにおいても"人が腕を組みながらハンモックに寝ている"という反応を示すなど、ブロットの形態を意味づける力は高いといえよう。ただし、「動物の子どもが岩のところで座っている」(IV)という反応に続いて「人が岩場に隠れている」と述べるなど、同じ領域に類似の反応を示すことも多く、通常は複数の反応にならない類似のイメージが、全く別の反応であるかのように平然と並べられる傾向がみられた。

運動反応はMもFMも多くみられたが、色彩や陰影にはほとんど反応を示していない。「緑のところ」(IX)などの発言から色彩が認知されていることは明らかであるが、色彩に意味をもたせることは難しいようである。次々とブロットの特徴を拾い上げ、一通り拾い終えるとさらりと次に移っていくRの様子には、彼がブロットの表面的特徴を捉えることに優れていることが明らかに示されている。しかし、「手、羽、頭、全体」(Ⅰ)「足、顔の特徴、髪の性質、胸がないところで男」(Ⅳ)といった説明の仕方にも表れているように、Rの態度には表面をさらうような動きばかりが目立ち、刺激から何かを感受するとか、ある反応にとどまり味わうようなことがみられないのである。

表4-22. 聴き手Rのロールシャッハ・テストスコアの量的特徴

R	43	W%	63%	F%／ΣF%	65%／65%
TotalTime	24：21	D%	33%	F＋%	86%
T/R（Ave.）	34.0	d%	0%	R＋%	86%
R_1T（Ave.）	18.4	Dd＋S%	5%	A%	56%
R_1T（N.C.）	15.2	W：M	27：6	H	7
R_1T（C.C.）	21.6	M：FM	6：9	SumH	13
Rej／Fail	0／0	M：SumC	6：0.0	P	3
SumC	0.0	FM＋m：Fc＋c＋C'	9：0	Content Range	9
FC：CF＋C	0：1.5	ⅧⅨⅩ%	30%		

表 4-23. 聴き手Rのロールシャッハ・テストプロトコル（抜粋）

図版 I 12"これが何に見えるか？〈はい〉 　①∧オオカミ。 　②∧あとはイヌ。これは逆とかにしても？〈はい〉 　③∧怪物。 　④∧あとはトリ、みたいな感じですね。 　⑤∨兜。 　⑥∧人の骨盤のようにも見えますね。 　⑦∧女の人が2人いる。 　⑧＞怪物に似てますけど、巨大なモンスターですね。そんな感じですかね。 　（4分23秒）	①全体的に。目、口。〈らしさ？〉薄笑いを浮かべているところから。　W,S　FM±　Ad ②全体、野性にかえったイヌ。ツノ。　W,S　F±　(Ad) ③これも一緒。〈違いある？〉このあたり、ツノ、2つに分かれてるところ。得体がしれない。　W,S　F±　(Ad) ④手、羽、頭、全体。　W　F±　A ⑤形、全体。人がかぶる兜。兜にあるツノ。　W　F∓　Cloth ⑥全体、形。横に広がってる。　W　F∓　At ⑦顔、ドレスを羽織って踊っている。　W　M±　H, Cloth ⑧大地、足、お尻。怪物の羽？　頭。〈巨大？〉丘の上というより大地に向かって吠えている。　W　FM±　(A), Na　O
図版IV 22"①∧クマの怪物。 　②∧ゲームのボスのような感じも。 　③＜動物の子どもが岩のところで座っているという、ま、イヌの子どもですかね。 　④＜人が岩場に隠れている。 　⑤＜男の人がジャンプしている。 　（3分6秒）	①全体。絶叫している。顔、上に向いてる。手のような。足。〈怪物？〉ふてぶてしい態度。絶叫、叫んでいるから。〈クマ？〉肉付き、顔の形。　W　FM±　(A) ②同じ。RPGとかこういう態度、格好とか。真正面から現れること多い。クマと一致してる。　W　F±　(H) ③頭、座って憩い、くつろいでいる。頭、岩。〈岩？〉この辺だけ黒いので、硬いような感じのもの。　dr　FM±, cF　A, Na ④寝転んで隠れている。人の顔、鼻。　dr　M±　H, Na　O ⑤足、顔の特徴、髪の性質、胸がないところで男。　D　M±　H
図版VII 12"①∧これは女性が2人。 　②∨アメリカ大陸のような。 　③∨あとブタが2匹います。 　④∨あと人の骨盤と足。これもそんな感じですかね。 　（1分33秒）	①顔、くくってる、ポニーテール。胴体。〈女〉頭、顔の形。　W　F±　H　P ②アメリカ、南米、カナダ。　W　F±　Geo ③頭、ブタの鼻、胴体。　W　F±　A ④骨盤、感じから足のような。　W　F∓　Hd

第4章　人は話をどう聴いているのかⅡ——軽度発達障害の人の聴き方　　161

図版Ⅸ 26″①∨これもゲームの中に出て来るモンスター。 ②∨あとゾウにも。 ③∧おなかにいる赤ちゃんですか。 ④∨やっぱりカバにみえます。 ⑤くあとサルもいますね。 ⑥∧魔法使いのようなの2匹…2人。 これはもうこんな感じです。 （2分31秒）	①RPG。立ち具合、仁王立ちで。顔、胴体。W F± (H) ②同じ。顔の特徴。胴と足。鼻、耳、顔。W F± A ③ここだけ。お腹に入ってる格好。へその緒。顔、下向いている。へその緒から栄養もらっている。D F± H ④ツノ、大きい口、歯。顔の特徴。D, S F± Ad ⑤緑のところ。サルよりゴリラ。顔、胴体、手。D F± A ⑥オレンジのところ。呪文を唱えている。手の形、よく着るような服。D M± (H), Cloth

　ｃ）**聴き手Rの聴き方——発話する聴き手**　　Rは①の話では「うん、うん」と短い相づちを頻繁にうちながら聴いていたが、②の話になると急に神妙な顔つきになり、相づちも消失してしまった。Rは演技をしているわけでもなさそうであったが、話の内容に応じてRがあまりにもあからさまに態度を変える様子はどこか不自然な印象を与えた。想起が始まると、目を合わせることもなく「ま、ま」と焦りながら話す様子に語り手は目を奪われ、Rが真面目に想起してくれていることは伝わってくるのだが、その落ち着かない様子に思わず笑いがこみあげてくるという状態であった。

　Rの不自然な表情の変化については、次に示す認知科学的視点からの自閉症研究が示唆を与えてくれるように思われる。自閉症児と定型発達児童の表情認知能力を比較した実験によれば、言語能力の高い自閉症児は、顔の表情を認知するとき、人物写真よりも顔の線画において表情を正しく読みとる傾向を示していたという。すなわち、自閉症児は人間の生の表情よりも、抽象的な情報から表情を読みとる傾向にあり、「自他の間で起きた情動的経験に対して、非情動的な認知方略を用いて表情を読み取っている」[7]というのである。このことを考えれば、Rが②の話に対してあからさまに態度を暗くしていったことも、情緒的刺激の強い話を聴いたことで「情動的経験」をしたというよりも、言語情報からそのネガティヴな意味

を理解し、それを二次的に表情へ変換していたためではないかと考えられる。"敬遠されがちな人も心開けることがある"という聴き手Lとも似た教訓的な感想にも元の話との関連は見出しにくく、Rが話から直接情緒的影響を受けたのではないことが推察される。ロールシャッハ・テストにおいて、ブロットを様々に意味づけつつ色彩や濃淡に自然な感受性を示していなかったように、Rは話を「無人称な刺激としてとらえて対応」[7]したために、不自然に機械的な表情変化を示すこととなったのではないかと考えられるのである。

　Rの落ち着かない態度もまた、このような傾向と関連して考えることができる。Rは外からの刺激を感受しようとするよりむしろ、情報を読みとりつつ流していくことで対応している。そのため、一方的な解釈が許される抽象図形を相手とするときには比較的冷静に対応できるが、語り手という生きた人間を前にすると、相手がいつ何時、新たな情報を発信するかわからず、否が応でも緊張が高まるのではなかろうか。それゆえにRは空間を埋めるように言葉を発して相手に口を挟む隙を与えず、自己完結的な世界を作り出すことで安定を保とうとしていたのではないかと考えられるのである。

　このようなRの聴き方は大学生群で最も動揺を示した聴き手Bとはどのように違うのだろうか。語り手にとっては、遠く独りの世界にいるようなRに比べBはより近しく感じられていた。Bは他の大学生に比べて落ち着かない様子を示してはいたが、「3年でしたっけ？」「…話をされたんですね？」と確認を求めたり、ロールシャッハ・テストでも「恐縮なんですけど」「こう人がいるじゃないですか」などと、その動揺の示し方は常に語り手に向けられていた。Bは話やインクブロットに対しては回避的で防衛的であったが、その代わりに目の前の語り手に意識を向けていたのである。その点において、語り手はBとの接点を感じ、Bが自分に"気を遣ってくれている"と好意的に感じることができたのだと思われる。

　このようにBの聴き方が"語り手と聴き手"という二者関係を基礎としているのに対し、一方的な発信のみで構成されていくRの聴き方には"関係"という基盤がない。発達障害群の中ではすぐれた意味構成力と表現力

を有するRであっても、それが他者との"関係"とは言い難いという点では他の事例と共通している。抽象的な物体に対している限りにおいてRは適応能力が高く見えるが、生身の人間を前に交流を求められるとき、緊張が高まり、過度に発信を行うことでRが独りの世界にいることが顕わになる。こうしたRのあり方は、話を聴く能力が意味を理解したり想像を巡らせたりする力だけによって構成されているのではないことを逆説的に示している。すなわち話を聴くこととは、理解力や注意力、記憶力のみで遂行されるものではなく、語り手と関係を形成する力の上に成り立っているものと考えられるのである。

（8）　変形する聴き手②――標準数反応群の事例　［聴き手Ｓ：50代女性］
　a）聴き方の特徴　　Ｓの想起テキスト②を表4-24に示す。想起テキスト①では［【再生】5ユニット　【変形】6ユニット　［表現の揺れ］7ユニット］であった。

表4-24．聴き手Ｓの想起テキスト②
【再生】3ユニット　【変形】5ユニット　［表現の揺れ］5ユニット

	【再生】/【変形】	下位分類	表現の揺れ
えーと、祖母がー、その、女の子か。うん、女の子、女の子なんでしょうね。祖母が、うん、祖母と祖父がいて？　うん、いてたんだけど、祖母の方が、その子、その子というか、その子から見てるのかどうかわかんないけど、ま、あのー祖母と祖父が10離れてるのか、うん、離れてるんでしょうね。10って言うてたから、祖母と祖父って言ってたから、孫にあたるわけだから、	【再生】	そのまま	＋
うん、ま、祖母の方が亡くなって、祖父は、ま、まあ残ってたんだけどー、まあ、自分より早く死んだ？	【再生】	そのまま	
ーんーで、こうちょっと、なんか、こう…ちょっと、こ、こう、しょぼんというか、しょぼんとは言われなかったんですけど、ちょっとショックを受けられた感じ？	【変形】	主観付加	＋

で、持病があって？　持病があってなんか、	【変形】	つながり変換	＋
…うん、入院したんかな。	【再生】	そのまま	
ほーんでその子は、その子は、なんやったっけ、うん、それこそ連絡というか、携帯？ま、あの連絡じゃないけど、こう、んっと思って？	【変形】	その他の変形	＋
待ってたけど、	【変形】	その他の変形	
こうなんか……ほんで、ほーんで、＊＊（小声のため聞き取れず）やったんかなあ。うん、なんせ持病があって、おじ、おじー、おじさんですよね、ま、あなたの言い方ではおじと。おじから、（小声で）連絡があったって言ってたんかなあ。（急に大声になり）以上です、はい！すいません（笑）。	【変形】	その他の変形	＋

　Sは発達障害群の中で最も【変形】ユニットの割合が多かった聴き手である。Sは溌剌として声が大きく、Sが面接室に入ってくると一瞬にして部屋がSの華々しくエネルギッシュな雰囲気に染まるようであった。Sは早口でとどまることなく言葉を発し、自分が話しているときにはとても楽しそうに見えた。

　Sの想起では、②の話の主題であった祖父の死については全く触れられずに終わっている。途中まではそれなりに元の話に沿って想起がなされるものの、どの発言もあやふやなままに終わってしまうため、想起全体がまとまりを欠いている。わからないところは「なんやったっけ、うん、それこそ連絡というか、携帯？　ま、あの連絡じゃないけど、こう、んっと思って？」「なんせ持病があって」とあやふやなまま強引にごまかす部分が目立ち、Sの賑やかな様子ばかりが際だつようであった。

　表現が大きく変えられているために【変形】ユニットが多くなってはいるが、Sは全く新しい内容を付け加えているわけでも、大きくズレた解釈をしているわけでもない。また、「あなたの言い方では」「しょぼんとは言われなかったですけど」と、語り手の表現と自分の言葉の区別もつけられているようである。しかし、発話量の多さに比べてその内容ははっきりしない。たとえば②の想起の始めには、「えーと、祖母がー、その、女の子

か。うん、女の子、女の子なんでしょうね。祖母が、うん、祖母と祖父がいて？　うん、いてたんだけど、祖母の方が、その子、その子というか、その子から見てるのかどうかわかんないけど、ま、あのー祖母と祖父が10離れてるのか、うん、離れてるんでしょうね。10って言うてたから、祖母と祖父って言ってたから、孫にあたるわけだから」と、祖父母の年の差について述べるためだけにこれだけの発言をしているが、それだけのエネルギーをかけながらもSが話をどう捉えたのかは最後まで示されないままなのである。

b）ロールシャッハ・テストとの関連　Sのプロトコルの抜粋とスコアの量的特徴を表4-25、4-26に示す。SはクラスターD〔表面反射群〕に属する被検者である。

ロールシャッハ・テストにおいてもSは終始落ち着かない態度を示していた。テスト施行前に受検経験の有無について尋ねると、「え？　絵を描くやつ？　やだー！」と、独りよがりに拒否反応を示し、カードを見せるとの教示には「えっ、やだ老眼鏡いるかなー」と立ち上がり、楽しげに老眼鏡を取りだして傍らに置いたが、最後まで使用することはなかった。

量的特徴をみれば、総反応数が少ない、W%およびF%が高い、Mがみ

表4-25.　聴き手Sのロールシャッハ・テストスコアの量的特徴

R	14	W%	86%	F%／ΣF%	79%／79%
TotalTime	18：13	D%	14%	F+%	36%
T/R（Ave.）	1：18	d%	0%	R+%	36%
R_1T（Ave.）	13.7	Dd+S%	0%	A%	29%
R_1T（N.C.）	17.8	W：M	12：0	H	2
R_1T（C.C.）	9.6	M：FM	0：0	SumH	3
Rej／Fail	0／0	M：SumC	0：1.5	P	2
SumC	1.5	FM+m：Fc+c+C'	0：1	Content Range	8
FC：CF+C	1：1	ⅧⅨⅩ%	29%		

表 4-26. 聴き手Sのロールシャッハ・テストプロトコル（抜粋）

図版 I 6″①∧これはなんだか、チョウチョというか、蛾にも見えるし、あ、でもこれなんかぴっぴっと出てるから、チョウチョやったら離れてるからねえ。羽のけたら一見カブトムシにも、でもまあ蛾というか、チョウチョというか、はい。〈他に？〉いや、別に。チョウチョといったら羽がぴっぴっと空間が気にかかるけど、 ②∧これ除けたら若干カブトムシかなー。でも、カブトムシやったらもっとわーってなってるもんね。（1分39秒）	①ちょっとひっついてるけど、さっき言ったようにチョウかな。 　W　F干　A ②それでここだけにしたらクワガタかカブトムシ。クワガタというと詳しくないけど、だいぶ短いけど。〈どこが似てる？〉楽観的に見ると、こうなってるから、そうやね。理由がないもんね！ 　D　F干　A
図版IV 2″①∧へ、これ、こっちでいいんですか？〈どう向きでも〉どう向けてもいいんですか。どう向けても木にしか見えないですよね。根っこがあって。 ②∨こうして見たら、ドラゴンにも見えるし。でも、ドラゴンにしたらこれがしっぽが変。これをのけたら。さっきの赤じゃないけど。これが目で、これはやっぱり木。（1分5秒）	①〈木〉うーん、これどう見ても木ですよね。ぴっとあって、ぴっぴっとね。〈どの辺が〉オズの魔法使いに出て来るような、垂れ下がってて、上の方が垂れ下がってて。　W　F干　Pl ②これ、曲がってんのが。ドラゴンなら足がぴっとなっているはずだし、首も短いし。〈首？〉この辺。ネバー…何だっけ？〈ネバーエンディングストーリー？〉そう、それ。息子とよく見てたんよ。ほんとは首もくもくと、体も長細く、足もちゅちゅとなってんのかな。　W　F干　（A）

図版IX 20"①ヘまた！　はぁ〜、うん、なんか言いようがないですね。こりゃ。色からいくと、下は植物というか、大根じゃないけど根っこ？　上が葉っぱで、オレンジは何やろな。まあまあ、にんじんじゃないけど、花か、にんじんにしては形があれやけど、これがピンク色ですよね。それで、葉っぱ？　オレンジか…まあ芯ですよね、これ。オレンジでたとえるとにんじんくらいしかないかな。でもにんじんにしてはちょっとつないであるから、畑に植えてある野菜？　うーん、ピンクであるんかな、あるんかな。やっぱり、ま、にんじんにしては変やな（笑）。ちょっと形が。ま、これも若干鏡みたいやけど、でもグリーンのところがこういうふうにないですよね。あとは似たようなものなのかな。ここらへん、はげてるような、下の方が同じようなもんかな。 （2分51秒）	①〈植物〉植物というか球根というな。色からいくと球根じゃないかな。ピンクっぽい感じやから、まあまあ。ブロッコリーじゃないけど、緑の葉っぱあって、にんじんみたいな。にんじんにしたら形が変ですよね。花かにんじんですからね。オレンジですからね、って言いましたよね、さっき。芯があって、ぴっぴっと。〈芯？〉というか、そうですね、ぴっぴっと。しか見えないですよね。 W　CF－　Pl
図版X 5"①ヘもうーどないしたん、これ。なんなんだろこれ、うーん、わっからないな、これ。なんなんだろっ。んー？！　そーやねー。なんだろう。ちょっと想像力に…あれしてるからな、わからないな。まあ、両サイドのこれは花かなと思うけど、これをのけてブルーがわからへんな、これ。これはのけたら今の若い子でいくグラサンかけてひげはやかして、黄色とオレンジがわからへんけど、昔ありましたよねー、ヒッピーとか、絵を描いてんのかな。額で、絵を描いて、口はないけど、横にぴっとあったら口ですよね。ヒゲのところ。ブルーとかどう受けとっていいのかわからないですよね、はい、はい、このサイド。はい。(2分57秒)	①〈花〉ああ、黄色いのはね。ブルーのけてね。　D　F干　Pl ②おでことヒゲ、あたしの時代でいくとヒッピーでしょ、描いたり貼ったりしてはったと思うんだけどねー。これは赤い髪の毛、染めてピンクですよねー。ヒゲでしょ、グラサン。帽子とは言わへんけどなー、これ。のける。サイドものけます。はい。 W/　FC±　Hd

られない、形態水準が低いなど、発達障害群に典型的な特徴を示していて、ブロットの様々な特徴を感受しない空疎な反応傾向が読み取れる。一方、具体的なプロトコルをみると、色彩や形態の細かな特徴についての言及が多く、スコアに反映されない形ではあるが、刺激の存在を細やかに認識していることが示されている。Sは反応数に比して発話量が極端に多く、その中で左右の細かな形態や濃淡の違いにまで言及しているが、反応を1つの概念として呈示することが少ない。たとえばⅠカードでは「羽のけたら一見カブトムシにも、でもまあ蛾というか、チョウチョというか、はい」として反応を終えようとし、結局どれが反応なのか判然としない。質問段階でも「さっき言ったようにチョウ」、「ここだけにしたらクワガタかカブトムシ」と反応段階の繰り返しのような説明しかなされないため、検査者が具体的に〈どこが似ていますか〉と尋ねると「楽観的に見ると、こうなってるから、そうやね。理由がないもんね!」と明るく言い切った。他でも明細化として意味をなす発言は少なく、「首もくもくと、体も長細く、足もちゅちゅとなってんのかな」(Ⅳ)などと擬音語や擬態語が多く、「どう見ても木ですよね。ぴっとあって、ぴっぴっとね」(Ⅳ)など、自己中心的で説明にならない説明が多い。

　色彩についても同様に、言及はされながらも、それがSにどう受けとられているのかが見えにくい。特に多彩色図版においては「はぁ〜、うん、なんか言いようがないですね。こりゃ」(Ⅸ)「もう一どないしたん、これ。なんなんだろこれ、うーん、わっからないな、これ。なんなんだろっ。んー?!」(Ⅹ)と派手に反応を示している。しかし、Ⅸでは"○○にしてはここが変"を繰り返し、ある一つの概念として確定させることはできていないし、Ⅹにおいては「黄色とオレンジがわからへん」「ブルーとかどう受けとっていいのかわからないですよね、はい」と常に色彩の存在を気にしながらも反応に取り入れることはできずに終わっている。

　Sは時々冗談をとばしながら調子よく話し続けたが、その発話のほとんどは反応産出や明細化として意味をなしていない。このような多弁状態は、軽躁的興奮状態や退屈に伴う落ち着きのない状態としてシャハテルが描写した状態に類似している。シャハテルによれば、そのような人は「世

界や自己の空虚さから免れんと必死の努力」をし、「せっかちで怒りを帯びた要求に基づいた、軽薄な、見かけだけの接触に終らせてしまう」。そのため、「認知する人は、何も十分に掌握することはできない結果に終」わるのだという[8]。Ｓはまさにそのせっかちで怒りを帯びた口調で落ちつきなくブロットの"見かけ"に言及しつづけているが、あくまで"見かけだけの接触"にとどまり、それが何かの概念と結びつけられることがない。スコアの量的特徴が全く簡素なものであったように、Ｓはその派手なパフォーマンスからほとんど何も生み出していないのである。認識された表面上の特徴を無視することもできず収めどころも見つけられないために、常にそれを表現し続けるしかなく、空虚な言葉を重ねることになっているのであろう。話の想起で「あなたの言い方では」「しょぼんとは言われなかったですけど」と言っているように、自分の話と相手の話の差異を認識しながらも確定的な表現に至らないのは、Ｓがこのような基本的視座に立っているためと考えられるのである。

　ｃ）聴き手Ｓの聴き方──皮相ではね返す聴き手　Ｓは表情や服装などを含め、年齢に比べとても若い印象を与える方であった。家族への不満を強く訴える一方でしばしば家族と仲よさそうに来院し、鬱を訴えて泣きながら来院することもあれば打って変わって明るい様子の日もあるというように、日によって訴える症状が全く違い、薬の効果もきわめて不安定であった。調査時には抑鬱的な様子は全くみられず、とても快活で健康的に見えた。入室するとすぐ「わー、私、何年ぶりかで面接受ける気分〜」とはしゃいだ様子をみせたが、話を聴く場面ではあからさまに表情を暗くし、語り手が話し始めて30秒もたたないうちに、「え、まだー？　長い〜（笑）」などと何度も言葉を挟んだ。②の話の前半では「ちょ、ちょっと！　今の話の最初なんでした？　最初言って、もう１回言って！」と強い調子で話を遮った。語り手がはじめの一文をもう一度言うと、上方を見やりつつ「あ、それが始まりかー」とつぶやき、それきり何の反応もなかったが、少し落ち着いたようであったため、中断された箇所から再び話を続けた。調査後、「２つ目の話なんかイライラしましたもんー、正直。まだ話

すんー？って」と明るく笑いながら感想が話されたが、このような様子はSの劣等感の高さを示唆すると共に、彼女が話の内容にはほとんど注意を向けていなかったことを示している。

　Sはロールシャッハ・テストでも後半にさしかかると「はい、あと2枚？」と尋ねたり、カードを渡される前に「あれに似てますね、昔やった色盲かなにかの検査。あれみたいな感じ。でもあれより難しいのかなー。うん。あっちの方が簡単だったな、ねえ」と検査者に話しかけ、検査者が〈似てますね〉と応じると「うん、あれに似てる。ハイ、いきましょう！」と言うなど、ペースを自分で調節しようとすることがしばしばみられた。質問段階の教示等に対しても、自分がいかにテストが苦手かについて話し、不満を述べ立て、最後には「もう二度とやりたくないですっ」と言い残し、笑顔で退室していった。このような様子から、Sの発言はその内容よりもむしろ、話や検査の流れをとめることに重点が置かれたものと考えられる。

　ロールシャッハ反応が最後までひとつの概念としてまとまりをみせなかったように、Sは話を聴いてもそれをまとまったものとして理解することがないようである。ひとつひとつの言葉は刺激として受けとられるが、それが意味をもったものとして受けとめられないために文脈に沿った取捨選択はなされず、話を聴き続けること自体が意味づけられない刺激の増殖としてSを落ち着かなくさせるのであろう。それゆえに同じ「表面反射」的な様相を呈していても、Qが全てをスキャンしてから再生していたのとは異なり、Sは何度も言葉を挟んで刺激を受けすぎるのを防ぎつつ、ひとつひとつの言葉をはね返さなければならなかったのではないだろうか。

　一方、Sはその場の雰囲気を一変させてしまうほどの活力にあふれていて、大学生群で最も変形を示した聴き手Cの熱い語り口と共通する迫力をもっていた。たとえばSは①の想起で「目の、くりっ！とした、目の、目鼻立ちのはっきりした、うん、した女の人が、」と表現しているが、これはCの「えっと、そう！目が特徴的に大きくて、きりっとしてる人なんですけど」という表現と類似している。しかし、これまで述べてきたことを考慮すれば、両者の見ている先は全く違う次元であると考えられる。Cの

場合には、話を聴いて浮かんできたイメージに忠実に述べようとして、実際に語り手が用いた細かい表現は全く気にしていなかったために【変形】が増えていたのであった。それに対してSは、語り手の表現を正確に記憶しているわけではないにもかかわらず、語り手と自分の表現の違いに目を奪われてそれに言及を重ねることで結果的に【変形】を増やすことになっている。すなわち、Cがイメージへ垂直に入っていくのに対し、Sは話の表面上の特徴について拡散的に述べるのみであり、どこまでも平面的である。SにはCの見ている"内"なる物語がなく、CにはSの見ている"外"の形式が忘れ去られている。両者の見ているものは基本テキストに対してそれぞれ別の方向にずれたものであるが、Cが語り手をその深いイメージ世界に誘い込んだのに対し、Sは全てが表面上の叙述と形容に終始しているために、語り手もまたSの示した見かけに目を奪われるにとどまったと考えられるのである。

　以上述べてきたように、Sの想起は活力と迫力に満ち、鮮烈な印象を与えるものであった。しかし、Sは話の皮相に反射的に反応を示しているにすぎず、それはどこまでも表面的な接触であった。このような聴き方は語り手に対してもまた同様に表面的な印象しか与えず、それ以上に関係や話が深まることが難しいということが示唆されたといえよう。

4. 考察――話の聴き方からみた軽度発達障害
4-1.「すでにわかっている話」の聴き手
　ここまで、8つの事例をとりあげて軽度発達障害の特性を話の聴き方から描き出してきた。それぞれの事例の聴き方の特徴を表4-27に示す。これらの特徴を一覧してみると、話を聴き、想起するという一連のプロセスをそれなりに遂行しているにもかかわらず、彼らは対話の相手やその話とほとんど接点をもっていないように見える。このような聴き方には、彼らのどのような特性が示されているのであろうか。

　大学生群と同様、発達障害群でも短い話を聴いて語り直すというこのシンプルなプロセスの中に、多くの省略や変形がなされていた。ところが、彼らの多くが大学生群よりも多くの省略や変形を行っているにもかかわら

表 4-27. 聴き手の特徴一覧

	聴き手	聴き方の特徴	ロールシャッハ・テストの分類	聴き手としての特性	考察された特徴
少数反応群	L	最も想起量が少ない事例	直接・叙述群	遠くに立つ聴き手	立ち位置が遠く、親しみあるものとして関与しない
	M	話を思い出せない事例	直接・叙述群	型にはめる聴き手	自分が理解できる型を持ち込む、直接の経験が全て
	N	断片的に想起した事例	自己完結群	バラバラにする聴き手	浮かび上がる印象の断片を一続きに示す
	O	自分の話を始めた事例①	表面反射群	相手のいない聴き手	全てが自分の話に。影響を受けやすいが残らない
標準数反応群	P	自分の話を始めた事例②	表面反射群	イメージに囚われる聴き手	持ち込んだイメージを当然の現実として聴きとる
	Q	再生する事例②	表面反射群	聴き手意識のない聴き手	正確に言葉を記憶するが、それを主体的に受けとめようとする意識に欠ける
	R	動揺を示す事例②	空虚・多産群	発話する聴き手	自己完結的に発信し続けることで安定を保とうとする
	S	変形する事例②	表面反射群	皮相ではね返す聴き手	表面的特徴に触れるが、それ以上に深まることがない

ず、その語り方はどこか確信に満ちていた。彼らは一方では自信がなさそうであるにもかかわらず、"元の話が自分が想起したものとは別物だったかもしれない"という可能性を想定していないように見え、コミュニケーションは相互性を欠いていた。彼らには、自分が想起している話が唯一の現実であるかのように体験されていて、語り手が語った当の話は彼らの目前から消え去っているようなのである。

　高木[9]はアスペルガー症候群の世界と破瓜型統合失調症の事例を比較して、両者の世界観の違いを次のように論じている。統合失調症者は、かつて自分だとわかっていたはずの自己の同一性が崩れ、「どうなるか予想することのできない世界」を生きている。一方、アスペルガー症候群では、自分がストレスを感じるときには、それが誰かからもたらされたものだと結論されるような「すでにわかっている、決まった世界」を生きていると

いう。高木のいう「すでにわかっている」あり方は、本章の事例にもよく表れていた。たとえばLは元の話には全くなかった教訓的な解釈を持ち込んでいたし、Mは自分にわかりやすい型を当てはめて相手の言葉を忘れてしまっていた。OやPは自分の話をし、Qは音声を機械的にくり返すというふうに、彼らは相手の話から何か新しいものを得るということがない。今回の調査において語り手が何度となく"この人は話を聴いていなかったのではないか"という印象をもったように、彼らは常に「すでにわかっている話」の聴き手なのであって、相手から何かを聴いているわけではないのであろう。そのために、彼らに話をする人は、"聴いてくれているように見えるのに聴いてもらっていないようだ"というような、何とも言えぬ空しい感覚を抱くのではないかと思われる。

4-2. 現実に生きられた独我論

このように"聴いているのに聴いていない"彼らの状態は、村上[10]が「現実に生きられた独我論、経験的に成立した独我論」と形容した状態と同様のものと考えられる。独我論とは、ごく簡潔に言えば、自分の意識を離れては何者も存在しないと考える哲学上の立場である。世界で現象するあらゆることは自分の意識に立ち現れるからこそ存在していると言えるのであって、認識を離れればそれが存在しているのかどうかはわからない。独我論はこのように認識を離れたものの存在を否定する。一方、日常の常識的な感覚からすれば、まず客観的に事物が存在していて、それが自分に認識されると考えるのが通常であろう。私たちは、自分が認識していないものであってもその存在を自然に信じているのであり、だからこそ独我論的な見方は意識的に哲学的思考態度をとることによって導き出されてきたのである。

ところが、発達障害においてはこの独我論的認識が自然に実現されていると村上は述べる。これは、本章でも示されてきたような、自分に見えていないものは存在していないかのようにふるまう彼らの態度を指しているものと考えられる。ロールシャッハ・テストにおいてそれがインクのしみと知りつつ図版の裏面を見たMのように、彼らは主観と客観の区別を十分

に知っているにもかかわらず、自分の主観のみしか存在していないかのようにふるまっている。話を想起する場面でも、話が語り手によって語られたものであることを知っているにもかかわらず、彼らは自分の前に語り手という生きた相手がいることを認識していないように見える。聴いた話と自身が思い出したものを区別しないまま並べて示したNや、独りよがりに親しげな態度を示しながら相互的やりとりに至らないP、記憶に残った言葉を曖昧に織り交ぜつつ勢いで状況を乗り切ろうとするSなど、彼らの前には対話の相手が存在していないかのようなのである。このような様相はまさに、「対人関係があるのにひとりぼっちでいる」と形容されるような「現実に生きられた独我論」の状態といえるのであろう。

4-3. 軽度発達障害の「主体のなさ」

河合[11]は広義の発達障害の特徴を「主体のなさ lack of subject」と表現しているが、上記のことは、彼らには話を聴く"主体 subject"が想定できないとも表現することができるだろう。この「主体」という概念は、「自己」のように他者との対比で図式的に捉えられる概念とは異なり、行為や思考の発生する地点に生まれるものであり、実体として捉えられるものではない。たとえば、インクブロットを「チョウチョ」とみるときには、単なるインクのしみからチョウチョという意味が分離させられる。そして同時に、インクのしみにチョウチョという意味が重ねられる。このようなモノと意味、内界と外界の分離と関係づけを行う基体が"主体"である。すなわち主体とは、投影などの主体的行為を行うときにのみ立ち現れるものであり、一度確立すれば常に存在し続けるような構造を意味するのではない。

このような前提を踏まえて考えれば、本章で取り上げた事例には、"主体"の創設されにくさが明らかに示されていた。その時目についたものに反射的に反応したり、心に浮かんできた思いを述べ立てたりと、彼らは印象に残った言葉を部分的に記憶して叙述することはしても、それを主体的に区切ったりまとめたりすることがない。記憶の断片と聴き手の印象はコンセプトなく一体化させられ、話が非生命的な物体のように切り刻まれ

り置き換えられたりしながら原型をとどめずに想起される。彼らは聴き手であるにもかかわらず、どこか関係のない方向を向いているようで、その意図は非常につかみにくい。その上、想起した話の背後に元の話を担保していないように見えるために、彼らによって想起された話は強い現実味をもって語られた話を上書きし、結果的に元の話が消し去られたように感じられる。想起の際に激しく動揺を示しながらその影響を後に残していなかったOや、想起しているときにのみ親しげな態度を示したPが端的に示してくれたように、彼ら自身も言葉と同期して揺れ動くために、彼らを"言葉を発する主体"として捉えることが難しいのである。これは、想起している"聴き手自身"と"想起された話"の間に明瞭な差異が存在していないことを示すと同時に、彼らが話を"聴く主体"として、語られた言葉と聴き手が受けとったものとを区別していないことを示唆している。

　話の聴き方の特徴から見えてきたことは、軽度発達障害の世界には客観と主観、自分と他者、知覚と空想などに区別がなく、全てが渾然一体となっているということである。序章でとりあげたTの事例において、ふとした友達の言葉からTがパニックに陥ったのも、Tが相手の言葉と自分の感覚を区別なく体験していたためと考えられる。聴いた話から何をどのように記憶・想起するのかは事例によって異なるが、軽度発達障害においては、他者の話、自分の連想、印象、経験などのすべてが"今、現在の出来事"としてほぼ同等の存在的価値をもって経験されている。そのため、話は所有者を失い、無人称の現実として経験されて、それが自分と区別された相手のものとして受けとられることがないのである。

4-4. 言語機能という覆い

　軽度発達障害の世界はこのように一次元的で区切りがないものと考えられる。しかし、本章でとりあげた聴き手たちはいずれも言いたいことを言葉で表現するのに特別な不自由はない。もし我々が元の話を知らず、"誰かから伝え聞いた話"として彼らの想起テキストを見たならばそれほどの違和感を抱かない事例も少なくないだろう。第3章でも軽度発達障害の特性は強く訴えかけてくるものではないと述べたが、彼らが自発的に話すこ

とを聴いているのみならば、多少の違和感はあったとしても、彼らの「主体のなさ」がそれほど際だって見えるわけではない場合も多いと思われるのである。

　このことは、言語そのものが世界を分割する機能をもっていることと関係しているように思われる。トゥアン(Tuan, Y.-F.)は、近代的な自己の発達過程を論じる中で、精神的に世界や自己が個別化されるために第一に必要な能力として「分析」をあげている。分析とはすなわち、「注目する能力、連続した要素を取り出しそれを分割する能力」[12]であり、それによって連続的な世界が区切られ、名付けられ、他とは異なる個別のものとして体験されるようになる。分析によって空間、時間、社会が「分節化」されていくと、最終的には「自己Self」が他者と「差異化」されたものとして成立する[13]。この分析と分節化を行うものが"主体"であり、したがって、主体は分けられる対象とは異なる次元に成立するものでなければならない。

　この「分析」や「分節化」に重要な役割を果たすのが言葉である。言葉とは、ある意味を他から区切りとり、そのものとして成立させるための枠組みであり、したがって、主体の成立には言語の獲得が重要な契機になる。ただし、ここで強調したいのは、言葉を用いることができればそれが即ち使用者の"主体の確立"とは言えないということである。第3章でも述べたように、言葉の象徴機能を十分に理解しないまま使用している幼い子どもの場合には、子ども自身が主体的に世界を分節化しているのではなく、見つけた意味の断片に、知っている言葉を当てはめていくような使い方をしている。言葉自体が分節化の機能をもっているために、発話によって世界が切り分けられているようにみえても、幼い子どもの言語使用では断片と断片が一瞬結びつけられるだけで、子ども自身が切り分ける主体となっているわけではない。

　軽度発達障害においても、彼らが言葉を自由に用いているために、一見、彼ら自身が"主体的に"世界を分析し、分節化を行っているように見える。しかしながら、これまで述べてきたような彼らの傾向に鑑みれば、実際に彼らが行っていることは知覚されたものや印象に残ったものを並べ

たり結びつけたりすることであって、それを聴き手の主体的行為と捉えることはできない。言葉を獲得し語彙を拡大させ、世界を分節化していくプロセスの中で、子どもは他者と決定的に差異化された自分を認識することになるが、軽度発達障害では自己と他者が言葉によって分節化されてはいても、自身が"分節化する主体"として他とは異なる次元に創設されるということがない。聴き手Oのように全てを"その瞬間の自分"として体験しているような場合には、"自分"が他とは異なる地位を獲得しているようにも見られやすいが、全てが自分であるということは、自分以外のものが存在しないということでもある。先に挙げた表情認知実験[7]においても、定型発達児では顔の表情を読みとる際に、他人の写真よりも自分の写真で成績が高くなるが、言語能力の高い自閉症児では自他の間に差がみられないという結果が示されている。これと同様に、軽度発達障害においては、自分と他者の違いは認識されていても、自分が決定的に他と異なるポジションを獲得しているわけではないと考えられるのである。

　言葉が全く欠如しているような重度自閉症児とは異なり、軽度発達障害における主体のなさは、言語使用という"高機能"によって覆い隠されている。言語能力は彼らを助け、守ってくれるものでもあるが、一方では彼らの本質を見えにくくするものでもある。だからこそ、言葉自体がもつ分節化の働きと、彼ら自身のあり方とは区別されなければならないと考えられるのである。

4-5.「受け手」になれない聴き手

　ロールシャッハ・テストにおいても軽度発達障害の人がインクブロットに積極的に関与しないことが示されていたが、彼らは他者の話に対しても自発的に関与しようとはしていなかった。しかし、大学生群の事例Aに示されていたように、〈聴く〉ことの基本は相手が差し出したものをそのままの形で受けとめることであり、必ずしも積極的な関心や関与を必要とするわけではない。この調査で明らかになった彼らの聴き手としての特性は、彼らが話に積極的な関与を示さないことよりもむしろ、彼らが話を"受けとめることができない"ということであるように思われる。

受けとめる、受動的になるということは決して何もしないことを指すのではない。先にも引用したシャハテルの言葉によれば、受けるということは、あるものが「意味をもった要因として入ってくる」ことであり、それによって「動かされ、影響をこうむる」ことである[14]。この意味で、大学生群でとりあげた事例では、その表現の仕方は異なっていても、それぞれの聴き手は聴いた話から何らかの影響を被っていたといえる。しかし、本章でとりあげた事例では、LやQのように当事者としての姿勢がみられない事例だけではなく、派手に反応を示して一見大きな影響を受けているように見えるO、P、R、Sらの事例においても、そうした反応はその場だけの反射的なもので、その影響を後に残すことがみられなかった。話を記憶として覚えてはいてもそれが傷つきや感動など、後に残る形で蓄積されにくいのであろう。彼らがしばしば見せる元の表現へのこだわりも、自身が受けとったものを中心とすることが難しいために、相手の言葉そのものを中心点に据えようとする動きと理解することができる。

積極的に主張したり訴えたりすることをしない軽度発達障害の人たちは、受身的で意志が弱いなどという評価を受けやすい。確かに彼らは話を聴くときにも相づちを打ったりにこにこと親しげな態度を示したりと、穏やかで受身的な印象を与える場合も多い。しかし、"受ける"ということの意味を考えてみれば、彼らは他者から差し出されたものを受けとる主体として存在しておらず、結局のところ積極的にも受身的にも何かと本質的な接点をもつことがないままに、あらゆるものと表面的に触れながら生きていると考えられる。

ただし、第3章でも述べたようにこうした特性は軽度発達障害の人だけに特有のものというわけではない。主体が恒常的な構造でないことに鑑みれば当然のことではあるが、定型発達であれば常に主体的に話を聴いているかといえばそうではなく、軽度発達障害の示した聴き方は日常会話の中で、どのような人も用い得る聴き方と考えられる。我々はいつ何時でも人の話に真剣に向き合い、受けとめ、それに関与しているわけではなく、多くの場合、話の表層のみを感知し、なんとなく受け流しながら聴いている。時には話半分に自分の話を始めたりもするし、自分の気にかかった断

片だけしか印象に残らないこともあるだろう。本章で示されたような聴き方も、それ自体が異常であるとか病的であるというわけではなく、"気楽に構えている"ときや、"受け流している"ときに一般的に用いられる方略といえる。しかし、一般に"受け流す"というときには、受けつつ流しているのであって、その背景には必要があれば態度を変えて話に向き合う構えがある。しかし、軽度発達障害の場合には、環境側の変化を感知はしてもそれに主体的に関わる構えがないために、話にしっかりと向き合うべき時にも常に話が流されていくばかりである。言葉を換えれば、彼らは全力で"力を抜いた聴き方"を行っているとも言え、そのために、彼らが話を聴くことに相当のエネルギーをかけているときでも、それが相手の話を受けとめることにはつながらないのであろう。彼らのこのようなあり方のために、本研究における語り手がそうであったように、結果的には彼らと対峙する人の方が"力が抜ける"思いをすることも多いと思われるのである。

4-6. 終わりに——心理学的前提との相違

このように"話をどのように受けとめているか"という視点から軽度発達障害の話の聴き方を検討してみると、彼らが見かけの上では話を聴いているようでも、話に対して積極的にも受身的にも接点をもっていないことが明らかとなった。軽度発達障害においては"聴いているようでありながら聴いていない"という状態が自然に実現しているために、いい加減、不誠実、無責任と思われてしまう場合も多い。しかし、彼らが無関心で非関与的に見えるとすれば、それは彼らの世界にそもそも"関心"や"関与"という概念そのものが存在していないためと考えられる。主体がないという言い方は、"あるはずのものがない"というように主体の成立を前提としたような表現であるため、誤解を生みやすいが、これは、彼らがそもそも主体と客体の決定的な区別そのものが存在しない世界に生きているということを意味している。言葉を自由に用いていながら主体をもたないという事態は決してイメージしやすいものではないし、関心や感情をもって関与、感受することは定型発達の世界では自然で自明のことであるために、

軽度発達障害のあり方を自然に実感することは、彼らが定型発達のあり方を感得するのが難しいのと同等に難しいことと思われる。

　心理学はその成立において、客観的現実と区別された内面としてのこころや主観の成立を前提としている。河合が言うように、「心理療法は主観と客観が絡んでいる世界、主観の入っている世界を扱わねばならない」[15]のであり、このことは、ユングのいう心理療法が対話や転移をベースとしていることにも端的に表れている。すなわち、心理療法はその基本的な成り立ちからして、本研究に示された軽度発達障害の体験様式とは基本的に相容れないものといえる。このことを念頭に置いた上で、次章では臨床事例を検討する中から、彼らとの心理療法の可能性について検討を行う。本章では最もシンプルな形の対話状況を作り出すことによって、彼らの聴き方の特性を捉えたが、次章では、継続的な対話状況の中で軽度発達障害の人がどのようにふるまうかに焦点を当て、対話や関係が成立しえない相手に対して、心理療法がどのように実現可能であるのかについて考えてみたい。

第5章
臨床事例研究
：軽度発達障害と対話的心理療法
　　──聴けない話をしつづける老年期男性との
　　　心理療法プロセスの検討

　ここまでの検討から、軽度発達障害の人は積極的にであれ受身的にであれ他者と接点をもつことが難しいことが明らかになってきた。彼らのこのような特質に鑑みれば、先行研究で指摘されてきたように、関係をベースとした対話的心理療法の成立は困難といえる。しかし第1章で述べたように、このことは軽度発達障害の症状や問題として彼らだけに帰属させられるべきものではない。彼らの特徴を把握した上で、軽度発達障害と心理療法が接点をもつ可能性を模索することこそが重要と考えられる。

　そこで本章では、軽度発達障害の臨床事例を検討することによって、継続的なプロセスの中で軽度発達障害の特性がどのように表れてくるのかを示すと共に、それに対してどのような臨床的アプローチが可能なのかについて考えてみたい。通常想定されるような相互的やりとりが全く成り立たない中で続けられた心理療法のプロセスを検討することによって、軽度発達障害のクライエントが他者の言葉から何を受けとり、それがどのような体験になっているのか、またそれが彼らのどのような変化につながっていくのかについて具体的に検討することができると思われる。また、プロセスの中でセラピストが行った関与のあり方を見直していくことで、心理療法が軽度発達障害に対してどのような聴き手でありうるのかという問いについても考えを深めることができるだろう。

1. 事例の概要

　事例検討に先立ち、本章でとりあげる事例の概要について示すと共に、筆者がこの事例をどのように捉えてきたのかについて触れておきたい。ここでとりあげるのは70代の男性、Gさんとの心理療法過程である。Gさんは認知症や難聴などの傾向もなく、整った装いと丁寧な物腰で実年齢よりも若い印象を与える方であった。2人の娘は結婚後、家を出ており、Gさんは妻と2人で年金生活を送っていたが、来談に至る少し前から妻が1階、Gさんが2階に生活する家庭内別居を始めていた。これは互いの不和によるものではなく、夫婦は互いに「自律」し、「個性化」するべきだというGさんの強い主張によって、妻の反対を押し切って始められたことであった。

　Gさんは40代の頃、あるテレビ番組の講座を見たことをきっかけに深層心理学に魅了され、以来20年以上という長きにわたって関連著作を独学で読み込んできたという。来談時の主訴は「夫婦関係の問題」と記されたが、Gさんにとって最も大きな問題は「誰にも話を聴いてもらえない」ということにあった。Gさんはユング心理学を元にした独自の理論や解釈を周囲の人に話したがったが、それが理解されたり共感されたりすることはほとんどなかったようである。自説を話すと周囲の人に「きちがい扱い」されると言うGさんは、来談時にはほとんどの対人関係を絶っているような状態であった。

　ここではGさんを軽度のアスペルガー症候群の事例として呈示したいと考えているが、筆者がこのような見立てに至るのは、数年にわたる面接経過の中でGさんの生きる世界が次第に顕わになってきて後のことである。面接の初期、筆者は見立てをたてることはおろか、Gさんの話を平静な状態で聴くことすら難しく感じていた。それは、影、アニマ、無意識、魂…という意味深そうな言葉の頻出するGさんの心理学理論が筆者には全く理解できないものであったことに加え、Gさんは目の前のセラピストに対して全く無関心な様子であり、セラピストがかけた言葉はもちろん、相づちさえも何の影響を及ぼしていないようであったためである。また、Gさんは「先生が前回、○○と言った」と筆者の言葉をしばしば引用したが、そ

れらのほとんどは筆者の身に覚えのないものであった。さらに、Gさんは自身についての現実的な質問に応じることがほとんどなかったため、来談に至るまでの現実生活についてはほとんど明らかにされないままに面接が続けられていった。Gさんが診断分類上どこに位置づけられるにせよ、このように対話ができない状態に陥ること自体、心理療法の存立を危うくするものであろう。しかし、医療的措置を必要とするような症状がみられるわけでもなく、Gさん自身が「とにかく話を聴いてほしい」と希望されたため、筆者は自身の感覚や感情を頼りに体当たりの関わりを続けることとなった。

　このようなわけで、筆者は"聴けない話をどのように聴くか"という課題に常に真正面から対峙し続けることになった。筆者はこれまでにも、同じ事例から転換点となった面接をとりあげたり[1]、夢のプロセスを追う[2]などの方法を用いて、軽度発達障害の心理療法のあり方について検討を行ってきた。ここではそれらを踏まえつつ、Gさんとの約5年間の心理療法のプロセスを6期に分けて、より長期的な変化を視野に入れながら検討を進めたい。後半においてはとりあげるセッションが時系列に沿っていない部分があるが、これはGさんとの心理療法が段階的に展開していくような性質のものではなく、様々な局面で形を変えながら表れる接点を捉えつつ進んでいくものであったためである。

2. 事例検討

　以下、面接の様子をゴシック体で記述する。事例文中の地の文はクライエントの言葉、〈　〉内はセラピスト（筆者）の言葉、その他の補足事項は（　）内に示す。

【第1期　#1～#15】閉じられた世界
インテーク（#1）〈「夫婦関係の問題」？〉それは私の言い訳的なこと…結論のところです。日本人の心は中空構造。西洋人のような自己がない。家内は外向、それに対して私は内向でノイローゼ。私には家内のコンプレックスがわかる。でもそれを指摘すると怒る。でも、これからどう生きていこう、どう死んでいこうと考えるとつい家内に話してしまう。孤独な

んです…。(終了時間)…一方的に話しすぎました。わかっていることですからやっぱり自分で解決します。〈たくさんお話がありそう。これから聴かせていただけたら〉え？ 本当？ へえ！ 本当に聴いていただける？ ウソで言ってるんじゃないですか？ いやぁ、自己実現だと思います。

　これがＧさんとの心理療法の始まりである。インテーク面接では、セラピストはＧさんの言いたいことがよくわからなかったが、とにかく話したいことがたくさんあるということは伝わってきた。セラピストは面接を重ねる中で理解していこうと決意し、〈これから聴かせていただけたら〉と伝える。
　しかし、2回目の面接でＧさんがユング心理学用語をちりばめながら独自の理論をゆっくりと語りだしたとき、セラピストは早くもその難しさを痛感することになる。発せられる単語から、その瞬間、何について話しているかは推察できるのだが、「…で、でも…だから…で、それでも…」と文が途切れることなく連綿と話が続いていき、結局何の話なのかがわからない。何とか隙間に質問を試みても、それは流れゆくＧさんの語りに紛れていつのまにか雲散霧消している。そっと退室しても気づかないのではないかというほどＧさんは独りの世界に入り込んでいて、セラピストは自分が部屋の備品になったかのように感じていた。3回目の面接で、Ｇさんはテープレコーダーを持参する。

#3　ここでの言葉、録らせてもらえないですか？　好き勝手なことしゃべらせていただいてありがたいけど、すごく苦しい。先生の言葉はいいんです。ただ、私の言葉を。何を言っているのか自分でもわからないので繰り返し聞いて考えたい。〈それはちょっと…〉あ、そうですか、そうですか。ならいいんです。(終了時間)ところで先生のご専門はユング？〈いえ、そういうわけでは…〉あぁそうですか、そうですか～！
#4　この間から思ってたけど、私の話に反発を感じませんか？　心の中のコンプレックスが反応するはず。〈なぜそんなことを？〉転移逆転移の問題です。生意気なこと言わせていただくと、結合の神秘です。(唐突に出

た"結合"という言葉が大げさに思え、セラピストは思わず笑うがGさんは意に介さない）知識になったものから意識の世界。意識と心は同じであるという偏見は捨て去られねばならない。〈メモしても？　ついていけないところが〉どうぞどうぞ。〈よくわからないけど、しばらくは聞かせていただくことにします〉

（1）聴き手不在の独壇場の成立

　Gさんは常に世界を自分流に分析しており、それは妻をはじめとする周囲の人間にも向けられていた。自身が「内向」なのに対し、妻は「外向」であるためにうまくいかないと考え、Gさんはたびたび妻の「コンプレックス」を指摘していたが、それが聴き入れられることはなかったようである。Gさんはセラピストに対しても「心の中のコンプレックスが反応するはず」と断言している。セラピストは内心、この言葉に動揺していたが、ここでは心理療法のひとつの定石通り、〈なぜそのような質問をしたくなったのか〉という質問として応答することになる。つまり、セラピストはこの問いをセラピストに向けられたものとしてストレートに受けとるのではなく、そのような質問をしたくなったGさんの内面の問題として考えていこうとしたのである。ところが、その問い返しはGさんに問いとして受けとめられることなく、転移、結合の神秘、意識…と心理学用語の連鎖の中に消えていき、セラピストは再び理解の糸口を見失ってしまう。

　心理療法の場へ赴き、初めて聴き手を得たGさんは感激しきりといった様子で初回面接から帰って行ったが、続く2回目以降、早くもセラピストは話を聴くことができなくなってしまう。3回目、Gさんは録音機器を持参して、聴き手として機能しないセラピストの代わりに自分の語りを自分で聴こうとしたのであろう。セラピストは一旦は録音することを断って、自己完結的なGさんの世界への参入を試みるが、雲をつかむような話の連続に、次の回にはメモをとりたいと申し出て、生きた聴き手として存在することをやめてしまう。さらに、セラピストの専門がユングではないと確認されたことで、セラピストはGさんと対等に議論する資格を失い、代わりに格好の伝導対象となった。Gさんがセラピストという現実の聴き手を

得たのもつかの間、面接の場はあっという間に聴き手不在の１人語りの舞台と化してしまったのである。

　（２）　関係にならぬ関係
　こうして心理療法の場はＧさんの独壇場となった。セラピストが肯いたり言葉をかけたりしてもＧさんには全く届いていないようであり、セラピストの方でも自分が聴き手であるという意識は次第に薄れていった。話を聴こうとすると、眠気を感じる間すらなく眠りに落ちることになるため、セラピストはただひたすらＧさんの言葉を書き留め続けていた。しかし、聴くことをやめ、記録に徹したことによって、Ｇさんの話がセラピストに理解できるものではないということがかえって明らかになってきた。一言一句そのままに記録してみたところで、セラピストにはＧさんの話の意図や要点をつかむことは全くできなかったのである。15回目、セラピストは記録をすることも困難なほどの強烈な眠気に襲われる。何とか書き留めたメモは「ネオナチス…境界線　生死の接点の場が残ってる　曇り空　中間的」と、単語の断片が並ぶ意味不明の暗号のようになっていた。セラピストはこのような話を聴き続けることに限界を感じ、Ｇさんにわからないと伝えることを試みる。

【第２期　＃16〜＃31】他者の参与
＃16　人間が無機物から進化してきて、いつか有機物になったところがあるはず。竹と竹の節目みたいな接点。私の体には60兆の細胞があって、調和されて私がある。〈ひとつひとつの話はわかるけど、どうつながってるのかわからない〉つながりね。竹と竹の節がありますでしょ。〈私が言ったのは話のつながり〉ははは！　それはもう求めても。とにかく私は私なんですよ。
＃17　こうしてここでお世話になってますが、自分１人でやってることがエゴじゃないかと。自分は何をしてるのかという疑問。きれいごとを言えば自己実現。自分の心の中へ籠もろう籠もろうという…。微子物理学と深層心理との交差点が、今後研究していく場です。〈今の話は何？〉（笑）

比喩ですね。(再度同じ話が始まりかけ…)〈ちょっといいですか。ひとつひとつの話も、それが何かの比喩というのもわかる。一生懸命聴いているつもりだけど、やっぱりそれがどうつながってるのかわからないんです〉だからね、西洋は縦で東洋は平面。おりてきて広がる。平面に広がる話をしてる。そこが時間がなくなる接点。〈時間？？〉だから無意識との接点です。〈うーん、やっぱりよくわからないんですが…〉(笑)！　それは…！　時間のことですよ。〈いや…〉(笑)、いやいやいや！〈私がこれだけ言うのは初めてだと思う。ちょっとだけ聴いてもらえませんか〉そのためにはこの説明しかできないんです。〈…そうなんですね。私の言ったことは聴いてもらえましたか？〉…わかりません。うん、わからないんですねえ。〈…わからないっていうことがわかりましたね〉…本当はそれをずっと言ってほしかった。

※面接後、電話で「自閉症のような状態になった」と終結の申し出。セラピストが〈ここでは終われない〉と伝えると、翌週、感激した様子で来室する。

#18　ああ言っていただいて、ぎゅーっとなっていた心がぱっと晴れた。私は化学だと思っている。一瞬一瞬の反応の積み重ね。私も１人で納得して実験していってるけど、ついわかってもらいたくて下界に話題を持ち込んで話をするから周囲から切られてしまう。私は先生に合わない話をしていませんか？　本当に苦しいので心理学をもうやめようかと思いますけれど、でも、まあ、やります。

(3)　話をさえぎる他者の現れ

「自分１人でやってることがエゴじゃないか」(#17)という言葉は、Gさんが自分しかいない閉じられた世界に居続けていたことを示しているようである。セラピストはなんとか彼の世界に関わりたいと思い、〈わからない〉と伝えるが、16回目では「とにかく私は私」と言い切られ、Gさんの１人舞台から閉め出されてしまう。続く17回目、とにかく何かのきっかけを得たいと強引に食い下がって言葉を挟んでみたところ、Gさんはようやく語りをとめて立ち止まってくれた。Gさんにとってそれまでのセラピストは、まさに部屋の備品のように何の抵抗感も感じさせず、存在感の

ない茫漠としたものであったのだろう。しかし、17回目で無理矢理に言葉を挟まれて、いつものように話を続けることができなくなったことで、それまでの閉じた世界に裂け目が開き、Gさんは初めてセラピストの存在を実感したのではないかと思われる。そして18回目、Gさんは「私は先生に合わない話をしていませんか」と言う。終始マイペースに話をし続けていたGさんが、ほんの少しだけ目の前の他者に意識を向けてくれたような一言であった。ただし、Gさんはここで「下界」という表現を用いている。Gさんはセラピストとは次元の異なるどこか上方の世界からやってきているようであり、ここでもやはりセラピストの返答を求めるでもなく、自分の心理学を続けることを一方的に宣言しているのである。

しかしこれ以降、セラピストの言葉に対して何らかの反応が返ってくることが多くなる。これは、セラピストが他者としてGさんの世界に存在し得る可能性を示唆していると考えられた。ただし、わからなさや質問をぶつけるしかないセラピストに対し、「え？」と聞き返したり、セラピストにはわからない自分流の論理で答えたりと、あくまで少し立ち止まるだけで、Gさんは相変わらず1人舞台の上にいるようであった。

（4）空論の横すべり

セラピストはいつまでも理解できないGさんの話に次第に苛立ちを募らせるようになる。面接の始めにセラピストが口火を切ろうとすると、Gさんは必ず「え？　え？」と問い返し、何度言い直しても正確に聴き取ってくれることがなく、結局、毎回同じようにGさんの演説が始まることになった。話が始まると、何とか相手に自分の言葉を聴かせようとお互いが声を荒げ、面接でのやりとりはまるでけんかのようになっていった。

＃25　よろしくお願いします（武道の試合開始のように一礼）。先週、先生が私の言葉を借り物だと。〈？　そんなこと言った覚えがない〉私に個性がないから借り物のことしか言わないっておっしゃったのでは？〈借り物なんて言ってないと思う。それでどう思われました？〉そこが私の場合、言葉にならない。（ユングの話が始まり、いつの間にか孫の話に）〈お孫さんの話と

か急に入ってきて何の話かわからなくなった。私がりんごの味を尋ねたのに、孫が…と返ってきた感じ〉それは自由に連想するやつですから、りんごなら私の場合は赤しか出ませんね。女性と男性だから。味とかいうのは女性。〈りんごは例。りんごじゃなくてもいい〉いつも家内とけんかになるところ。やっぱり女性と男性なんですよね。答えられない質問。だって意味ですもん。〈？〉そう訊いてくれないから。〈これ以上どう具体的に質問すれば？〉りんごの味はどうですか、と。〈先週の私の言葉についてどう思ったのか教えていただけますか？〉だから、りんごの味というのは…〈違う、私が訊きたいのは最初の質問〉りんごは…〈違う、最初の話あったでしょ〉…？（笑）それはわからない。だって先生のことですもん。〈私の言葉をＧさんはどう受けとられたのかと訊いている。それは私のことではなくてあなたのこと〉うーん…。

#27　つい逆のことを言ってしまう。それは先生にあの言葉で教えていただいた。"借り物"と。〈そんなこと言った覚えはない〉いやいやいや（笑）。教えられる側と感じが違ったということで。孫であっても下界は下界。〈下界って…。そんなこと言っていると切れてしまう〉仕方がない。こちらから近づくつもりはない。私は蛭子ですから。捨てられた神。〈そういう言い方、伝わらないのでは？〉確かに私の弱点です。接点の問題ですよ。

　25回目、Ｇさんはセラピストが自分の言葉を"借り物"と言ったと言い出した。セラピストは全く身に覚えのない言葉を自分のものとして突きつけられたことに心底驚き、否定するが、Ｇさんはやはりセラピストの言葉だと言う。セラピストはそう言われてどう思ったのかを尋ねてみるが、やはり問いとは関係のない話が始まってしまった。このままではまたＧさんの世界に流されてしまう、とセラピストはＧさんの話をさえぎる。すると、セラピストが何気なく口にしたりんごの喩えにＧさんは反応する。セラピストの文脈からすれば任意にりんごを選んだのであって、それ自体に特別な意味のない喩えであったのだが、Ｇさんは味について尋ねるのは女性だからだと言い出し、しまいには何を言ってもりんごのことしか答えて

くれなくなってしまった。話は表面をすべってズレていき、結局、セラピストの初めの問いとは全く関係のないところに行き着いた。

　結局のところ、この対話では"何かについての話"をしているわけではない。先に、セラピストがGさんの言葉をさえぎる者として姿を現したと述べたが、セラピストは"言葉をさえぎる者"以上の何者にもなれていない。互いの話を遮断し、文脈を崩しあい、その時々の相手の一語に反応し、通じていないと主張する。まさにGさんの言葉通り「**接点の問題**」である。そこに意見や気持ちの食い違いがあるならば、互いの意見を堂々と対立させて議論すればよい。しかし、ここで両者は表面では火花を散らし合いながらも、対立することもできずに共に横すべりし続けていたのである。

（5）　蛭子神のお告げ

　Gさんは自分を蛭子になぞらえている。蛭子とは、『日本書紀』に記されている神である。蛭子はイザナキとイザナミから生まれたが、3年経っても立つことができず、風のままに棄てられてしまう。それきり日本書紀に蛭子についての記載はみられなくなるのだが、このことについて河合[3]は、蛭子が男性の太陽神であるためだと分析している。すなわち、蛭子が「最強の者として中心に立ち、いかなる種類の均衡をもたらす活動をもはねつける」性質をもっているために、中空均衡を保っている日本のパンテオンから流し去られねばならなかったというのである。確かにGさんは蛭子と重ねられるところが多い。Gさんは誰にも話を聴いてもらえず、周囲との関係も断ち切り、社会からは棄てられたも同然である。そしてそれは、Gさんが自分の考えをあまりにも絶対的なものとして他者に押しつけ、他者の話を聴き入れる余地をもっていなかったためでもあると考えられる。そして、たとえ注目されていなくともGさんは神の位置にある。心理相談室という社会の外れに流されてきたGさんは、「下界」の人々が自分のように精神的な向上を目指していないことを嘆き、孫であっても自分から歩み寄るつもりはないという。

　神と人との関係について、哲学者の坂部[4]は次のように述べている。神

と人の間には「知る者と無知な者との垂直的関係」がある。〈つげる〉のは神であり、聴き従うべきは人である。そこで聴き手は「好むと好まざるとにかかわらず受け容れる以外には選択の余地をもたない」。そして、この〈つげる〉という行為は、「聞き手との相互的（reciprocal）で平等な水平的関係」をその成立基盤とする〈かたり〉とは明らかに区別されるものである。

　Gさんにとっての心理療法の場は自らの心理学を〈かたる〉場ではなく、セラピストに自らの心理学を〈つげる〉場であったのだろう。だからこそ、セラピストは対話の相手としてではなく、それをさえぎる者としてしかGさんの前に姿を現すことができないのだと考えられる。初回面接でセラピストは、〈聴かせていただけたら〉とGさんのお告げを聴く者として名乗りをあげた。人間であるセラピストには神のお告げに反したり意見したりする権利もその必要性もなく、ただそれを受け容れることしか許されない。Gさんはまさに神のような絶対性をもって自分の考えを一方的に告げ知らせているのであり、一介の人間が割って入ったところで対決などできようのない存在なのである。

【初めての接点　#32】
　このような中、32回目には珍妙ながらも、初めて対話のようなやりとりが成立した。

#32　ユングばかりアレしててもロゴスだけですので『聖娼』について。これは女性が書いた本だからエロスです。〈女性が書いたらエロスというわけではないかと…〉いや、水平と垂直です。〈そういう言い方わからない。もう少し簡単な言葉で。私が何も知らない赤ちゃんみたいなものと思って〉赤ちゃんに言葉は通じないですよ。〈じゃあ何も知らない人とか〉それなら私も何も知らない人間に戻る、そこからスタートし直さないとしょうがない。〈…そうしてみましょうか〉赤ちゃんになるんですか。〈そうですね〉…今日2人が生まれてきたことにするということですか。〈ではそうしましょう〉…いやぁ、先生から今日こんな言葉をきくとは思わな

かったな〜。〈どういう意味？〉自我意識がゼロということ。科学的な力では、卵子と精子の融合が出会うことで一つの新しい生命が働きだす…有機物としての生命の誕生。普通の有機物なら化合物ですけど、炭素かなんか入ってるでしょ。無機といったら鉱物がそう。(…延々と続く)卵子と精子が結合して細胞分裂が起こる…結局今の科学では解き明かされない。〈…で？（笑）〉ははは（笑）。…結局、それ以上はもう…。卵子と精子の結合の前は死の世界ですよ。〈それは何の話？〉境界です。一歩後ろのところ。〈？〉それが魂。〈あ！　卵子と精子！　話題が赤ちゃんになったということ？　さっきから全然赤ちゃんに戻ってないと思ってたんです〉でも赤ちゃんに戻ったら言葉で考えることができません。〈でも戻ってみるのもおもしろいかと〉…戻ったら言葉も何もない。〈それが今必要なのかな？〉無になるということですか。赤ちゃんは沈黙しかありません。〈赤ちゃんになるってGさんも言った〉（笑）。死ぬしかないですね。〈じゃあ死にます？〉どうやって死にましょう（笑）。殺してください。死があって再生があるということですけれど。〈じゃあ１回死んで再生します？〉それはいつもしている、繰り返しですよ。〈１回死んで今までの言葉の使い方全部捨てるとか〉どこかお寺か洞窟にこもらなくては。やっぱり無理ですよ。〈怖い？〉意識的に人間関係の距離をとりましたから。〈思ったことをぽろっと言ってくれたらと思う…〉…眠るっていうことですね。〈…？じゃあ寝ましょうか？〉寝ましょう。

　(Gさん目を閉じる。…沈黙…２分程して目をあける)これは瞑想ですね。瞑想からやり直し。〈瞑想できました？〉眠れない。修行しないと。…無にして来週きてみます。ただ生きてみます。いやぁ、新しいことだと思います。〈進歩ですかね〉進歩です！　私は今まで先生をセラピストと思ってきましたから。心の中のことをクライエントとして出していた。〈今日はGさんと会話している感じがした〉先生と２人でゼロになる場ができたってことですか！

(6)　換喩的つながりの発見と意味の放棄
　女性の書いたものはエロスだというGさんに対し、セラピストは疑問を

投げかけた。しかし、そこで返ってきたのは「水平と垂直です」というGさんの世界の言葉であった。未知の外国語で応じられたような感覚を覚えたセラピストは、何とか自分にもわかる言葉で話してくれるように頼むが、ずるずると再開された講釈に再び煙に巻かれそうになる。ところが、セラピストはふと、Gさんが赤ちゃんという言葉に呼応して精子と卵子の話をしていることに気がつく。セラピストには急にGさんの話が腑に落ちるように感じられ、とにかく流れのままについていってみると、Gさんはセラピストの言葉に次々に応じてくれる。このやりとりに内容的な意味はほとんどないであろうが、ここで曲がりなりにも相互的なやりとりが成立したことは大きな変化であったといえよう。

　セラピストはそれまで、Gさんに対して"なぜその話をしているのか？"と文脈や意図を問いかけ続けていた。つまり、話の裏に意図や意志を想定し、それに焦点を合わせて話を聴こうとしていたのである。一方この回では、赤ちゃん―誕生―精子と卵子という連想ゲームのようなつながりが発見される。言葉の背景ではなく、表面上の言葉のつながりに焦点を合わせることによって、「2人でゼロ」になり、言葉の流れにのることができたのである。Gさんが「今まで先生をセラピストと思ってきました」と言っているように、ここでセラピスト－クライエントという関係は意味を失っている。それまでのセラピストはGさんをクライエントとみて、言葉の背景に意味を探ろうとしてきた。その視点を放棄したことで初めて、それまでセラピストを支配していた"意味がわからないことによる不全感"が取り払われ、共に言葉自体がもつ関係やつながりに共に身を任せ、それを遊ぶことが可能になったのである。

【第3期　＃33～＃51　さまざまな接点の現れ】
　とはいえ、これをきっかけに対話が容易になるというわけではなく、相変わらず周囲ともうまくいかないGさんは、落ち込んで面接日以外の1週間を自室にこもって過ごすことも多かった。面接でもやはりちぐはぐな会話は続いていく。

（7）　意味との出会い

#38　道々考えていたのは、やはり蛭子をするしかないということ。ここでこんな話聴いてもらえるだけで受け入れられてる。〈そうかな〉いやいや、受け入れられてる。場があるということ。〈場があれば受け入れられてなくてもいい？〉それは受け入れられる言葉を見つけなければ…。私にとっては難しい。ユングの言葉利用させてもらってる。〈やっぱりＡについて訊いたらＢと返ってくる気がする。私の言ってること聞いてます？〉ＡとＢを入れ替えてひとつの合成されたもの、ＡＢに進化する。Ｃというのが出て超越してＤになる。それが昇華。〈…会話してない感じ〉そこがだめ。男性と女性だから。通じないわけですよね。〈さっきは錬金術みたいな話をしたかったんですか？〉錬金術？　ここで錬金術?!〈いや…そんな話なのかなって思っただけなんですが…〉いやぁ〜錬金術ね…。

#39　先週、錬金術という言葉を言っていただいた。言葉では言い表せない気持ち。あれはどういう意味だったんでしょう？〈特に意味はない。Ｇさんがその話をしてるのかな、と思っただけ〉私、それまでずーっと錬金術の話してましたか？〈知らない。してたんですか？〉いやあ、また独りよがりに話をしていたのではないかと。錬金術の話、してましたか？〈してたんじゃなかったんですか?!〉言っていただいてびっくりした。

　38回目、合成、超越、昇華などの言葉が出てきたため、セラピストが何気なく錬金術の話なのかと尋ねてみると、Ｇさんはその言葉にいたく驚いたようであった。セラピストにすれば、Ｇさんの言葉を言い換えて繰り返しただけであり、なぜＧさんがこれほど感動しているのかわからず、このときにはお互いにただ驚き合うだけであった。

　Ｇさんの言葉の用い方はすぐれて換喩的である。つまり、あるひとつの意味が様々な形で表現されるのではなくて、ある言葉がそれと類似した言葉に置き換えられることで話が進んでいくのである。それに対してセラピストは、無意識のうちに、言葉がその字義的意味とは別の意味を指し示していることを前提として話を聴こうとしていた。そのため、Ｇさんが直接"錬金術"という言葉を口に出さずとも、合成、超越、昇華…という言葉

の連なりが総合的に指し示す意味として、セラピストの中に錬金術という言葉が浮かび上がってきたのである。一方、セラピストの言った"AとB"という言葉から横すべりして合成や昇華という言葉に行き着いたGさんも、自らの言葉に思いがけぬ名がついたことに驚かされたようであった。この驚きの瞬間はGさんの換喩的世界と意味の次元が出会った瞬間と考えることができよう。次の面接でもGさんは何度も「錬金術の話してましたか？」と確認する。しかし、セラピストにとってもGさんの言葉を解釈したり名付けようとしたりしたわけではなく、それを説明することができない。これは両者にとって全く予期しない偶然の出来事だったのである。とはいえ、これが偶然の鉢合わせであったからこそ互いが余計な詮索や解釈をすることなく、一瞬の出会いを体験することができたのだと思われる。Gさんはこれによって自分が錬金術の話をしていたという洞察を得たというわけでもなければ意味の次元に開かれたというわけでもない。これは出会いがしらに火花が飛び散るような一瞬の接触にすぎず、さらに直接的な形での接触へと置き換えられていくこととなる。

（8）身体による接触
#47　今日はまた違う話。イニシエーションです。〈イニシエーション？〉イニシエーションとは…通過儀礼です。〈それは説明。内容は？〉精神があがっていっても身体が…。そこが矛盾する。（唐突に）先生、握手しましょうよ。〈え?!　なんで？　しませんよ〉しませんか…〈どうして握手？〉人間関係の深さの問題。どこまでのことができるのか。〈それを実験？〉実験ってそんな。しましょうよー。（手を差し出す）〈しないです〉しましょうよ。…してくれないんですね。〈はい〉しましょうよ〜！（立ち上がり接近）〈なんで？〉いいじゃないですか…しませんか。〈肉体でつながりたいということ？〉いや、肉体で言うともう老人。衰える一方。一緒に進んでいかないと違和感がある。

　Gさんは突然セラピストに握手を迫る。Gさんはそれまでほとんどセラピストには関心を向けていないように見えたが、ここで突然直接の接触を

求めてきたのである。セラピストにとってはこれまで全く手の届かなかったGさんが突然ぬっと顔を出したような驚きがあったが、あまりにも即物的な方法と感じられ、半ば反射的にそれを断る。結局、このとき握手をすることはなかったが、このことにはGさんにとってセラピストの存在が"接点をもつ"相手として認識されたことが表れているように思われる。つまり、面接の経過の中で、時折セラピストとの接点を感じるようになったGさんはそれを直接の接触へと横すべりさせ、握手を迫ってきたのだと考えられるのである。

(9) 笑いに突き当たる
＃51　先週は大変失礼しました。〈失礼って何のこと？〉先生が確か、軽蔑してるとおっしゃった。〈軽蔑？！　そんな言葉、使ったことないと思うのですが〉この間叱られたでしょ？…へへ、ざっくばらんに話させていただきますと、あれがぐさっときまして。〈軽蔑って誰が？　何を？〉いや、軽蔑という言葉だったかはわかりません。考えてみたんですが、あまりちゃんと思い出せませんでした。確かそんなような内容だったと思ったんですが…。〈何をそのようにとられたのかわからない〉先生が前に、私が話を押しつけてると。〈それ、いつもGさんが言っていること〉はは〜、そうでしたか。私はその言葉を自分で言った覚えはありません。預けてるから。〈預かってませんよ〉預かってないですか。先生から言葉がほしい。先生はずっと聴いてくださってましたけど。〈聴いてなんかいない。ずっとわからないって言い続けている〉こんな話誰も聴いてくれない。家内ともけんか。家内は最近感情的。（話が延々と続き…）私はインスタントラーメンのスープをけちって半分ずつ使ってる…。（2人ともなぜこんな話をしているのかわからなくなり、同時に笑う）あはは、おかしいですね（笑）。

　この回にもやはり、Gさんとセラピストの言葉の次元の違いが顕わになっている。Gさんは再びセラピストには全く覚えのない言葉をセラピストの言葉として持ち出す。セラピストにはそれらしい言葉さえ思い当たらず困惑するが、Gさんの方でも特に確信があるわけでもないようだ。Gさ

んは毎回のように自分が言っている「話を押しつけている」という言葉をセラピストに言われたものだと言い出し、自他の境界、言葉の意味や同一性の不確かさは顕わになっていく。話は続き、ふと気づけばGさんはインスタントラーメンの話をしている。わけがわからなくなったセラピストが思わず吹き出すと、Gさんも一緒に笑い出していた。

　次々に言葉を置き換えていくGさんと、意味や文脈がないと理解ができないセラピストが直接の接点をもつことは難しい。プロセスにおいて明らかにされてきたその事実は、この回のやりとりの中で一層顕わになっていく。接点のなさがあぶりだされ、通じ合う地点のみつからないまま続く対話は面接の場に緊張感を生み出していった。しかし、ふと気づけば深刻な雰囲気の中始まったはずの面接が、"インスタントラーメン"という日常的で素朴な、何の深刻さもない言葉に行き着いている。そこに突き当たったとき、両者は自分たちの対話の意味のなさに共におかしみを感じたのである。後にGさんは「笑いっていいですね、**一瞬のうちに調和しちゃう**」と言ったが、ここでは両者が譲らないままやり合うことで圧力が高まっていったことが重要であったと考えられる。共にその場に張り詰めていく緊張感のただ中にあったからこそ、不意に開かれた笑いという空隙に両者は同じ瞬間に誘い込まれたのであろう。

【第4期　＃49～＃86　欠如としての個性】
（10）　全体性への開け――空虚な個

＃49　今日は大きな悟りがありました！　頭でわかって偉そうに人さまに話していることを自分の全体性で知るということ。〈…？　全然わからない〉個性ですよ！　俺の個性はひとつの人類じゃないか！と思った。俺のもんや、と。〈それが悟り？〉そう！　1対1で調和できないやつが何を…と思っていたけど、俺も人類の1匹じゃないか！と。

＃68　前に先生が人間を愛せますかっておっしゃった。〈私、そんなこと言うかなあ？〉おっしゃったんですよ。〈そうかなぁ？？〉私は人類なら愛せますって言った。地球上の60億の人間が集まった全てのものを人類と言いますね。人間の全体性っていうことだと思うんです。…疲れません

か？〈Gさんは？〉疲れます。もう空っぽです。

　Gさんにとっての他者は具体的個人として語られない。妻でさえ"女"とか"外向"といった枠組みでしか言及されないし、娘や孫であっても、言及される彼らの特性はせいぜい年齢や居住地程度であり、そうでなければ「怒られた」「電話した」など、具体的な接触に伴う話があるのみであった。セラピストは当初、それをGさんの防衛的な隠蔽によるものかとも考えたが、どれだけ面接を重ねても家族の人柄や雰囲気の痕跡すらつかめないことから、Gさんがそうした抽象的な枠組みでしか彼らを捉えていないことに思い至るようになる。そしてGさんは自分の個性を「ひとつの人類」と表現し、「人間」ではなく「人類」となら関係をもてると明言する。これはすなわち、Gさんが個の次元で生きているわけではないことを示しているだろう。Gさんは明るい、意地悪、さばさばした、などといった具体的な形容詞で自分や他者を捉えることがない。そのためにアニマや影といった抽象的で全体的なユング心理学用語を持ち出してその輪郭を曖昧にすることで自分を語っているのだと思われるのである。
　しかし、それからは次第に、Gさんが個と全体の次元の差異に開かれてきているような発言がみられるようになってくる。

#72　孫がポケモンの図鑑を忘れていった。じいちゃんも覚えろっていうことだと思うんですが、あんなの全然覚えられない。ポケモンは全部"ポケモン"という名前だと思っていたけど、違ったんですね。
#83　"ポケットモンスター"っていうのは何かなと思いまして。ポケモンとピカチュウの関係がよくわからなくなったんです。

　"人類"の中にさまざまな個人がいるように、孫が忘れていったポケットモンスターの図鑑には、おそらくさまざまな種類のモンスターが1匹1匹の特徴と共に描かれていたのであろう。全部が"ポケモン"と思っていたGさんは、"ピカチュウ"など個別のモンスターと、それらの総体である"ポケモン"という枠組みの差異を意識しつつあるようだ。しかし、

＃83の発言の後には次のような言葉が続いた。

ポケットとスター…じゃあ、モンというのは何だろう？と考えましてね。「もの」っていう意味なんじゃないかと思いつきました！　ポケットの中の物っていうことでしょ？

　Gさんはせっかくピカチュウという個別のモンスターに意識を向けたにもかかわらず、それにくるりと背を向けて論理の次元にとんでしまった。意味や文脈によって結びつけられていた言葉はバラバラにされ、"ポケットモンスター"という言葉で囲われていた意味は崩壊させられる。Gさんはやはりどこまでも個や意味とは無縁の表層的な次元を生きているのである。

【第5期　＃87～＃171　自閉世界の綻び】
　しかし、他者に無関心を貫いていたGさんが、この頃には時折、周りの人の様子に言及するようになってくる。

＃87　（浦島太郎の絵本を持参し、長々と解釈。セラピストは寝てしまう。セラピストが目を開けるとGさんはハッとして）あー！　だめですね！　こんな話！
＃95　孫に爆発して怒鳴ってしまった。わがまま放題で度が過ぎた。そしたら偉いもので「じいちゃん、子どもの意見もきいてくれ」と言ってきた。子どもってすごいですね！〈へえ〜。どうしてお孫さんに爆発？〉は？　ビッグバンですか？
＃129　遊びに来た孫が帰っていった。家内が「おつかれさまでした」って。そんなこと言うんだなぁと思いました。

　95回目、セラピストが"爆発"という言葉について尋ねると、自分がその比喩をもちだしたにもかかわらずGさんは「ビッグバンですか」と大宇宙に飛んでいってしまった。Gさんにはやはり文脈は意味をもたない。しかし、自分の話によってセラピストが寝てしまっていると認識されてい

たり（♯87）、これまでは一方的に怒りつけて終わっていた家族との確執においても、孫の言葉に耳を傾けるようになっている（♯95）。妻からかけられたねぎらいの言葉も、Gさんは自分に向けられたものとして新鮮味をもって受けとめているのである（♯129）。そして、♯103には知人らと定例でハイキングに行くようになり、再び家族以外の人との接触をもつようになったことが報告された。

　上にあげた他者の様子への気づきは、どれもGさんにとって想定外の出来事として驚きと共に体験されているところが重要と考えられる。他者とは、自分とは区別された存在である。だからこそ、自分の想定内にはおさまらず、思わぬ形で現れてくるものでなければならない。初期の頃、Gさんにとっての他者はコンプレックスを指摘したり、「とにかく私は私」（♯16）とはねつけたりと、解釈や分析の対象ではあっても、自分に影響を与える存在ではありえなかった。そのように自閉的だった世界は、想定していない言葉が不意に耳に入るという形で次第に綻びをみせている。この驚きこそ、Gさんの閉じられた世界に裂け目が開く瞬間であり、自分とは異なる存在としての他者との接点が生まれる瞬間と捉えることができるだろう。

（11）空白の現れ

　他者との接点が現れるのと同期して、セラピストはしばしば、Gさんの姿が露わになる瞬間を目撃するようになる。ただしそれは、ポジティヴな概念や性質としてではなく、ネガティヴな形式、すなわち空白として表れてきた。

♯100　（しばしの沈黙…）実は今、時間をもてあましています。〈そうでしたか！〉あ、もう時間です！　変な方向に脱線したらいけないのでこの辺で。

♯103　なんでこんなに今まで考えていたんだろうという気持ちに。一生懸命分析しなくてもよかったなと思った。あ！　今日のまとめをしなくては。ええっと…神なるものと…あれ？　道々考えてきたのに…。いつもこ

う。ぱっと簡単に真っ白に。あっ！　愛ですよ。〈愛？〉そう、神なるものの愛。これですっと解決した。そんなに考えて分析しなくてもいいんだ。
＃139　密教の講座で受講理由を聞かれ、臨床心理学の話をしたら、なんと講師がユングについて語り出した。言ってることは全然わからなかったけど、仕方ないので聴いていると少しずつ通じる。あれはお経だなと思った。般若心経でも、よくわからないけどハンニャーって丸覚え。聴いているときは全然わからないけど、直接あげてもらったら落ち着く。

　100回目、初期の頃には一言を挟む隙さえなかったGさんの語りにふとした沈黙が生まれ、Gさんはぽつりと「実は今、時間をもてあましています」と言う。これは空白を何かの代理物で埋めるのではなく、身のある話がないことを"何もない"という形のままに体験した瞬間であったと考えられる。103回目の「そんなに考えて分析しなくてもいいんだ」という言葉にも、Gさんが今まで続けてきた解釈や分析の価値付けが揺らいでいるのをみることができる。相変わらず「神なるものの愛」とは言っていても、その"神なる"絶対性は既に失われているようである。139回目には、Gさんが他の人の話もユングのことも、実はよくわかっていないことがさらに明らかな形で露呈されている。Gさんにとってのユング心理学は、その意味内容が重要なのではなく、聴いているだけでありがたいお経のようなものであったのだ。この頃には、ユング心理学の話が一切出ずに現実的な話のみで終わる面接もみられるようになった。

（12）　変化と変わらなさ
　同じ頃、次のような夢が報告された。

　夢12　小学校の校庭。朝礼台の周りにみんなが集まっていて、みんなバラバラ。なんとなく固まることができなくて。個性化の時代とは言うけど、みんな孤独なんだなと思う。朝礼台に立ったらみんなを見渡せる。ああ、おれは今、あそこに行かないといけないと思い、朝礼台の方に行く。そこで夢が消えてしまった。（＃110）

この夢においても、他者は「みんな」という匿名的で拡散的な形で現れている。しかしこの夢で、「みんな」は小学校の校庭という具体的な場所に集まっている。そして、集まっているけれどバラバラである。この夢が示しているように、個人とはバラバラなものである。バラバラで孤独な'個'であるからこそ、集まったり関係をもったりできるのであり、決して「みんな」というひとつの言葉でくくられるような抽象的なものではない。ここではGさんが「みんな」と同じ校庭にいる。これはGさんが自分を他の人と同じ1人の個として認識し、少しずつ他者との関係に開かれてきていることを示しているようである。
　しかし、やはりここでもGさんは「みんなを見渡せる」朝礼台に行こうとしている。朝礼台とは、これまでGさんが立ち続けてきた抽象的な次元であろう。おそらくまだGさんの視点は朝礼台の上にある。だからこそ他者は「みんな」という形で捉えられているのであろう。Gさんは人よりも上位に立ってみんなを見渡し、解釈を与え、演説を行ってきた。しかし、1人1人がそれを聴いてくれない限り、校庭で一番孤独なのはGさんである。それでもやはりGさんは朝礼台へ向かう。Gさんは未だにどこか上方の世界に居続けようとしているようだ。このようなあり方は、約半年後、わずかながらも変化を見せる。

　夢13　　教室で給食を広げてみんな食べているけど、孫だけもらっていない。私は"かわいそうに"と見ているけど、孫は自分で自分の分をちゃんと分けて食べていた。しっかりしているなぁと思う。（#134）

　この夢では、"孫"がGさんの視点を代理しているものと考えられるが、孫は1人だけ給食をもらっておらず、やはりGさんは「みんな」と同じというわけではないようである。しかし、孫は自分で自分の分をとり分け、「みんな」と同じように食べ始める。ここには、Gさんが少なくとも表面上はみんなと同じ地平にとどまり、そこに自分の個別的な場を見出し始めたことが示されているようである。

（13） 現実生活での関係の変化

　155回目の面接前日、妻からGさんに調停要求の手紙が届く。これは、和解を前提としてのものではあったのだが、「何を調停したいのかその根本的な理由がわからない」という言葉と共にこのことが報告されたように、Gさんにとっては青天の霹靂だったようである。調停までの約1ヶ月間、Gさんは妻と言葉を交わすこともなく別宅で生活し、夫婦は本当の別居状態となる。結局、この調停は全行程を完了することなく和解に至るのだが、「裁判沙汰にまでなって家内とも話せるようになった」（＃167）と語られたように、これはGさん夫婦にとって大きな経験となったようであった。関係とは、必ずしも好意的なものばかりではない。拒否や対立もまたひとつの関係である。夫婦間の調停とは、現実的には大変なことであったが、つながるでも別れるでもなく同じ家の中で別居していたGさんにとって、本当に別れ、和解するというプロセスを踏んだことは現実生活でも他者との関係に開かれるという意味で、大きな出来事であったと思われる。

【第6期　＃172～＃207　聴ける話になった後】

　面接開始から約4年の経過の中でGさんは周囲の他者と様々な接点をもつようになっていった。Gさんは妻と頻繁にけんかもしていたが、2人で映画を見るなど、話を共有することも少しずつできるようになってきたようであった。それと共に、セラピストの方でもGさんの話を全く"聴けない"ものとは感じなくなってきていた。

　話が聴きやすくなるということは、一般的に言えば好ましい変化といえるだろう。しかし、この聴きやすさは同時に場の緊張感を薄れさせるものでもあった。セラピストの地を剥き出しにさせ、面接の場に緊張感を与え、結果的に様々な接点をもたらしてきたのはGさんの話がどうしても"聴けない"ものであったという現実である。心理療法を通じてGさんの話が誰にとっても聴きやすいものに変化して、その聴き手がセラピストから周りの人へと担われていくのであれば問題はない。しかし、Gさんの話し方は実際にはそれほど変化したわけではなく、相変わらず同じスタイル

で独自の心理学理論は語られ続けていた。セラピストに感じられていた聴きやすさとは、Gさんの話がその不完全さを顕わにしてきたために、セラピストに関わる隙がみられるようになったというだけのことなのである。話が聴きやすくなった分、セラピストは"聴けない話をどのように聴くか"という課題に本気で感情をぶつけ、生身で立ち向かっていくことは既にできなくなっていた。この段階において、セラピストの方に以前よりもより意識的にGさんの話に関与していく必要性が出てきたといえよう。

（14）　無意味を遊ぶ

♯172　（考えをメモした紙が増殖し、Gさんは落ち込んでいる）言葉の連想みたいになって、わけがわからなくなってしまった。〈どんどん置き換えてるだけ〉私の場合、過去がつながってる。〈過去より今が大事でしょ〉（Gさん、メモの束を持ち）これ、切るってことですか？〈紙を破るの？〉今を切る？〈ビリっと！〉切る！　そうですかー（笑）いやぁ、どうしよう。キーワードが転換しちゃったな。武蔵と小次郎の決戦ですね。〈斬っちゃえ！〉
♯173　（明るい様子）先週、先生が切るっておっしゃったので、過去と未来が飛んでいってしまった！　今しかない。生と死の接点。また再出発です。〈再出発ばっかりですね〉おかしいでしょー（笑）。また繰り返しますわー。

　Gさんは何やら落ち込んだ様子で172回目の面接に現れた。Gさんはそのとき気になっている言葉や、辞書で調べた意味などをチラシの裏に書き連ね、よく持参していたが、この回ではそれが大量になりすぎて落ち込んでいたのである。
　ここでのやりとりには奇妙なズレの連鎖をみることができる。まず、メモが増えたという外的な事実がまるで過去が重みを増しているかのごとく体験され、Gさんは抑鬱的な気分になっている。「過去を切れ」というセラピストの言葉は「メモ用紙を切れ」というメッセージとして受けとられる。すると、それはなぜか"キル"という音韻的つながりから武蔵と小次郎の決戦として受けとられ、それはGさんが次に考えるべき「キーワー

ド」となったようであった。Gさんはこのような連鎖にのって毎日思索を続けているのであろう。そしてここでは、それが単なる言葉遊びに終わるのではなく、Gさんの状態にはっきりと影響を及ぼしていることに注目される。翌週、Gさんはすっきりと明るい表情で来室し、過去と未来が飛んでいって今しかなくなったと言う。たまたまセラピストとの掛け合いの回転軸となった「切る」という語によって、Gさんは抑鬱的な気分と現実的にも切り離されていたのである。

　ここでは言葉にされたものがそのまま現実になるという、魔術的とさえいえるような力が働いている。しかしそれは本当の呪術とは異なり、決まった呪文でも大事な言葉でもなく、たまたまひっかかった言葉が字義通りの効力を発揮しているだけであり、何がどう展開していくかは誰にも予測がつかない。しかしGさんにとって、言葉はそれ即ち現実である。だからこそ、ちょっとした言葉の流れによって調子を崩してしまうことがあれば、状態がよくなることもあるのだろう。Gさんの現実は言葉によって作られ、そして壊されていく。ここでのGさんの変化は、メモの増殖で抑鬱的になっているということをセラピストが見抜きつつ、Gさんの持ち出す言葉遊びのような掛け合いに積極的にのっていったことがきっかけになっている。Gさんの論理展開は客観的に見れば不合理なものかもしれないが、セラピストがそれを操作したり修正しようとしたりしたところで、おそらくGさんには通じなかったのではないかと思われる。この面接プロセスでは常に、セラピストがGさんと同じように言葉の流れにのっていくことで共に言葉に導かれ、ふと行き着いたところが変化の基点となってきた。セラピストには、そうした遊びの始まるポイントを逃さず、積極的にその流れに入っていくことが求められているように思われる。ここには、第2章においてあげたユングによる転移の考え方と同様の作用を見出すことができる。すなわち、Gさんと共に意味のない言葉の流れを楽しみ、それに流されていくことでこそ、Gさんとの接点に行き着くことが可能になるのであって、それはあらかじめそこを目指して到達できる地点ではないと思われるのである。

3. 考察——軽度発達障害の話を聴くこと
3-1. 神としての現れ

　前章までの検討によって、軽度発達障害の人が積極的にも受身的にも他者の話を聴くことが難しいことが明らかにされたが、初期の頃のGさんもまた、蛭子という絶対的な神の位置からセラピストに対して「わかっていること」（♯1）を告げるのみで、セラピストの言葉を全く聴いていなかった。これはアスペルガー症候群の世界を「すでにわかっている、決まった世界」[5]だとした高木の指摘とも重なっている。セラピストの存在を意識させられた17回目において、面接終結を申し出るほどの衝撃を受けていたように、他者の存在を認めること自体、Gさんにとっては大きな脅威になるのであろう。重度の自閉症児が常同行動によって自己完結した秩序を作り出すのと同様に、Gさんもまた、世界を秩序づける神としてしか他者の前に出ることができなかったのではないかと考えられる。しかし、誰もその人が神だと知らない神は果たして本当に神といえるのであろうか。神と知られぬまま人間界で生きる神は、神として崇められるわけでもなければ人間同士の関係をもつこともできない孤独な存在である。Gさんは面接の中で何度も「接点の問題」と言ったが、「話を聴いてほしい」という願いはすなわち誰かと接点を持ちたいという願いでもあったにちがいない。

　小林は親子の観察を基に、軽度発達障害の子どもが、潜在的には養育者（母親）への甘えを求めているにもかかわらず、養育者が関わろうとすると子どもが回避的になるというアンビバレントな現象がみられることを指摘している[6]。この現象が心理的葛藤によるものかどうかはさておき、少なくとも行動面において、こうしたアンビバレントな事態がみられることは軽度発達障害の成人事例においても少なくない。第4章でとりあげた「断片的に想起した聴き手N」も、他者との関係を強く希求しながら、実際には周囲の人からの関わりを受け入れる態勢が全く示されていなかった。Gさんもまた、「話を聴いてほしい」と言いながら"聴けない"講釈を一方的に与え続けるだけで、対話の相手を受け入れる姿勢は全くみられなかったといえる。

　ところが、神から人間へお告げを与えるという関係は実際にはなかなか

成立しなかった。それは、本来は"受け容れる以外に選択の余地をもたない"はずの神の言葉を、セラピストが鵜呑みにすることができなかったためである。セラピストはお告げに聴き従うどころか、"神のお告げは意味がわからない"と、神に向かって主張し始める。Ｇさんという蛭子神は、はじめそれに応じようとしなかったが、17 回目にセラピストが言葉をさえぎる者として姿を現したことで、語りをとめてそこに自分以外の何かが存在することを認めざるを得なくなってしまう。そして、32 回目に話が換喩的につながっていることが明らかになったことは決定的な転機になったといえよう。それまでわけもわからぬまま上から降ってきていたＧさんの話は一気にその権威を失い、同時にセラピストも神に反逆する必要から解放され、共に「ゼロ」となって言葉の流れに身を任せることになる。そしてＧさんはセラピストが寝ていることに気づいて焦ったり、ふと真っ白になっている自分に気がついたりと、神らしくないあり方を示すようになっていく。もっとも、Ｇさんは神の意識は捨てておらず、夢 12 に表れていたように、「みんな」よりも上位の朝礼台を自分の立ち位置と捉え続けている。しかし、それは単なる校庭の朝礼台である。ここには、Ｇさんがもはや雲の上の神のような特権的存在ではなくなっていることが明らかに示されているだろう。

　こうしてＧさんが神らしいところを示さぬまま、神らしからぬ様相ばかりを露呈していったこと自体、Ｇさんがそもそも初めから神ではなかったということを示しているといえよう。しかし、Ｇさんが神として現れた以上、セラピストはまずお告げに"聴き従う者"として名乗りをあげる必要があったのだと思われる。それがたとえ仮の姿であるにせよ、Ｇさんが神として現れたならばセラピストはそれにふさわしい相手としてＧさんの前に現れなければならない。そうでなければ、神―人間という構造が成立することもないが壊れることもあり得ず、結局何も始まることがないと考えられるからである。

3-2.　無限に置き換わる話──Ｇさんの話は換喩(メトミニック)的か？

　32 回目の考察において、Ｇさんの言葉が赤ちゃん―誕生―精子と卵子

と、換喩的連関を呈していたことについて触れた。もちろんこれは、Gさんが技法として換喩を用いているということではなく、この話がセラピストによって、換喩的なつながりをもつ話として理解されたということにすぎない。

ところで、この換喩(メトミニー)とは、意味の類似性による隠喩(メタファー)とは異なり、音韻や〈船と帆〉のような顕在的な隣接性によって表現が置き換えられることをいう。隠喩(メタファー)と換喩(メトミニー)の違いは「変」と「換」という字のもつ意味合いの違いに代表されている。すなわち、隠喩(メタファー)は意味の圧縮によって起こるものであり、意味をその場にとどめたまま形・性質・様子などがそれまでと「変」化することをいう。それに対して、換喩(メトミニー)の語源は〈名称の交代〉を意味するmetonomiaであり、『大辞泉』(増補・新装版)によれば、「それまであった物をどけて、別の物をその位置地位に置く」という置き「換」えのメカニズムを基礎としている。すなわち、意味の次元で考えれば隠喩(メタファー)があるポイントにとどまるものであるのに対し、換喩(メトミニー)は次々と横すべりしていくものとして捉えられる。

フロイトは夢や日常の錯誤行為、機知などにおいて、この換喩(メトミニー)的連関が優位であることに注目し、そこには「まじめな思考から棄却され、注意深く避けられるような結合の手段」[7]が用いられていると述べている。Gさんの話はしばしば突飛な飛躍をみせてセラピストを混乱させたが、これはGさんの話が、言葉が次々に交代していって意味が横すべりしていく換喩(メトミニー)的な論理によって展開されていたためだと思われる。このことが最もよく表れていると思われる面接を再びここに引用する。

#187　テレビで"同性愛のカミングアウト"の番組をやっていた。カミングアウトってなんだろうと思ったけど辞書にそんなの載ってませんね。カムって、C、O…?〈M?〉いや、Uか何かだった。〈U?〉見つけたんです。混同するっていう意味。〈えー??　comeって'来る'では?〉そうですよねぇ、でもあったんです、混同するっていう意味！　辞書をぱらぱらと見ていったらね！　綴りは違うんですけど。〈えっ、綴りが違うなら違う言葉でしょ?　confuse??〉いやぁ、心打たれました。裏に隠

された意味ですよ。両性具有ってこと！　これをどうやったらわかってもらえるのかなー。

　Gさんはテレビで聴いた"coming out"という言葉を辞書で調べようとした。うまく見つけることのできなかったGさんが次に出た行動は、それらしい意味が見つかるまで近隣の言葉の意味をしらみつぶしに見ていくことであったようである。そしてGさんは"confuse―混同する"というそれらしい単語を発見する。テレビに性同一性障害の人が出ていたことから混同という意味に結びつけられたのであろうが、Gさんはさらにそれを両性具有に結びつけ、感激している。まるでギャグ漫画かコメディ映画のような展開であるが、Gさんは"カミングアウト"という言葉の裏には"混同する"という意味が隠されていたのだと言い、この発見に涙を流さんばかりに感動しているのである。
　当然ながら、辞書というものは単語ごとに対応する意味を記載しているのであり、そのカテゴリーを完全に無視したGさんの辞書の使い方は根本的に間違っている。これはもはや換喩的でさえない。Gさんの置き換えは時に換喩的な様相を呈するが、それがルールとして定立されているわけではないようだ。Gさんさえ適当と思えば置き換えの対象は偶然目についたものでも、単に近くにあったものでも構わない。これは客観的視点からすればあまりにも曖昧でつかみどころがない法則であるが、おそらく客観的に把握可能なルールをGさんに求めようとすること自体が間違っているのであろう。Gさんはある言葉をそれと近接する言葉に次々と置「換」えていき、その流れは定点を作ることがない。この面接のプロセス自体も、ある回の話は別の回の話のコピーのようであり、原型をどこにももたないレプリカの集合体のような性質をもっている。定点がない世界にはイメージという"枠組み"や文脈という"道筋"は存在し得ないのである。すなわち、Gさんの対話の相手となろうとするときにはまず、文脈や物語を想定するような日常の意識を捨てることが重要なのであろう。初期においてセラピストがいつまでもGさんの言葉を理解することができなかったように、セラピストが意味を求めて話を聴いていても、Gさんの話はぐるぐる

と置き換えを繰り返すだけで、あるポイントを軸にして意味が深まったり発展したりすることがないのである。

3-3. 発達障害という「視点」

このようにGさんは「具体的で明示的な情報の交換は可能であるが、重層的な脈絡や明示的でない情報を考慮していない」[8]、「十分に時間をかけ注意深く観察すると、話の内容は貧弱で、多くは他の人の話や本の中の不適当な模倣である」[9]といったコミュニケーション上の特徴から、軽度発達障害の範疇で捉えられると考えられる。しかし先にも述べたように、筆者は心理療法を開始した当初にはそのような見立てをもって関わっていたわけではなかった。

アスペルガーの人の話し方には、「古風で杓子定規」、「返事のいかんを問わず、同じ質問を延々と続けたり、自分がとくに関心をもっていることの長話を、聞いている人の反応のいかんにかかわらずしゃべりつづけ」る[10]など、既に多くの特徴が指摘されている。Gさんの話し方もこれによく当てはまるものといえるが、初期の頃には、話し方だけから発達障害と特定されるほど明確な特徴が表れていたわけではなかった。たとえば星野[11]は、一方的にイモ虫や水草、魚の話を「延々と喋りまくるのみで、CPとの会話がほとんど成立しなかった」22歳女性の事例を紹介しているが、20代の女性が一方的にイモ虫の話ばかりをすれば、いくら文法的に正しい話し方であれ、その奇妙さは前面に見えてくるであろう。また、もしGさんが「外国語をコンピュータで翻訳しているよう」[10]な口調で話し続けたならば、Gさんの話はユングの機械的な模倣なのではないかと疑ってみることもできただろう。

しかし、Gさんの話は内容的には意味がわからない一方で、それが実に意味深そうに語られるという特徴があった。Gさんは謙虚で丁寧な言葉遣いをし、独特のゆっくりとした調子で感慨深げに深層心理学の話をした。そのしみじみとした口調は厳しい戦後を生き抜いてきた老年期の人の醸し出す雰囲気と捉えることができたし、意味のわからなさやどことなく漂う怪しささえも深層心理学のもつ難解さや神秘性とみえなくもなかった。軽

度発達障害の人に「批判されることに過敏で猜疑的」[11]になりやすい傾向があることが指摘されるように、Ｇさんにも自分が少し変わっているという自覚があったのだろう。自らの風変わりなところを前面に押しだすのではなく、礼儀正しく謙虚にふるまうことでそれをマイルドにみせることに長けていたのである。このマイルドさこそがＧさんを適応的にみせ、曲がりなりにも70年間も現実社会を生き抜いてこさせたものと考えられる。

しかしそれと同時に、そのマイルドな雰囲気はＧさんの真の姿を隠すものでもあった。初期においてセラピストは、Ｇさんの話の意味がわからないことで話が聴けなくなってしまっていたが、それは次のような深層心理学的前提を無意識のうちに想定していたからだと考えられる。すなわちそれは、Ｇさんが長年かかって構築してきた心理学のお話は彼にとって何か象徴的な意味があるはずであり、だからこそすぐには意味がわからなくとも真摯に耳を傾け、話が深まり熟成していく道程を共にすべきである、という前提である。

つまり、セラピストはＧさんの纏っている"普通さ""マイルドさ"に騙されていたのである。ニキ・リンコ[12]は広汎性発達障害の当事者の立場から、発達障害の人の話に対する「無用の深読み」をやめ、その「あっけなさ、くだらなさ」に目を向けるよう警鐘を鳴らしている。このあっけなさやくだらなさとは、フロイトが"まじめな思考からは棄却される"と記したような意味で捉えられるべきであり、つまらなく価値がないという意味ではない。田中[13]は軽度発達障害の心理療法において、「クライエントの内面にあって未だ語られざる『深層』というファンタジーをセラピストの側が放棄しなければならない」と述べると共に、「彼らの『空っぽさ』にあくまでも対峙」することが必要と述べている。プロセスの後半に明らかになってきたように、Ｇさんの話は中身のなさこそが本質である。"ポケットモンスター"の意味を考え続けた末にＧさんが出した答えは"ポケットの中の物"なのだ（#83）。Ｇさんの話は表層が全てで、裏を深読みする必要などないことは誰の目にも明らかであろう。Ｇさんが初回面接で言っていた「中空構造」という言葉は、ここに文字通り実現されている。心理療法において、あっけないものを、さも意味ありげなものとして

扱ったりそれを価値のあるものとみなそうとしたりすることは誠実でも良心的でもない。あっけないものはあっけないものとして、くだらないものはくだらないものとしてみることこそがクライエントとありのままに対話し、対決することになると考えられる。

　Gさんの事例においてはセラピストが"無用の傾聴と深読み"を試み続けたことによって、かえってその不可能性が浮き彫りになってきたが、この時点から振り返れば、Gさんの話が聴けないものとして語られ続けたのは、その中身のなさが見抜かれるためではないかとさえ思えてくる。結果的にみれば、セラピストが話を聴くことによって行ったことは、中身のない話に眠ってしまったり、本気で反論したり、共に意味を捨てて言葉を遊んだりと、Gさんの話が聴けないものだという現実を顕わにすることであった。Gさんがその内実のなさを明らかにしてくれるまでには、セラピストがその話を聴こうとすることによって、それができないことがその場に示され続けることが必要であったのだろう。そしてここでは、Gさんの話の"聴けなさ"が顕わになるにつれて、"聴けなさ"それ自体が共有されるという事態がもたらされていった。すなわち、セラピストはGさんの話が聴けないものだということをこそ聴き取るべきであったのだ。もし、セラピストがいつまでも"自分にはわからないが何か意味ありげな話をするクライエント"としてGさんをみていたならば、いつまでもありもしない深層を探し続けるのみで、Gさんの話をありのままに受けとめることはできなかったのではないかと思われる。

　この点において、Gさんに発達障害という視点をもって関わることの意義が認められる。Gさんは日常生活に明らかに支障が出るほどの"遅れ"や"障害"を示しているわけではない。就労が必要というわけでも集団生活への適応を迫られているわけでもない老年期のGさんに対して発達障害というラベル付けをする意義はほとんどないであろう。しかし、河合が述べるように発達障害とは、クライエント側の特性であると同時に「セラピストの主観」[14]でもある。Gさんの事例は、発達障害という概念がクライエントを分類するためというより、セラピストの側がもつ視点や関わり方として有効性をもつことを明らかに示している。意味ありげな雰囲気を纏

い、礼儀正しく言葉を使うGさんはアスペルガー症候群の中でも特に軽度の範疇に位置づけられるのであろう。しかし、その"軽さ"こそがGさんの本質を覆い隠した当のものと考えられる。ありのままのGさんと接点をもとうとするならば、Gさんの話を傾聴し、そこに意味が生まれてくるのを待っているのみでは展開はありえず、Gさんを覆う"普通らしい"膜を剥ぎとり、素のままでの接点を求めて能動的に関わっていく必要があった。このようなスタンスをとるために、セラピスト側に必要とされるのが発達障害という視点だと考えられるのである。

3-4. 発達障害の「個性化」

　既に述べたように、発達障害に対する心理療法については、現在、否定的な見解が主流を占めている。これまで調査事例と臨床事例によって示してきたように、軽度発達障害の対話には脈絡や意味という軸がなく、常に表層をすべっていくような平面的展開を示すために、相手との関係に開かれることが難しい。このことに鑑みれば、対話を通した心理療法が困難とされるのもある意味当然のことと考えられる。また、心理療法が適用できないと考える臨床家たちに共通しているのは、発達障害が根本的に除去されたり軽減させられるような治療対象ではありえないという認識であろう。つまり、心理療法の目標に"発達障害の治療"を据えることができないために、不全感や抑うつ気分の軽減に目標を絞った支持的アプローチや、不適応的な行動を改善しようとする教育的アプローチなどの有効性が示されてきたのだと考えられるのである。

　筆者もまた、軽度発達障害の「治療」を心理療法の目標にするべきだと主張したいわけではない。しかし筆者の立場からすれば、そもそも心理療法とは問題を治療したり軽減したりすることを目標としていたのではなかった。もちろん、クライエントの問題や症状が軽減されるならばそれに越したことはないが、本研究の冒頭に述べたように、心理療法が目標としているのは、奇しくもGさんが掲げ続けていた「個性化」であった。ユングは個性化を次のように定義している。「一般的で集合的な心理とは区別される心理学的な個人として発達する」こと、すなわち「分化のプロセ

ス」である[15]。

　繰り返し述べてきたように、軽度発達障害の世界は他者と決定的に区別された主体の次元が成立しにくく、全てが同列で置き換え可能な一次元的世界である。このように区切りのない世界を生きながら、"集合的なものから分化されていくプロセス"としての個性化を目指すことは難しいであろう。つまり、ユングの想定した形式での個性化は放棄されなければならない。しかし我々は、ユングが個性化について述べた以下の言葉を参照することができる。

　個の特殊性とは探し出されるものではない。それは既にそれがもっている素質の中に含まれているのだ。[16]

　個性化が何か自分とは異なったものになることではなく、そもそもの初めからそうであったものになっていくことであるならば、発達障害の心理療法は、個性化のプロセスであり得る。すなわち、発達障害の個性化とは、分化された個人になることではなく、個をもたないありのままの姿で生きるということなのである。

　Gさんの心理療法においても、Gさんの世界があるがままにその姿を顕わにしていったことが重要であった。しかし、ここまで便宜的にGさんの世界と言い表してきたものは、個別のイメージや物語として自律的に成立し得るようなものではない。Gさんの世界は置き換えを繰り返しながら無限に拡散していくために、ある特定のポイントや領域として捉えることが難しいものである。そこには意味を欠いたままくるくると交代していく言葉の動きしか存在していない。そのような世界でGさんの姿を捉えられるとすれば、その無限の置き換わりが停止する瞬間であろう。それは他者からの予想外の言葉に驚き立ち止まる瞬間として、語りの中にふと生まれる沈黙として、無意味な話の連続の中に不意に訪れる笑いとして、プロセスの中に現れてきた。前章でも述べたように、軽度発達障害の対話では、"言葉そのもの"と"言葉を話す主体"を区別して考えることができない。そのため、Gさんの個は"言葉を発する主体"として捉えられるのではな

く、言葉の流れそのものとして捉えられなければならない。また、それは何かポジティヴな形式をとって存立させられるものではないために、その現れは常にネガティヴな形式をとる。だからこそ、言葉の流れが転じ、停止するその一瞬を共に体験し、目撃する者としてセラピストを必要とするのである。

　神として君臨しようとしたＧさんは、セラピストと共に空白の瞬間を体験し、次第に自らの空虚さを顕わにしていった。そして、それは同時に、他者との接点に開かれることでもあった。こうしたプロセスこそがＧさんの個性化であり、心理療法であると考えられるのである。

3-5.　同次元で遊ぶ

　このような認識をもつことによって、軽度発達障害の心理療法は可能になると考えられる。しかし、プロセスの初期にＧさんの話が全く聴くことのできないものとして立ち現れてきたように、現実には彼らとの"対話"はそれほど簡単なものではないと思われる。

　先にも述べたように、フロイトは機知や夢についての詳細な分析からそこに働いている論理について考察を行った。フロイトがこうした"日常生活ではまともにとりあわれないような"論理について膨大な研究を行ったのは、それが夢や機知にのみ固有のものではないことによっている。もちろんフロイトの時代には発達障害という概念は生まれていないし、これを発達障害に直接当てはめることはできないだろう。しかし、フロイトの理論はこうした"非論理的な論理"が、我々のごく身近にあるものだと教えてくれると同時に、その論理がどのような働きをしているのかについても示唆を与えてくれる。軽度発達障害の世界との関わり方について、フロイトの理論にそのヒントを探してみると、機知について述べられた論文の中に次のような言葉が浮かび上がってくる。

　機知とは、通常の論理とは異なる形で遠くにあるものを結びつけようとする。それはいわば「無意味の快（ナンセンス）」とでも言えるような「快を取り出す源泉」である[17]。

無意味なものは日常生活では取るに足りないものとして棄却されてしまう。しかし、繰り返し述べてきたように、無意味の世界に意味を持ち込もうとすることは、それ自体無意味な試みである。フロイトは、機知が相手に共有される瞬間に笑いを生み出すように、無意味の論理の中には「快を取り出す源泉」があるという。プロセスの後半においてGさんの話がどこかユーモラスな色合いを帯びてきたのは、こうした「無意味の快ナンセンス」を生み出すロジックが話の前面に出てきたためと考えられる。無意味の連鎖の中にセラピストが入っていき、その非論理性が顕わになる瞬間を共に目撃するとき、そこに快を伴う接点が生まれる。発達障害の心理療法において、セラピストは話の"聴けなさ"に入っていく必要があるが、それは必ずしも否定的でつまらないことではない。セラピストがクライエントと共に無意味な言葉の流れにとどまり続けることで、同じ瞬間に笑い出すようなことが起こり得る。そのような接点こそが発達障害の心理療法における醍醐味であり、ひとつの到達点であるのだろう。

　最後に面接開始から約5年後の207回目の面接をとりあげ、本章の結びとしたい。

#207　（どこからともなく長く低い振動音）…おなかがなりました。〈！　おなかがなりましたか〉元型ということです。あれは型です。〈内容がないってことですね〉そうですそうです。精子です。あれは中身がない。振動だけが卵子に伝わるんです。〈あーGさんは空っぽ、だからおなかがなったんだ〉そうですよー、何もないんです。最近、イヤホンで講演を聴きながら歩いてる。そしたらCDの声がぱーっと流れていく。〈脳を通ってないですね〉通ってますよぉ！　脳を素通りしてるんです！　ははは（笑）！

　Gさんの話には中身がない。そのことは既に面接過程の中で顕わにされている。おなかがなるということは、中身が空っぽということが身体的にも現れてきているということであろう。そのことをGさんは"元型"という言葉で置き換える。そして次の瞬間、それはさらに"精子"という言葉に転換させられている。この突然の飛躍に当惑する必要がないことはもは

や明らかである。さらに、GさんはCDで講演を聴いてもその内容を全く覚えていないと話す。脳を通っていないと指摘するセラピストに対し、Gさんは"脳を素通りしてる"と反論する。Gさんは言葉や音が体を"素通り"することを楽しみ、そのことで自分という空洞を体感しつつあるのだろう。セラピストはそれを共に聴き、笑う存在としてその場に居合わせる。心理療法とは、このようにクライエントのあり方がありのままにされ、そのことを遊ぶことのできる場と考えられるのである。
　"聴けない話を聴く"ということは、セラピストが眠気と戦いながらその話を聴き続けることでも、セラピストにも聴ける話ができるように教えることでもない。それは、「聴くことを通してその"聴けなさ"を顕わにすること」と考えられる。対話的心理療法は、そのような聴き手となることで、対話の困難な軽度発達障害の世界にアプローチしうるのではないだろうか。

第6章
心理療法における〈聴く〉行為
―― 軽度発達障害の聴き方からみえてきたもの

1. 心理療法における〈聴く〉行為

　本章では、現代の心理療法における〈聴く〉ことの意味を問い直すという本書の問題意識に沿ってここまでの考察を振り返ってみたい。本書ではこれまで、ロールシャッハ・テストや話の聴き方を切り口に軽度発達障害の特徴を検討してきたが、ここではそうした軽度発達障害の特徴から照射される〈聴く〉行為の本質について考えを深めつつ、軽度発達障害との対話的心理療法がどのようにして可能となるかについて述べたい。

　まず第2章では、大学生を対象に話の聴き方についての調査実験を行ったが、短い話を聴いて想起するというシンプルな状況であっても、それぞれの聴き手が全く異なる仕方で話を聴いていることが明らかとなった。検討した3つの事例のなかでも、最も忠実に元の話をなぞっていた聴き手Aは相手の言葉を壊さぬよう配慮しつつも内的には感受性を働かせるという、聴き手としての基礎的な姿勢を体現していた。また、想起する際に最も動揺を示したBは、話に深入りせずに、自身が動揺することで話の重要さを受けとったことを示す聴き方を示した。一方、最も多くの変形を伴って想起したCは、話によって喚起されたイメージに入っていって、その場で自律的に動き出すイメージについて忠実に語り直した。これは、語られた元の話は脇に置き、ただそこに現れたイメージのみに垂直に入り込んでいくような聴き方であり、聴くという言葉から連想される受身的なイメージとは反対に、聴き手が積極的にコミットを示す点が特徴的であった。

A、Bの聴き方はそれぞれ、話を受けとめて映し返す、語り手と聴き手との関係をつなぐという作用をもたらしていた。これらは〈聴く〉行為が直接相手にもたらす作用であり、日常においても心理療法においても作用しやすい、〈聴く〉ことの基本的な要素だと考えられる。それに比してＣの聴き方は、語り手との間に転移と同様の一種の非日常的な作用を引き起こしていたとして、心理療法における〈聴く〉行為を考える上で特に重要な聴き方と捉えられた。

　河合[1]は、心理療法では「外から見て正しいことを考える」のではなく、「大切なのは自分を出来事の中に主体的、主観的に入れ込んでいって、自分を賭けることであって、それによってはじめて、治療が進展していく」と述べている。これは、我々は結局"客観的な真実"というものに触れることはできないという認識を基礎にした考えといえよう。聴き方の実験において元の話を完全に再現した聴き手がいなかったように、相手の話を本当に"そのまま"に聴き取ることなど不可能なことである。しかし、だからといって自分が聴き取った話と元の話との違いに固執したり、自分の聴いた話は主観的に変形したものにすぎないとして軽んじたりするのでは結局何にも関与しないということになってしまう。聴き手の関与とはそうではなく、それが実際に語られたものと全く同一ではなかったとしても、自分が受け取った話に対して真摯に関心をもち、それに関わっていくことである。ただしこれは、聴き手が主観的なイメージに入り込むことを目標にしさえすればよいということではない。この調査では、Ｃが目的意識なく純粋に話に関心をもち、身をもってそれを体験しようとし、その聴き方が語り手を巻き込む力をもったからこそ、語り手も聴き手も予測していなかった力が働いたのであって、ユングのいう転移と同様、それは意図的に目指して到達できるような目標ではない。Ｃの聴き方はあくまで、〈聴く〉ことがそれによる直接的な作用以上のものをもたらすケースのひとつとしてイメージされるべきであろう。

　一般に心理療法が受けやすい批判に「話を聴いているだけではよくならない」というものがある。しかし、心理療法とは話を傾聴してクライエントの話をそのままに受容するとか、語ることでクライエントがカタルシス

を得るなどというように、「話を聴くことによって○○する」というような直線的な図式でのみイメージされるものではないと考えられる。もちろん結果的にクライエントがカタルシスや精神的安定を得ることはあるし、話が受けとめられること自体が意味をもつ場合も多いであろう。しかしCの聴き方は、心理療法が〈聴く〉ことがもたらす直接的な効果を直線的に目指すものではないということを示してくれている。すなわち、心理療法においては、クライエントの話によって現れたものにセラピストが垂直に入っていくことによって、あるポイントで両者が〈語る〉─〈聴く〉という二次元構造から解放されることこそが重要と考えられるのである。

2. 軽度発達障害──接点のない聴き手

このように、心理療法においては話を聴くことによって〈語る〉─〈聴く〉という関係が生じ、それを超えていくところに重要な契機があると考えられる。しかしながら、これまで検討してきたように、軽度発達障害の特性はこのような心理療法の機序とは基本的に相容れないものであった。ロールシャッハ・テストという投影を引き起こしやすい状況においても、彼らの反応には一貫して"内界と外界の区別"がみられず、したがってそれらを関連づける"投影"もみられなかった。教示に従ってそれなりに反応を示してはいても、彼らがブロットをどのように体験しているのかが見えにくいのはこのような平面的な認識をベースとしているためと考えられた。

話を聴く場面においても、彼らは自分のことばかりを話したり、他人事のような態度を示したりと、様々な仕方で"聴いているようで聴いていない"聴き方を示していた。彼らは聴いた話について話しているにもかかわらず自己完結的であり、元の話は主観的印象と客観的現実が奇妙に交錯させられた形で想起された。彼らが想起した話を元の話と比較してみると、元の話の情報をある程度記憶し、それなりに叙述することはできていても、そこには〈発する〉─〈受ける〉、〈語る〉─〈聴く〉といった関係が成立しておらず、話を相手のものとして体験しているわけではないことが示唆されていた。このような様子から、彼らがそもそも内界と外界、主観

と客観、自己と他者などの本質的な区別なく生きていて、話を聴く場面でも、話や語り手に主体的に関与することもなければ、それらと接点をもつこともみられないことが明らかになったのである。

　本書の冒頭で心理療法を対話と定義したが、このような軽度発達障害の聴き方は、「相手の言葉が耳に入ること」と「対話的に聴くこと」の違いを逆説的に示している。すなわち、積極的にであれ受身的にであれ、聴き手が〈聴く〉ことを通じて主体的に関与し、そこに接点が生まれることで初めて話は「対話」として成り立つ。Cの聴き方は、〈語る〉─〈聴く〉という構造を超える作用を示したが、やりとりの基盤にまずそうした関係が成立していなければそれを超えることも不可能である。聴き手は聴くことを通じて、語り手とは区別された〈聴き手〉という存在になると同時に、〈語り手〉─〈聴き手〉という関係によってつながる。聴くことの基盤には、このような分離とつながりが不可欠なのである。軽度発達障害の区切りのない聴き方は、このような〈聴く〉ことの基本を映し出している。すなわち話を〈聴く〉とは、話を媒介に聴き手が関与を示し、そのことで複数の異なる主体が生まれ、関わり合い、そこに何らかの作用が生まれるプロセスと考えられるのである。

　本書では、軽度発達障害の人が好奇心や感情、リアリティに欠けていることを指摘しつつ、これらの特徴を描き出してきた。これは非常に誤解を生みやすい表現であると思われるため、彼らが単に"あるべきものを欠いた"存在というわけではないことを改めて強調しておきたい。実際、本書でも示されてきたように、彼らは時折、主観的印象と客観的現実を区別するような発言もみせているし、関心や感情を表現することもしばしばみられる。つまり、言葉で表現することに特別な不自由のない彼らは、それなりに関心や感情を表現し、彼らなりにそれを体験しているといえる。本書で論じてきたことは、彼らにそうした体験が全くないということではなく、そのように彼らが語る関心や感情が"外界で起こる出来事とは区別された内面の出来事"としては捉えにくいという意味で理解されなければならない。ロールシャッハ・テストで言うならば、"客観的に存在するインクのしみに対して主観が投影される"というときの"主観"が彼らの反応

には捉え難いということである。彼らの発言がどこか奇妙な印象を与えるのは、その基盤に内界と外界の本質的な区別がないために、彼らの語る関心や感情が、従来、主観として捉えられてきたような内面の動きとは捉え難いためと考えられるのである。ただし、発達障害がスペクトラムで捉えられるように、彼らは"内面をもつことが全く不可能"というわけではない。そのことは第5章で検討した心理療法のプロセスにおいても明らかに示されたところであろう。

3. 軽度発達障害との「対話」の難しさ

　Gさんとの心理療法も、まさに上記のような軽度発達障害の特徴が浮き彫りになっていくようなプロセスをたどっていた。初期の頃、Gさんの話は横すべりをくり返すばかりで象徴的に意味を指し示すことがなく、その場での表面的な接触に終始していたために、セラピストにはそれを筋やまとまりをもった話として聴くことが難しいように思われていた。また、Gさんの方もセラピストの言うことが「わからない」と言ったり、セラピストには全く覚えのない言葉をセラピストの言葉としてもちだすなど、それはすれ違いの連続のようなプロセスであった。言語能力に不自由のない軽度発達障害の心理療法において、クライエントの話を聴くことは、物理的には当然可能なのであるが、相手との接点をもちにくい彼らとの間ではそれが対話のプロセスとなっていきにくい。Gさんと筆者の間でも、双方が自分の主張をしながらも互いに相手の話は全く聴けず、「対話」が成立しない状態が続いていた。心理療法では「相手 Du」との対話から弁証法的プロセスへと導かれるのであったが、このような会話の性質に鑑みれば、軽度発達障害においては他者との関係から導かれる弁証法的な作用を受けることは難しいようにも思われた。

　しかし、Gさんとの間には、相手の意外な言葉に驚いたり、話を止めて立ち止まったりなどの形で、様々に〈語り手〉と〈聴き手〉の接点が現れてきた。対話の難しいGさんとのプロセスにおいては、〈語り手〉―〈聴き手〉という関係を超える以前に、そうした関係が生まれること自体がポイントとなっていたのである。

話を〈聴く〉ことを「話を媒介として相手に関与すること」と捉えるならば、聴き手が"話の意味"や"語り手の意図"を理解することは必ずしも重要なことではない。セラピストがGさんの話を「聴けない」と感じていたのは、無意識のうちに話を〈聴く〉ことが、意味の理解と切り離せないものと捉えていたためであろう。Gさんの心理療法で転換点となったセッションでは、必ずしもなされた話の意味や意図が理解されていたわけではない。そこで重要であったのは、言葉の流れの中に相手との接点が生まれることであり、それによって互いが相手、そして自分の存在を感じることであった。

4. 引き算という発想

　従来のようには展開しにくい軽度発達障害の心理療法において、このようなポイントを理解しておくことは大きな助けとなるであろう。とはいえ、話に意味を求める傾向は定型発達においては普段は意識されないほどに自明のものであり、本書でのセラピストがそうであったように、話の文脈や意味にとらわれずに話を聴くということは案外難しいことと思われる。

　これに関して、ロボット研究のアプローチが我々に示唆を与えてくれるだろう。ロボット研究は、人間と同型の物を作ることに専心してきた分野である。岡田[2]は、それゆえにロボットのデザインには研究者の「ヒト観」が映し出されるとして、ある論考の中でロボット作りにおける2つのアプローチを紹介している。まず一つは「足し算としてのデザイン」である。これは、ロボットに付けるセンサーやアクチュエータを増やし、二足歩行や表情判別能力など「その個体に備えるべき『機能』」を足し算していくことで人間との「実体としての同型性」を求めるアプローチである。もう一つは手足も言葉もない「目玉だけを備えたロボット」として表現されるような「引き算としてのデザイン」である。これは、全ての課題を自分で解決しようとすることを諦め、あらかじめ他者からアシストしてもらうことを想定した、「関係としての同型性」を目指すものであるという。

　たとえばゴミを拾い集めるロボットを「足し算のアプローチ」で作ろうとする場合、ロボットにはゴミを見つける機能、拾い上げる機能、溝や穴

に落ちることなく移動する機能などが据え付けられていく。多彩な能力を搭載することで、ロボットがそれ自身で独立した個体としてゴミを収集することを目指すのである。一方、「引き算のアプローチ」では、ゴミ箱にタイヤがついたような外見に加え、誰かがゴミを入れてくれると喜びのサインを出すというシンプルなデザインが考えられるという。これには、か弱く不完結なゴミ箱型ロボットがトボトボと歩いていることによって、それを見た人が何気なくロボットの意志を察してゴミを拾って入れてくれたり、側溝にはまってもがいているのを助けてくれたりすることが想定されている。つまりこれは、周囲のアシスト行動を初めから期待しているのであり、ロボットが備え持たない能力を他者との間に求めようとするものといえる。

　ここで筆者は、軽度発達障害とロボットを結びつけたいわけではない。この２つのアプローチにみられる発想自体が、軽度発達障害の個性化を考える上で示唆的と考えるのである。様々な能力を身につけることによって、個体がより自律的な存在となっていくことを目指す足し算のアプローチは、教育によって成長を目指すモデルと同型のものと捉えられる。軽度発達障害に対して教育的アプローチを行おうとする流れの背景にも、これと同様、軽度発達障害の人を個人と捉える発想があるように思われる。すなわち、教える、育てる、というとき、そこには対象となるべき「未成熟」「未発達」な個人が想定されている。そして、未成熟な個人に能力を「足し」ていくことによって、彼らがそれを取り入れ、個体としての能力を高めることを期待する発想がみられるのである。このような意味で教育的アプローチは、発達障害を変わらないものと認識しながらも、それを少しでも社会に適応的な個体へと変化させることを目指すものといえる。しかし、すでに見てきたように発達障害の世界はそれ自体充足した世界である。彼らに欠けているように見える感情や好奇心といったものは、外的現実と区別された内面の動きとして定義づけられるものであるが、内と外の区別がないところには内面の欠損も不足もあり得ない。

　一方、心理療法における「個性化」の概念とは、初めからそうであったものになるということであり、そもそも足し算の発想を内在させていな

い。心理療法はそれによって何かを与えたり変化させようとするものではなく、何かの作用を「受け」ようとするものといえる。ここにおいて引き算の発想が示唆的なのは、ゴミ箱ロボットがその不完全さを顕わにしているがゆえに他者からの働きかけを引き出しているという点である。引き算のゴミ箱ロボットには外的現実と区別された"こころ"や"内面"の機能が組み込まれているわけでもなければ、細やかな配慮や対人関係のスキルがプログラムされているわけでもない。ロボット自体の能力を高めたわけでも、受身的主体が装備されたわけでもないのに、何もないことを顕わにしたことによって、結果的に社会的関係をもつことになっていることが興味深く思われるのである。このことはすなわち、他者との接点が必ずしもその個体の積極的な主体性や自律性に依存するものではないということを示しているようである。岡田は「『引き算する』という行為は、何も残さない行為なのではなく、むしろ本質をえぐりだす行為」[2]だと述べているが、ここでも、このロボットが"ゴミを拾う手も何かを訴える言葉も持っていない"という本質を顕わにしていることが重要なのであろう。Gさんの事例において、話が意味深げであった頃よりも、その意味のなさが顕わになってからの方が関わるポイントが見出しやすかったように、全てをあからさまにしているからこそ、周囲の人の働きかけがその人との直接の接点となりうるのである。

　繰り返し述べてきたように、軽度発達障害ではその"発達障害らしい"特性は表面には見えにくい。話を聴く際にも記憶力のよさや愛想のよさ、饒舌さなどが発揮されていたように、軽度発達障害においては、言語能力その他において様々に"高機能"であるために、日常の流れゆく会話の中で、彼らの"発達障害らしさ"は図らずも覆い隠されてしまう。それゆえに、彼らの"聴いているようで聴いていない"状態は、「聴いていたはずなのにわかっていない」「できそうなのにやってくれない」などと、意欲の弱さや性格の未熟さと不当に評価され、意図せず周囲の人を怒らせたり疲れさせたりしてしまうことになりやすい。定型発達であれ発達障害であれ、現実生活を営んでいく上で教育的関わりが重要であるのは当然である。しかし、何かを足そうとする発想のみで関わるならば、「できるはず」

「できそう」といった周囲の人の期待を大きくさせるのみで、結局のところ彼らの見かけと実体とのギャップを大きくするばかりということにもなりかねない。

　ユングは心理療法のプロセスにおいてセラピストとクライエントが共にありのままであることを重要視していた。心理療法とは足し算ではなく、むしろ徹底した引き算のアプローチなのである。軽度発達障害の特徴が目立って主張するものではないからこそ、その心理療法においても、やりとりの中で発達障害らしいあり方を顕わにすることが重要となる。そして、彼らと接点をもつためには、セラピストの側がそうした視点を内にもち、彼らの特性について幅広く知っておくことが助けとなると考えられるのである。

5.　関われなさと関わる

　最後に、軽度発達障害の心理療法における接点のあり方について触れておきたい。Gさんの事例において、話の「聴けなさ」が顕わになることが重要であったように、軽度発達障害の心理療法においては、「関われなさ」「接点のなさ」が彼らとの接点となりうる。ただしここで重要なのは、これが、クライエントの話には意味がないとセラピストが一方的に理解することとは異なるということである。Gさんの事例において、セラピストが話を理解しようとし続けた結果、その不可能性が顕わとなってきたように、Gさんとの接点として「わからなさ」が現れてくることが必要なのである。"どこか関われそうな"、"きっと関われる"といった中途半端な関係にあるならば、それは彼らとの接点とは言えない。本質としての「関われなさ」が顕わになっているからこそ、それとの接点が生まれうる。ただし、そこで生まれる接点とは、「関われなさ」との接点という逆説的なものである。したがってそれは、クライエントとセラピストが互いの身に接点を感じるというようなポジティヴな形式では捉え難く、お互いがその主体のなさを顕わにし、双方が何者でもなくなることによってのみ実現しうる接点といえる。つまり、話を聴き続けるという関与の中で、それが聴けない話だということが明らかになる瞬間が大事なのであり、さらにいえ

ば、それは同時にクライエントとセラピストが〈語り手〉—〈聴き手〉という構造から解放される瞬間でもある。軽度発達障害の心理療法において〈語り手〉—〈聴き手〉という関係は元々成立しているものではない。だからこそ、話を聴くという関与の中でその関係の不可能性が顕わになるときに初めて、両者は〈語り手〉—〈聴き手〉という関係に開かれ、同時にそこから解放されるのである。

　このような意味において、軽度発達障害の心理療法においても、セラピストに要請される態度は従来の心理療法と変わらないといえる。発達障害であれ定型発達であれ、セラピストがその時点で触れることのできるものに対して関心をもち、自分を賭けて関与することで心理療法は展開していく。それによって、ユングが述べたようにクライエントが集合的なものから分化していくのであればそれでよいし、そうでなければ"発達障害の主体なき世界"が顕わになって、「発達障害の個性化」へ導かれてゆくということなのであろう。このような発想をもつことによって、対話的心理療法は、軽度発達障害にも有効なアプローチとなりうる。

　一口に軽度発達障害といってもその特性の表れ方は多様である。彼らは様々に高機能であり、それゆえに"発達障害らしさ"は明るみに出ていない場合が多い。しかし、いかなる場合においても心理療法においてセラピストに求められるのは、その場で語られるものへの真摯な関心と関与である。ただ傍観者的に「わからない」と感じ合うのみならばそれは単なる非関与にすぎない。自分を賭けて聴いていくからこそ、本当に関心が持てない場合や関与できない場合が明らかになるのであり、そのときに初めて「意味のなさ」や「わからなさ」が実現される。「関われなさ」は、それが心理療法の場で顕わになることによって、初めて接点となりうるのである。心理療法において、セラピストははじめから「軽度発達障害の人」に会うのではない。関与する中で、その関われなさが顕わになるとき、その人は軽度発達障害として姿を現す。そのようなプロセスが「発達障害の個性化」として、軽度発達障害の心理療法となるのであろう。

終 章
対話的心理療法の現状
―― 主体なき現代社会

　序章において、軽度発達障害は心理療法にとっての"症状"として位置づけられた。本書での一連の検討によって、心理療法はこの"取り組むべき課題"とのひとつの接点のあり方を見出せたのではないだろうか。それでは、心理療法の基盤をなす、話を〈聴く〉こととは、現代の社会や人々にとってどのようなものであるのだろうか。ここで〈聴く〉ことの現代的意義に触れながら現代の対話的心理療法の課題と可能性について展望し、本書の結びとしたい。

1. 職業的聴き手の浸透

　"話を聴くことによって精神的なケアがなされる"という考えは現在ではごく一般的なものとなっている。これにはまず、"心の専門家"として臨床心理士資格が認定され、話を〈聴く〉場として心理相談機関の存在が認知されていったことの影響が大きいだろう。臨床心理士は1988年に第一号の資格が認定されて以来、心理相談室を含めた様々な領域に活動の幅を広げてきた。特に1995年の阪神大震災をひとつの契機として心のケアの重要性が社会に広く認知されるようになると、臨床心理士が災害や事件の現場に派遣されていくことも珍しくなくなった。大学に学生相談室が設置され、小、中、高等学校にもスクールカウンセラーや相談員が入るなど、教育機関に相談の場が置かれることはすでに当たり前のことになりつつあるし、企業や病院でも心理相談の場を設けているところは数知れな

い。臨床心理士資格は元々、汎用性を特徴としていることもあり、医療や産業、司法、福祉分野と広範にその職域を広げ、2010年にはその数が累計2万人を超えている。また、こうした活動は臨床心理士のみならず、産業カウンセラーや学校心理士など、細分化された様々な専門家たちにも担われていっている。

このように話を聴くことを専門とする職業が広く認められてきた背景について、河合は、「切る」ことをベースとする近代科学が力をもつにつれ多くの人々が「関係喪失」に苦しむようになり[1]、そうした時勢が「つなぐ」、「関係づける」[2]といった物語の力を求めていたことを挙げている。第1章で触れたように様々な学問領域で語りや物語に注目が集まってきたことも、このような社会の流れと関連して捉えることができるだろう。

2. 関係形態の変化

現在でも多くの人々が「関係喪失」に苦しむという事態は変わっていないと思われるが、この10年の間にも〈切る〉―〈つなぐ〉という関係形態は大きくその姿を変えている。

今や我々はネット上で誰とでも簡単に「関係」をもつことができるのであり、知人とコミュニケーションをとることはもちろん、顔や声、性別さえわからないような人にも出会うことができる。わざわざ出向いていかなくともクリックひとつで買い物や振込ができるし、ソーシャル・ネットワーキング・サービスなどを通じて会話を楽しむこともできる。いつでもどこでも世界中とつながりがもてるようになった昨今では、以前には別離として体験されていた引っ越しや卒業も、関係が〈切れる〉こととしては体験されにくくなっている。岩宮[3]が著書『フツーの子の思春期』の中で、強い絆で結ばれているように見えた学校の友人グループが、クラス替えを契機にあっさりと解散してしまう例をあげているように、昨今では表面的にはつながっているように見える関係がちょっとしたことで簡単に切れてしまうことも少なくない。つながることが容易になった一方で、ひとつひとつのつながりが重みを失い、そのリアリティと価値が失われつつあるのだろう。あるところでうまくいかなければ、また別のところに変えれ

ばよいというような使い捨ての発想は、少なくともインターネット上には非常に多くみられる。また、相手のネット上の顔が現実の顔とは別物であることも少なくなく、その関係は"出会っているようで実は出会っていない"という、不確実で形骸的なものとなりやすい。このような意味で、現在では〈切る〉ことも〈つなぐ〉ことも簡単になった一方で、それらが否応なく身に迫る現実として体験されることは少なくなってきていると考えられるのである。

3. 心理療法の「サプリメント化」

こうした断片化・表層化・形骸化の傾向は人間関係のみならず、各所で強まっている。東らは文学をめぐる議論の中で、近年の文学作品には既に「サプリメント化」が徹底されていることを指摘している[4]。これは、大塚が現代の作品を、"泣く"とか"笑う"というリアクションを引き出すサプリメントのようだと評した[5]ことをベースにした指摘と思われるが、最近では一つの作品が包括的なテーマや世界観を描き出そうとするのではなく、"○○のときに読む本"といったように、具体的状況に即した狭い意味での自意識とその周囲の出来事の描写にとどまる作品が大勢を占めてきているというのである。

心理療法もまた例外ではなく、こうした断片化の潮流に巻き込まれているように思われる。たとえば近年その台頭が著しい認知行動療法は、治療の対象を症状や問題に絞ることで、クライエントの人格などを問題とせずに個別具体的な問題の解消を目的とする心理療法を提供している。また、傾聴をはじめとするセラピストの技法は明確化、促し、繰り返しなどとわかりやすく分類、階層化されて教科書や手引き書として発刊されているし[6,7]、技法を学ぶための技法が提唱されて、各所でセミナーや実践訓練が行われている[8]。また、「傾聴」が本来誰にでもできるものであることに着目した「傾聴ボランティア」も高齢者福祉や終末医療の領域などで活動の場を広げつつあり[9]、話を聴くことを主眼とする活動は講習を受けた非専門家にまで拡大してきている。断片化されたスキルはビジネス書やハウツー本として出版されて、広く一般に手に取られるようにもなっている

し、我々は、髪を切る、スポーツジムに入会する、車や化粧品を購入するなど日常の様々な場面で「カウンセリング」を受ける機会を与えられている。これらは必ずしも専門的な訓練を受けた人によるものではないが、企業が商品やサービスのみならず、顧客の要望や悩みを聴く機会を提供することはもはや当然のこととみなされつつある。

このように、現代では聴く行為が専門的な行為として広く認識されるようになったようでありながら、既にそれは専門家に特権化されたものではなくなっている。ただし、そうした聴き手の多くは治療や相談の対象に"焦点化された聴き手"であって、そこでは必ずしも自分を賭けるような関わりが求められているわけではない。本来多層的で複雑であったはずの〈聴く〉行為は、技法として整理され、誰でも手軽に取り入れられる形で提供されていて、心理療法が手軽なサプリメントとなりつつあることを示しているのである。

このような現状には、鷲田[10]が指摘しているような、現代社会の「前のめり」で「先取り的」な特質も大きく関わっているように思われる。鷲田によれば、ファーストフード店やコンビニエンスストアが街にあふれ、世界中と時間差なく通信が可能になった現在、何かを〈待つ〉時間は我々の生活から急速に消えていっている。結果が見えないものが切り捨てられてしまう現代社会では、明日の天気から人の死までありとあらゆることが予測され、常に一歩先の未来へと前傾姿勢をとっている。上に述べたようなサプリメント化の波も、社会が余裕を失い、意のままにならないものに対して不寛容になっていくなかで、人々の具体的な要求に先取り的に応えようする気運の高まりとして捉えることができる。現代社会における〈聴く〉機会の増加もまた同様に、語りが生まれる場に自然発生的に聴くことが生まれるのではなくて、語りが生まれることが予測される場面に予め聴く機会を準備しておこうとする動きによって生み出されたものと考えられるのである。

4. 主体のない現代社会

このように手軽なサプリメントを先取り的に提供してくれる社会は、主

体性をもたずとも暮らしていける環境を我々にもたらしつつある。あれこれと思案して遊びを考えださずとも、綿密にテーマ設定がなされたゲームやアミューズメント施設が楽しい体験を提供してくれるし、最新技術が搭載された家電製品は状況に応じて自動的に機能してくれ、使い手が工夫をこらす必要がない。本能的欲求のひとつである食でさえ、2005年には食育基本法が制定されて、国をあげて教え育てる対象となっている。このような趨勢はあらゆる局面で進んでいて、個々人が感じ、考え、想像する機会を減衰させている。臨床現場においても、誰かに言われて自らの意志なく相談に訪れるクライエントは今や珍しくない。それどころか最近では、行きたいという意思なく相談に連れてこられたというのに、いざ面接になれば大した抵抗も示さずに自らのことを赤裸々に語るクライエントすら、しばしば見かけるようになった。このような変化は、人々の変化のためばかりではなくて、わざわざ相談機関に出向かなくとも相談の場が自分の学校や職場に備えられているという環境側の変化によってもたらされたことでもあるだろう。自ら悩み、考えて来談するのではなく、場があるから来談するというようなクライエントの増加は、現代社会において、主体の所在を一個人に求めるという発想が通用しなくなりつつあることを示唆しているように思われる。

　また、ネット社会の拡大に顕著に示されているように、最近ではリアリティの所在も曖昧になりつつある。岩宮は「ネットのなかでの体験と、実際のリアルな現実の体験との間にまったく境界がない」ために、会ったこともない相手を探してネットゲームの世界を彷徨い続ける青年のケースを提示しつつそれを論じているが[11]、インターネットは今や単なるバーチャルな次元ではあり得ない。アニメや漫画のキャラクターに恋愛感情を抱く人も少なくないし、実際の家族や友達を当てはめて楽しめるゲームソフトも人気を博している。野菜を食べる代わりにビタミン剤を摂って満足する人がいるように、中心を失った現代において、サプリメントは単なる補助的なものではなくなりつつある。現実の人間関係よりも実在の見えない関係に拠り所を求める人は増加し、何が中心的な現実なのかがわかりにくくなってきているのである。

しかし現実には、サプリメントはあくまで"補助 Supplement"であって、手軽にそれを利用することはできてもそれで全てが賄えるわけではない。にもかかわらず、現代では補うべき本体をもたないままサプリメントだけを摂り続けてそれを栄養と思い込むような事態が多くみられるようになっているのである。

　こうした現代の様相は、主体のなさ、境界の欠如、希薄な関係といった点で発達障害の特性と類似している。実際、自閉症スペクトラムの障害の特徴としてあげられた社会的相互交渉・コミュニケーション・想像力の問題は、どれも現代の一般的な問題としてよく指摘されるものでもある。冨田[12] は、子どもから老人に至るまで対人関係が拙くなっている現代を「一億総自閉化」と評し、地域社会の消滅、インターネットや携帯電話などによる仮想現実の氾濫、ものづくりに代わる流通や情報産業の隆盛などの社会的因子が発達障害の増加に大きく寄与していると述べている。現代社会においては誰もが多かれ少なかれ主体性を失いつつあるのであって、「発達障害」という概念はある一部の人々の特性や病理に帰せられるものではないのである。

　このような現状に鑑みれば、社会全体が発達障害に近づいていく中で、なぜ発達障害が異物として「障害化」されてきたのかという疑念が頭をもたげる。社会全体が旧来の主体性を失ってきているならば、発達障害は目立たなくなって然るべきではないだろうか。

5. 心理療法の個性化

　これに関して本書での検討を振り返ってみると、軽度発達障害においては、他者から差し出されたものに対して受身的でさえなかったことが思い起こされる。彼らは積極的な意志をみせないために一見受身的にも見えるが、何かを受けとめるための構えをもっているというわけではない。"主体性"という言葉からは、自らの足で立ち上がるような積極的な意志のような力がイメージされやすいが、主体とはそれだけではなく、何かの作用を〈受ける〉基体でもあるのだ。

　社会全体が主体性を失っているということは、社会が受け皿を持たなく

なったということでもある。第1章で提示したTの事例に示されていたように、軽度発達障害は受け皿の中にそれなりにおさまることはできても、自らが何かの受け皿になることが難しい。発達障害が「障害」として異物化された背景には、社会自体が〈受ける〉主体を失い、不寛容になった影響が大きいのではなかろうか。そして、発達障害にとってもまた、社会が差し出しているものをうまく〈受ける〉ことが難しいのであろう。サプリメント化した社会では、先取り的に多くのものが与えられているために、個人が積極的に立ち上がり、踏み出していくような主体性は必ずしも重要ではない。しかし、必要なものを選んでその作用を享受し、不必要なものからの影響を拒否するための主体性はこれまで以上に求められるようになったように思われる。受け皿として機能しない現代社会は、波に乗り遅れた者を拾ってくれるような枠組みをもたない。だからこそ、氾濫する情報の中で周囲の動きをうかがいつつ、必要なときに正当にその作用を〈受ける〉力が必要とされるようになってきているのであろう。発達障害と現代社会は、どちらも〈受ける〉主体となることを苦手としているために接点をもち得ず、結果的に発達障害が社会の異物として「障害化」されてきたと考えられるのである。

　さらにいえば、心理療法が軽度発達障害をその対象として認めなくなりつつある現状は、心理療法が発達障害のクライエントを〈受ける〉主体を失いつつあることを示しているようである。心理療法が社会の要請に合わせてそのスキルを切り売りし続けるならば、心理療法は自らが受け入れられる対象を狭め、自らも主体なく断片化していくばかりであろう。心理療法は今、軽度発達障害を一方的に排除するのではなく、むしろ自らの方が主体を見失い、相手と接点を見出せないでいることを自覚しなければならない。軽度発達障害は多様な広がりを含んだ概念であり、その心理療法においても接点の形は様々であるだろう。しかし、どのような場合にも、"対話を通じた個性化のプロセス"という心理療法の立脚地を見据えながら関与することは重要である。主体を想定しにくい軽度発達障害に対して、心理療法も同様に主体を欠いたまま対峙するならば、そこに接点は生まれ得ない。相手に主体的に関心をもち、関与していくことによってこそ、心理

療法は軽度発達障害と接点をもちうるのであり、まさにそのプロセスが心理療法自体の個性化のプロセスともなりうると思われるのである。

文　献

■序章
1. 東條吉邦・大六一志・丹野義彦（2010）発達障害の臨床心理学．東條吉邦・大六一志・丹野義彦（編）発達障害の臨床心理学．東京大学出版会．1-14.
2. 石﨑朝世（2009）医療方面調査委員会の報告．日本発達障害福祉連盟（編）発達障害白書 2010 年版　いま、発達障害が増えているのか─その実態と理由、新たなニーズを探る．日本文化科学社．5-8.
3. 加藤進昌（2009）おとなの発達障害専門外来を開いて．そだちの科学．13, 121-123.
4. 榊原洋一（2009）アスペルガー症候群とは．別冊発達．30, 1-6.
5. Wing, L.&Gould, J.（1979）Severe Impairments of Social Interaction and Associated Abnormalities in Children: Epidemiology and Classification. *Journal of Autism and Developmental Disorders*. 9（1）, 11-29.
6. Wing, L.（1981）Asperger's Syndrome: A Clinical Account. *Psychological Medicine*. 11, 115-129.（門眞一郎訳）アスペルガー症候群：臨床知見．高木隆郎・ラター，M.・ショプラー，E.（編）（2000）自閉症と発達障害研究の進歩．vol.4. 星和書店．102-120.
7. 河合俊雄（2009）対人恐怖から発達障害まで：主体確立の躓きの歴史．臨床心理学．9（5）, 685-690.
8. 田中康裕（2009）成人の発達障害の心理療法．伊藤良子・角野善宏・大山泰宏（編）京大心理臨床シリーズ 7 「発達障害」と心理臨床．創元社．184-200.

■第 1 章
1. Jung, C.G.（1935）Principles of Practical Psychotherapy. *The Collected Works of C.G. Jung*. vol.16. Princeton University Press. 3-20；§1.
2. Jung, C.G.（1935）ibid；§2.
3. Jung, C.G.（1946）The Psychology of the Transference. *The Collected Works of C.G. Jung*. vol.16. Princeton University Press. 163-323；§366.
4. Jung, C.G.（1946）ibid；p.164.
5. Jung, C.G.（1935）ibid；§11.
6. 河合隼雄（2001）「物語る」ことの意義．河合隼雄（編）講座心理療法第 2 巻 心理療法と物語．1-20.
7. 河合隼雄（1992）心理療法序説．岩波書店；p.195.
8. 河合隼雄（2003）臨床心理学と臨床哲学．河合隼雄・鷲田清一 臨床とことば．阪急コミュニケーションズ．7-24.
9. 河合隼雄（1970）カウンセリングの実際問題．誠信書房；p.9.
10. 河合隼雄（1970）同掲書；p.11.
11. 岸本寛史（1996）悪性腫瘍患者の語り．心理臨床学研究．14（3）, 269-278.
12. 土井真由子（2002）アトピー性皮膚炎患者の TAT 反応をもとにした語りの構成

に関する一研究．心理臨床学研究．20（6），521-532．
13. 久保田美法（2002）高齢者臨床でこぼれる言葉―その重奏性から．臨床心理学．2（4），467-471．
14. 山口智子（2002）人生の語りにおける語りの変容について―高齢者の回想に関する基礎的研究．心理臨床学研究．20（3），275-286．
15. Bruner, J.S.（1986）*Actual Minds, Possible Worlds*. Cambridge：Harvard University Press；p.13.
16. 野口裕二（2005）ナラティヴの臨床社会学．勁草書房．
17. Goodwin, C.（1981）*Conversational Organization: Interaction between Speakers and Hearers*. New York：Academic Press；p.95.
18. 滝川一廣（2008）「発達障害」をどう捉えるか．松本雅彦・髙岡健（編）発達障害という記号．44-56．
19. Wing, L.（1996）*The Autistic Spectrum : A Guide for Parents and Professionals*. London：Constable. 久保紘章・佐々木正美・清水康夫（監訳）（1998）自閉症スペクトル―親と専門家のためのガイドブック．東京書籍；p.50.
20. Wing, L.（1996/1998）同掲書；pp.50-51.
21. Landa, R.（2000）アスペルガー症候群と高機能自閉症における社会言語使用（小川真弓訳）．山崎晃資（監訳）（2008）総説　アスペルガー症候群．明石書店．181-220．
22. 大井学（2001）障害をもつ人との会話―重度知的障害、語用論、高機能広汎性発達障害．語用論研究．3，71-85．
23. 大井学（2004）高機能広汎性発達障害をもつ人のコミュニケーション支援．障害者問題研究．32（2），22-30．
24. 大井学（2005）青年期のグループ活動がもつ意味―仲間がいて成長がある．杉山登志郎（編）アスペルガー症候群と高機能自閉症―青年期の社会性のために．学習研究社．168-173．
25. 大井学（2006）高機能広汎性発達障害にともなう語用障害：特徴、背景、支援．コミュニケーション障害学．23（2），87-104．
26. Loveland, K. & Tunali, B.（1993）自閉症のナラティブ（narrative）言語と心の理論仮説：広範な視点（矢部富美枝訳）．田原俊司（監訳）（1997）心の理論（上）―自閉症の視点から．八千代出版．345-370．
27. 杉山登志郎（2004）コミュニケーション障害としての自閉症．髙木隆郎・ハウリン, P.・フォンボン, E.（編）自閉症と発達障害研究の進歩．vol.8．星和書店．3-23．
28. 内山登紀夫・江場加奈子（2004）アスペルガー症候群：思春期における症状の変容．精神科治療学．19（9），1085-1092．
29. 星野仁彦（1999）アスペルガー症候群の成年期における諸問題．精神科治療学．14（1），15-22．
30. 鷲田健二・青木省三（2009）統合失調症と広汎性発達障害．そだちの科学．13，50-54．

31. Wing, L.（1981）Asperger's Syndrome: A Clinical Account. *Psychological Medicine*. 11, 115-129.（門眞一郎訳）アスペルガー症候群：臨床知見．高木隆郎・ラター，M.・ショプラー，E.（編）（2000）自閉症と発達障害研究の進歩．vol.4．星和書店．102-120.
32. Klin, A. & Volkmer, F.R.（2000）アスペルガー症候群の人々に対する治療・介入の指針（吉田美樹訳）．山崎晃資（監訳）（2008）総説　アスペルガー症候群．明石書店．457-492.
33. 明翫光宜・辻井正次（2007）思春期・成人期のアスペルガー症候群・高機能広汎性発達障害．精神療法．33（4），435-440.
34. 辻井正次（1996）自閉症者の「こころ」を自閉症者自身が探し求める場：高機能広汎性発達障害（高機能自閉症・アスペルガー症候群）への心理療法的接近から．Imago 7（11），109-121.
35. 松瀬留美子（2009）アスペルガー障害学生への青年期支援．心理臨床学研究．27（4），480-490.
36. 加藤敬（2006）臨床心理の立場から―具体的な心理支援．冨田和巳・加藤敬（編）多角的に診る発達障害．診断と治療社．160-175.
37. 小林真理子・近藤直司（2005）発達障害とひきこもり．村尾泰弘（編著）現代のエスプリ別冊（うつの時代シリーズ　ひきこもる若者たち）．54-64.
38. 高橋依子（2007）ADHDとアスペルガー障害の狭間の子どもへの心理療法．現代のエスプリ．476, 91-99.
39. 舛田亮太（2009）ひきこもりがちな高機能広汎性発達障害青年との心理療法過程．心理臨床学研究．27（4），468-479.
40. 酒木保・今川民雄（1997）広汎性発達障害の子どもに対する芸術療法的接近．心理臨床学研究．15（4），337-348.
41. 高橋脩（2004）アスペルガー症候群・高機能自閉症：思春期以降における問題行動と対応．精神科治療学．19（9），1077-1083.
42. Asperger, H.（1944）小児期の自閉的精神病質（託摩武元・髙木隆郎訳）．高木隆郎・ラター，M.・ショプラー，E.（編）（2000）自閉症と発達障害研究の進歩．vol.4．星和書店．30-68.
43. Wing, L.（1996/1998）同掲書；p.122.
44. 衣笠隆幸（2004）境界性パーソナリティ障害と発達障害―重ね着症候群について．精神科治療学．19（6），693-699.
45. 河合俊雄（2009）対人恐怖から発達障害まで：主体確立の躓きの歴史．臨床心理学．9（5），685-690.
46. Wing, L.（1996/1998）同掲書；pp.51-53.
47. Kanner, L.（1943）Autistic Disturbance of Affective Contact. *Nervous Child*. 2, 217-250. 十亀史郎・斉藤聡明・岩本憲（訳）（2001）幼児自閉症の研究．黎明書房．
48. Baron-Cohen, S.（1995）*Mindblindness: An Essay on Autism and Theory of Mind*. Bradford Books. 長野敬・長畑正道・今野義孝（訳）（2002）自閉症とマイ

ンド・ブラインドネス．青土社；p.18．
49. 石川丹（2008）字義通りと過剰般化の精神発達．臨牀小児医学．56（5・6），139-143．
50. Freud, S.（1905）Der Witz und seine Beziehung zum Unbewussten. 中岡成文・太寿堂真・多賀健太郎（訳）（2008）フロイト全集8　機知―その無意識との関係．岩波書店；pp.137-138．
51. 村上靖彦（2008）自閉症の現象学．勁草書房；pp.1-2．

■第2章

1. Bartlett, F.C.（1932）*A Study in Experimental and Social Psychology : Remembering*. Cambridge：Cambridge University Press. 宇津木保・辻正三（訳）（1983）実験的社会的心理学における一研究―想起の心理学．誠信書房．
2. Bartlett, F.C.（1932/1983）同掲書；p.110．
3. Bartlett, F.C.（1932/1983）同掲書；p.102．
4. Bartlett, F.C.（1932/1983）同掲書；p.100．
5. Schachtel, E.G.（1966）*Experiential Foundations of Rorschach's Test*. New York：Basic Books. 空井健三・上芝功博（訳）（1975）ロールシャッハ・テストの体験的基礎．みすず書房；p.27．
6. 森岡正芳（2002）物語としての面接―ミメーシスと自己の変容．新曜社；p.22．
7. Freud, S.（1901）*Gesammelte werke, XIV*. London：Imago Publishing.池見西次郎・高橋義孝（訳）（1970）日常生活の精神病理学．井村恒郎・小此木啓吾・懸田克躬・高橋義孝・土居健郎（編）フロイト著作集4．人文書院．5-236．
8. Jung, C.G.（1909）Disturbance of Reproduction in the Association Experiment. *The Collected Works of C.G.Jung*. vol.2. Princeton University Press. 426-438.
9. Klopfer, B., Ainsworth, M.D., Klopfer, W.G.& Holt, R.R.（1954）*Developments in the Rorschach Technique I: Technique and Theory*. New York：Harcourt, Brace&World. 京都ロールシャッハ研究会（訳）（1957）ロールシャッハ法の発達．未公刊．
10. 國分康孝（1979）カウンセリングの技法．誠信書房．
11. 森岡正芳（2005）うつし　臨床の詩学．みすず書房；p.158．
12. Wing, L.（1996）*The Autistic Spectrum : A Guide for Parents and Professionals*. London: Constable.久保紘章・佐々木正美・清水康夫（監訳）（1998）自閉症スペクトル―親と専門家のためのガイドブック．東京書籍．
13. Wing, L.（1996/1998）同掲書；p.49．
14. 下坂幸三（1998）心理療法の常識．金剛出版；p.30．
15. 片口安史（1987）改訂　新・心理診断法．金子書房；p.237．
16. 岩宮恵子（2004）思春期をめぐる冒険．日本評論社；p.181．
17. Jung, C.G.（1946）The Psychology of the Transference. *The Collected Works of C.G.Jung*. vol.16. Princeton University Press. 163-323；§365.
18. Jung, C.G.（1946）ibid；§376.

19. Jung, C.G.（1946）ibid；§359.
20. Jung, C.G.（1946）ibid；§357.
21. Jung, C.G.（1946）ibid；§499.
22. Jung, C.G.（1946）ibid；§500.
23. Jung, C.G.（1946）ibid；§375.
24. 河合俊雄（2010）遠野物語からみた意識のあり方について．季刊東北学．23, 80-92.

■第3章
1. 神野秀雄（1975）自閉児のロールシャッハ反応（事例研究）Ⅰ治療教育学研究．第1輯, 11-24.
2. 神野秀雄（1977）自閉児のロールシャッハ反応（事例研究）Ⅱ愛知教育大学研究報告（教育科学）．26, 165-179.
3. 神野秀雄（1978）自閉児のロールシャッハ反応（事例研究）Ⅲ愛知教育大学研究報告（教育科学）．27, 165-177.
4. 石井雄吉・岸本英樹（1997）ロールシャッハ・テストからみた高機能自閉性障害の特徴．心理臨床学研究．15（2）, 171-180.
5. 石坂好樹・村澤孝子・村松陽子・神尾陽子・十一元三（1997）高機能自閉症にみられる認知障害の特質について．児童青年精神医学とその近接領域．38（3）, 230-246.
6. 中林睦美・松本真理子（2003）アスペルガー障害にみられる心理検査の諸特徴―継続的援助との関連．児童青年精神医学とその近接領域．44（5）, 425-439.
7. 高橋裕子（2005）アスペルガー障害のロールシャッハ反応に関する一事例研究．大阪樟蔭女子大学人間科学研究紀要．4, 95-103.
8. 高橋靖恵・神尾陽子（2008）青年期アスペルガー症候群のロールシャッハ．心理臨床学研究．26（1）, 46-58.
9. 隠岐忠彦（1982）自閉症の人間発達学．誠信書房．
10. 辻井正次・内田裕之（1999）高機能広汎性発達障害のロールシャッハ反応（1）―量的分析を中心に．ロールシャッハ法研究．3, 12-23.
11. 小笠原将之・竹内直子・川口裕子・補永栄子・福永知子（2004）成人のアスペルガー障害のロールシャッハ反応．日本ロールシャッハ学会第8回大会プログラム・抄録集．56-57.
12. 高橋裕子（2005）同掲論文．
13. 明翫光宜・内田裕之・辻井正次（2005）高機能広汎性発達障害のロールシャッハ反応（2）―反応様式の質的検討―．ロールシャッハ法研究．9, 1-13.
14. 明翫光宜・辻井正次（2007）高機能広汎性発達障害と統合失調症におけるロールシャッハ反応の特徴―反応様式の質的検討―．ロールシャッハ法研究．11, 1-12.
15. Dykens, E., Volkmar, F. & Glick, M.（1991）Thought Disorder in High Functioning Autistic Adults. *Journal of Autism and Developmental Disorders*. 21, 291-301.

16. Ghaziuddin, M.,Leininger, L.&Tsai, L.（1995）Brief Report: Thought Disorder in Asperger Syndrome :Comparison with High-Functioning Autism. *Journal of Autism and Developmental Disorders*. 25, 311-317.
17. Holaday, M., Moak, J.&Shipley, M.A.（2001）Rorschach Protocols from Children and Adolescents with Asperger's Disorder. *Journal of Personality Assessment*. 76, 482-495.
18. Kanner, L.（1943）Autistic Disturbance of Affective Contact. *Nervous Child*. 2, 217-250. 十亀史郎・斉藤聡明・岩本憲（訳）（2001）幼児自閉症の研究．黎明書房．
19. 神野秀雄（1989）情緒発達―ロールシャッハ反応を通して―自閉児の類型化と発達過程の研究．風間書房．
20. 北村麻紀子・小嶋嘉子・千葉ちよ・篠竹利和・髙橋道子・前田貴記（2006）高機能広汎性発達障害のロールシャッハ・テストの特徴―大学生3事例の検討．―ロールシャッハ法研究．10, 3-15.
21. Wing, L.（2000）アスペルガー症候群に関する研究の過去と未来（吉田美樹訳）クライン, A・ヴォルクマー, R.F.・スパロー, S.S.（編）（2008）総説　アスペルガー症候群．明石書店．561-581.
22. 寺崎文香・高橋靖恵（2003）青年期の自己信頼感と防衛に関する研究―ロールシャッハ法による接近―．ロールシャッハ法研究．7, 37-50.
23. 片口安史（1987）　改訂　新・心理診断法．金子書房；p.163.
24. 小沢牧子（1975）日本人の把握様式に関する一考察―全体反応傾向をめぐって―．ロールシャッハ研究．XVII, 143-158.
25. 髙橋雅春・北村依子（1981）ロールシャッハ診断法Ⅰ．サイエンス社；p.112.
26. 片口安史（1987）同掲書；p.177.
27. Schachtel, E.G.（1966）*Experiential Foundations of Rorschach's Test*. New York：Basic Books. 空井健三・上芝功博（訳）（1975）ロールシャッハ・テストの体験的基礎．みすず書房；p.111.
28. 片口安史（1987）同掲書；pp.177-178.
29. Rorschach, H.（1921）*Psychodiagnostik—Methodik und Ergebnisse eines wahrnehmungsdiagnostischen Experiments*. Berlin: Verlag Hans Huber. 鈴木睦夫（訳）（1998）新・完訳精神診断学―付　形態解釈実験の活用．金子書房．
30. Schachtel, E.G.（1966/1975）同掲書；p.226.
31. Schachtel, E.G.（1966/1975）同掲書；pp.271-272.
32. 河合隼雄（1969）臨床場面におけるロールシャッハ法．岩崎学術出版社．
33. 相田葉子・石井雄吉（1994）Asperger症候群と分裂病との鑑別が問題となる一例について．日本心理学会第58回発表論文集．252.
34. Schachtel, E.G.（1966/1975）同掲書；p.186.
35. Schachtel, E.G.（1966/1975）同掲書；p.189.
36. Klopfer, B., Ainsworth, M.D., Klopfer, W.G.& Holt, R.R.（1954）*Developments in the Rorschach Technique I: Technique and Theory*. New York：Harcourt,

Brace&World. 京都ロールシャッハ研究会（訳）（1957）ロールシャッハ法の発達．未公刊；p.258．
37. Weiner, B.I.（1998）*Principles of Rorschach Interpretation*. 秋谷たつ子・秋本倫子（訳）（2005）ロールシャッハ解釈の諸原則．みすず書房；pp.204-205．
38. Weiner, B.I.（1998/2005）同掲書；p.203．
39. 片口安史（1987）同掲書；p.216．
40. 片口安史（1987）同掲書；p.217．
41. Asperger, H.（1944）小児期の自閉的精神病質（託摩武元・髙木隆郎訳）．髙木隆郎・ラター，M.・ショプラー，E.（編）（2000）自閉症と発達障害研究の進歩．vol.4．星和書店．30-68．
42. 小川俊樹・松本真理子（2005）子どものロールシャッハ法．金子書房．
43. 片口安史（1987）同掲書；pp.323-325．
44. 片口安史（1987）同掲書；pp.269-271．
45. 小川俊樹ら（2005）同掲書；p.92．
46. 滝川一廣（2008）「発達障害」をどう捉えるか．松本雅彦・高岡健（編）発達障害という記号．批評社．44-56．
47. 黒田浩司（1991）ロールシャッハ・スコアによる被検者のクラスター分析．ロールシャッハ研究．33，93-106．
48. 氏原寛（2005）ロールシャッハ・テストとTATの解釈読本―臨床的理解を深めるために．培風館．
49. 片口安史（1987）同掲書；p.233．
50. 高橋雅春ら（1981）同掲書；p.103．
51. 片口安史（1987）同掲書；p.83．
52. 村上靖彦（2008）自閉症の現象学．勁草書房；pp.96-97．
53. Klopfer, B.et.al.（1954/1957）同掲書；p.195．
54. 片口安史（1987）同掲書；p.277．
55. 片口安史（1987）同掲書；p.274．
56. Schachtel, E.G.（1966/1975）同掲書；p.15．
57. Weiner, B.I.（1998/2005）同掲書；p.12．
58. 村上靖彦（2008）同掲書；p.7．
59. Jung, C.G.（1935）The Tavistock Lectures．Lecture Ⅴ．*The Collected Works of C.G.Jung*. vol.18. Princeton University Press. 135-166；§314．

■第4章
1. 隠岐忠彦（1982）自閉症の人間発達学．誠信書房．
2. 村上靖彦（2008）自閉症の現象学．勁草書房；p.8．
3. 村上靖彦（2008）同掲書；p.8．
4. 村上靖彦（2008）同掲書；p.53．
5. 村上靖彦（2008）同掲書；p.9．
6. 村上靖彦（2008）同掲書；p.28．

7. 菊池哲平（2009）自閉症児における自己と他者、そして情動．ナカニシヤ出版；pp.97-98．
8. Schachtel, E.G.（1966）*Experiential Foundations of Rorschach's Test.* New York：Basic Books. 空井健三・上芝功博（訳）（1975）ロールシャッハ・テストの体験的基礎．みすず書房；p.123．
9. 髙木宏（2004）アスペルガー症候群―成人症例の報告―② ―破瓜型統合失調症との比較による、その妄想形成と世界観の考察―．精神科治療学．19（10），1223-1228．
10. 村上靖彦（2008）同掲書；pp.28-29．
11. Kawai, T. (2009) Union and Separation in the Therapy of Pervasive Developmental Disorders and ADHD. *Journal of Analytical Psychology.* 54, 659-675.
12. Tuan, Y.-F.（1982）*Segmented Worlds and Self :Group Life and Individual Consciousness.* University of Minnesota Press. 阿部一（訳）（1993）個人空間の誕生―食卓・家屋・劇場・世界．せりか書房；p.11．
13. Tuan, Y.-F.（1982/1993）同掲書；p.203．
14. Schachtel, E.G.（1966/1975）同掲書；pp.188-189．
15. 河合俊雄（2000）心理臨床の理論．岩波書店；p.30．

■第5章
1. 畑中千紘（2009）自閉的世界への他者の現れ―アスペルガー症候群の老年期男性事例より．伊藤良子・角野善宏・大山泰宏（編）京大心理臨床シリーズ7「発達障害」と心理臨床．創元社．174-183．
2. 畑中千紘（2010）大人の発達障害事例の検討―「影」に隠された「空白」の世界．河合俊雄（編）発達障害への心理療法的アプローチ．創元社．105-131．
3. Kawai, H. (1985) The Hidden Gods in Japanese Mythology, *Eranos Jahrbuch 1986.* vol.54, Frankfurt a. M.:Insel Verlag. 397-426. 河合俊雄・田中康裕・髙月玲子（訳）（2009）日本神話における隠された神々（エラノス会議講演録）．日本神話と心の構造．岩波書店．205-242．
4. 坂部恵（1985）かたりとしじま―ポイエーシス論への一視角．大森荘蔵ほか（編）いま哲学とは　新岩波講座・哲学　第1巻．岩波書店．183-184．
5. 髙木宏（2004）アスペルガー症候群―成人症例の報告―② ―破瓜型統合失調症との比較による、その妄想形成と世界観の考察―．精神科治療学．19（10），1223-1228．
6. 小林隆児（2005）発達障碍における「発達」について考える．そだちの科学．5，2-8．
7. Freud, S. (1905) Der Witz und seine Beziehung zum Unbewussten. 中岡成文・太寿堂真・多賀健太郎（訳）（2008）フロイト全集8　機知―その無意識との関係．岩波書店；p.143．
8. 石坂好樹（1999）アスペルガー症候群の症状の特異性についての精神病理．精神科治療学．14（1），39-46．

9. Wing, L. (1981) Asperger's Syndrome: A Clinical Account. *Psychological Medicine*. 11, 115-129.（門眞一郎訳）アスペルガー症候群：臨床知見．高木隆郎・ラター，M.・ショプラー，E.（編）(2000) 自閉症と発達障害研究の進歩．vol.4．星和書店．102-120．
10. Wing, L. (1996) *The Autistic Spectrum: A Guide for Parents and Professionals*. London：Constable. 久保紘章・佐々木正美・清水康夫（監訳）(1998) 自閉症スペクトル―親と専門家のためのガイドブック．東京書籍；p.50．
11. 星野仁彦（1999）アスペルガー症候群の成年期における諸問題．精神科治療学．14（1），15-22．
12. ニキ・リンコ（2005）NT学のすすめ―的はずれな苦労を増やさないために．そだちの科学．5．64-69．
13. 田中康裕（2009）成人の発達障害の心理療法．伊藤良子・角野善宏・大山泰宏（編）京大心理臨床シリーズ7「発達障害」と心理臨床．創元社．184-200．
14. 河合俊雄（2009）対人恐怖から発達障害まで：主体確立の躓きの歴史．臨床心理学．9（5），685-690．
15. Jung, C.G. (1921) Psychological Types. *The Collected Works of C.G.Jung* vol.6. Princeton University Press；§757．
16. Jung, C.G. (1921) 同掲論文；§761．
17. Freud, S. (1905/2008) 同掲書；p.149．

■第6章
1. 河合俊雄（2000）心理臨床の理論．岩波書店；p.51．
2. 岡田美智男（2009）モノと者の間にあるもの―ロボット研究から「モノ学」へのアプローチ．鎌田東二（編）モノ学の冒険．創元社．203-219．

■終章
1. 河合隼雄（2001）「物語る」ことの意義．河合隼雄（編）心理療法と物語．1-20．
2. 河合隼雄（2003）物語を生きる―今は昔，昔は今．河合隼雄著作集7　第Ⅱ期物語と人間．岩波書店．217-404．
3. 岩宮恵子（2009）フツーの子の思春期．岩波書店．
4. 東浩紀・宇野常寛・福島亮大・前田塁（2009）村上春樹とミニマリズムの時代．東浩紀・北田暁大（編）思想地図vol.4 特集・想像力．260-297．
5. 大塚英志（2004）物語消滅論―キャラクター化する「私」、イデオロギー化する「物語」．角川書店．
6. 大谷彰（2004）カウンセリングテクニック入門．二瓶社．
7. 玉瀬耕治（2008）カウンセリングの技法を学ぶ．有斐閣．
8. 福原真知子・Ivey, A.E.・Ivey, M.B.（2004）マイクロカウンセリングの理論と実践．風間書房．
9. ホールファミリーケア協会（編）(2009) 新・傾聴ボランティアのすすめ―聴くことでできる社会貢献．三省堂．

10. 鷲田清一（2006）「待つ」ということ．角川学芸出版；p.18.
11. 岩宮恵子（2010）『遠野物語』と心理療法 異世界につながる物語の力．季刊東北学．23，93-102.
12. 冨田和巳（2006）発達障害はなぜ急増したのか．冨田和巳・加藤敬（編）多角的に診る発達障害．診断と治療社．250-261.

巻末資料2-1. 【再生】および【変形】カテゴリーの下位分類とその定義

	下位分類	定義	具体例
【再生】	そのまま	基本テキストがほぼ文字通り再生されているもの。多少の語尾の言い換えなどは問わない	
	言い換え	聴き手の言葉に言い換えられているが、意味の変化がほとんどないもの	「酸素ボンベ」→「酸素の機械」
	簡略化	新たな情報は加えずに、簡略化されているもの	「雑誌の付録の便箋に書かれた手紙」→「手紙」
	抽象化再生	基本テキストでは具体的だったことが、内容を変えずに抽象化されるもの	「小学校三年生の頃」→「小さかった頃」
【変形】	論理的類推	基本テキストに含まれた別々の情報から論理的に類推し、新たな情報として述べているもの	「私が行くと叔父が揃いましたと報告に」→「それで家族は全員揃いました」
	抽象化・一般化	基本テキストより抽象的なレベルから述べることで情報量が著しく減少するもの	基本テキスト②の後半部分を「おじいさんの最期を見送った」の一文でまとめてしまう
	つながりの変換	因果関係の創出、修飾語の移動	「おばあさんが亡くなったので、持病がひどくなりました」
	主観付加	聴き手の主観的な印象や感情が付加されるもの	「10歳ぐらい離れてて」→「10歳ぐらいですごい離れてた」 「目が大きい」→「目がぱっちり」
	新規作成	基本テキストには全くなかった要素が新しく聴き手によって付け加えられているもの	「お姉さんはデザイナーになったらしい」
	その他の変形	上記5つのカテゴリーどれにもあてはまらないようなもの	「スーパー」→「デパート」

＊抽象化・一般化カテゴリーは、本文中の表内では「抽象化」と表記されている。

巻末資料 2-2. ［表現の揺れ］の下位分類と定義

下位分類	定義
笑い	録音で聞き取れる程度の笑い
沈黙	基本的に 3 秒以上の間を沈黙とし、3 秒を「…」として表記するが、人によってリズムにばらつきがあるため、非常に早口の場合にはその人の間のとり方に比して明らかに間があいている箇所を沈黙とした
言いよどみ	どもりや焦り、迷いの表出
言い直し	言いかけてからそれを取り消して別の内容を言い直すもの
語尾消滅	何かを言いかけるが、その続きの言葉がなくなるもの
主語省略	ある主語が入るはずの部分が省略されていて、文章がちぐはぐになる、あるいは、成り立たなくなるようなもの
戸惑いの明示	語り手に向けられた疑問や弁明の言葉など
疑問符	語尾をあげるなど、自問的な表現

巻末資料 2-3. ［表現の揺れ］、【再生】、【変形】にコードされた想起テキストユニットの数および比率（大学生群）

聴き手	想起テキスト①のユニット数				想起テキスト②のユニット数				①+② 総ユニット数	総ユニット数に対する割合(%)		
	[表現の揺れ]	【再生】	【変形】	計	[表現の揺れ]	【再生】	【変形】	計		[表現の揺れ]	【再生】	【変形】
M1	8	18	10	28	5	12	17	29	57	22.8	52.6	47.4
M2	8	16	6	22	8	16	13	29	51	31.4	62.7	37.3
M3	3	7	7	14	6	4	6	10	24	37.5	45.8	54.2
M4	9	15	10	25	14	16	8	24	49	46.9	63.3	36.7
M5	5	17	4	21	7	16	11	27	48	25.0	68.8	31.3
M6	10	11	11	22	11	13	10	23	45	46.7	53.3	46.7
M7	10	10	11	21	4	11	5	16	37	37.8	56.8	43.2
M8	8	8	18	26	4	9	18	27	53	22.6	50.9	49.1
M9	7	13	5	18	15	13	11	24	42	52.4	61.9	38.1
M10	4	24	6	30	14	23	12	35	65	27.7	72.3	27.7
M11	12	27	4	31	8	17	15	32	63	31.7	69.8	30.2
M12	9	2	15	17	14	5	20	25	42	54.8	40.5	59.5
M13	0	19	4	23	11	13	11	24	43	25.6	60.5	39.5
M14	11	13	4	17	15	12	15	27	44	59.1	56.8	43.2
M15	14	10	19	29	20	17	21	38	67	50.7	43.3	59.7
M16	9	8	13	21	7	12	12	24	45	35.6	44.4	55.6
M17	11	12	9	21	10	9	10	19	40	52.5	52.5	47.5
M18	8	14	13	27	12	7	21	28	55	36.4	38.2	61.8
M19	10	8	7	15	13	6	14	20	35	65.7	40.0	60.0
M20	2	17	9	26	9	19	18	37	63	17.5	57.1	42.9
F1	15	25	7	32	16	21	13	34	66	47.0	69.7	30.3
F2	6	21	3	24	13	20	9	29	53	35.8	77.4	22.6
F3	6	21	5	26	14	13	14	27	53	37.7	64.2	35.8
F4	4	12	7	19	4	18	12	30	49	16.3	61.2	38.8
F5	6	18	9	27	10	20	16	36	63	25.4	60.3	39.7
F6	5	23	8	31	3	22	6	28	59	13.6	76.3	23.7
F7	7	15	5	20	16	11	13	24	44	52.3	59.1	40.9
F8	8	21	5	26	11	19	14	33	59	32.2	67.8	32.2
F9	5	25	5	30	6	18	18	36	66	16.7	65.2	34.8
F10	8	15	7	22	8	12	8	20	42	38.1	64.3	35.7
F11	4	15	12	27	9	7	11	18	45	28.9	48.9	51.1
F12	8	16	3	19	13	15	15	30	49	42.9	63.3	36.7
F13	3	21	6	27	11	8	11	29	56	26.2	69.6	30.4
F14	3	6	5	11	2	8	9	17	28	17.9	50.0	50.0
F15	6	19	6	25	13	19	9	28	53	35.8	71.7	28.3
F16	0	9	4	13	8	12	5	17	30	26.7	70.0	30.0
F17	12	22	7	29	5	13	23	36	65	26.2	53.8	46.2
F18	4	20	7	27	11	25	5	30	57	26.3	78.9	21.1
F19	15	13	27	40	9	15	27	42	82	29.3	34.1	65.9
F20	2	16	1	17	4	15	4	19	36	16.7	86.1	13.9
平均	7.1	15.9	7.7	23.6	9.9	14.3	12.8	27.0	50.6	34.3	59.5	40.5
SD	3.8	5.4	4.6	6.0	4.3	5.1	5.3	7.0	12.2	13.1	12.2	12.2
中央値	7.5	15.5	7.0	24.5	10.0	14.0	12.0	27.5	50.0	32.0	60.8	39.2
MAX	15	27	27	40	20	25	27	42	82	65.7	86.1	65.9
MIN	0	6	1	11	2	4	4	10	24	13.6	34.1	13.9

巻末資料 4-1. 発達障害群において［表現の揺れ］、【再生】、【変形】に分類された想起テキストユニットの数および比率

聴き手	想起テキスト①のユニット数				想起テキスト②のユニット数				①+②	総ユニット数に対する割合（％）		
	[表現の揺れ]	【再生】	【変形】	計	[表現の揺れ]	【再生】	【変形】	計	総ユニット数	[表現の揺れ]	【再生】	【変形】
M1	0	0	0	0	5	1	5	6	6	83.3	16.7	83.3
M2	11	20	4	24	11	24	3	27	51	43.1	86.3	13.7
M3	6	4	4	10	5	2	5	7	17	64.7	47.1	52.9
M4	3	0	3	3	1	0	1	1	4	100	0.0	100
M5	13	10	7	17	12	8	10	18	35	71.4	51.4	48.6
M6	3	8	3	11	2	7	4	11	22	22.7	68.2	31.8
M7	3	0	5	5	14	8	7	15	20	85.0	40.0	60.0
M8	7	7	4	11	3	1	2	3	14	71.4	57.1	42.9
M9	11	9	7	16	3	4	6	10	26	53.8	50.0	50.0
M10	3	3	3	6	6	9	2	11	17	64.7	70.6	29.4
M11	4	7	6	13	2	3	2	5	18	33.3	55.6	44.4
M12	3	4	4	8	0	0	0	0	8	37.5	50.0	50.0
M13	3	7	4	11	9	12	2	14	25	48.0	76.0	24.0
M14	7	3	2	12	5	3	7	10	22	54.5	54.5	45.5
M15	9	10	3	13	12	10	9	19	32	65.6	62.5	37.5
F1	5	16	1	17	5	19	3	22	39	25.6	89.7	10.3
F2	15	18	6	24	9	15	9	24	48	50.0	68.8	31.3
F3	3	7	1	8	2	1	1	2	10	50.0	80.0	20.0
F4	7	5	6	11	5	3	5	8	19	63.2	42.1	57.9
F5	2	2	0	2	2	2	1	3	5	80.0	80.0	20.0
F6	4	12	2	14	2	1	5	6	20	30.0	65.0	35.0
平均	5.9	7.6	3.6	11.2	5.5	6.3	4.2	10.6	21.8	57.1	57.7	42.3
SD	3.9	5.6	2.1	6.3	4.1	6.6	2.9	7.8	13.1	20.9	21.8	21.8
中央値	5	7	4	11	5	3	4	10	20	54.5	57.1	42.9
MAX	15	20	7	24	14	24	10	27	51	100	89.7	100
MIN	0	0	0	0	0	0	0	0	4	22.7	0	10.3

あとがき

　本書は 2010 年 7 月に京都大学博士（教育学）の学位を授与された学位論文「話の聴き方からみた軽度発達障害――対話的心理療法の可能性」をもとにしたものである。また、本書は京都大学こころの未来研究センターにおける連携プロジェクト「発達障害への心理療法的アプローチ」による継続的な研究の成果でもあるため、こころの未来選書として発刊されることとなった。京都大学こころの未来研究センターは、様々な領域の研究者が一堂に会し、こころに関して異なる視点からアプローチしているユニークなセンターである。専門や考え方を同じくする研究者同士が小集団化する時代にありながら、幅広い領域の研究者から直接的にも間接的にも多くの刺激を受けることができ、臨床心理学の専門性とは何かという根本的な問いにも向き合うことになった。このような環境を与えていただいた方々に深く感謝の意を表したい。

　本書では、軽度発達障害に焦点をあてているために、彼らがいかに話を聴けないかを中心的に論じているように思われるかもしれない。しかし、筆者が初めて聴き方の実験を行ったとき、最も衝撃的であったことは、ごく普通の大学生がいかに話を聴いていないかということであった。話を聴いてくれているときには何の違和感も感じさせない相手であっても、いざ話を語り直してもらうと、そこには必ず思った以上の聴き違いや創作が含まれていた。このことは、伝言ゲームをしてみるとすぐに明らかになるであろう。いかに単純な話であっても、それを他者に伝えようとすれば、そこには想像以上のズレが生じる。そうしたことを経験的に知ってはいても、実際に何十人もの相手に同じ話をし、誰一人自分の思ったようには聴

いてくれていないという現実に直面したときには、本当に愕然とさせられた。このような意味で、本書で扱っているのは、聴き方というよりもむしろ「聴き間違い方」のバリエーションであるといった方がよいかもしれない。つまり、軽度発達障害の話の「聴けなさ」といっても、"定型発達者は聴けるが発達障害の人は聴けない"ということではなくて、我々はみな「聴けない聴き手」であるということを前提にしながら、そこにどのような「聴けなさ」と「聴き方」があるかということを本書では論じているつもりである。

現在もなお、発達障害は社会的にも学術的にもホットトピックのひとつであり、様々な分野からの注目を集めている。それゆえに一口で発達障害といっても、その捉え方は様々で、それへのアプローチもまた多様である。本書は発達障害に対して心理療法の立場からどのようにアプローチできるかということを論じたものであるが、他のアプローチを否定していこうとする目的で書かれたものではない。京都大学こころの未来研究センターにも、発達障害に対して異なる立場からアプローチする複数の研究プロジェクトがあるが、それらはそれぞれに成果をあげていると思われる。発達障害への関心が高まり、色々なアプローチが探求されていく中で、異なるアプローチを排除しあうのではなく、それぞれが自らの領域においてどのように発達障害と接点をもてるのかを追求していくことが重要であろう。本書がそうした試みの中でどれほどの意味をもつかはわからないが、本書が刊行されるということは、話が聴き手に委ねられるのと同じように、この研究が読み手に委ねられるということであろう。

なお、本書の一部は以下の論文をもとに全面的に書き改められたものである。

第2章：語りの「聴き方」にみる聴き手の関与 質的心理学研究第9号，133-152．2010年
第5章：自閉的世界への他者の現れについて——アスペルガー症候群の老年期男性事例より　伊藤良子・角野善宏・大山泰宏（編）京大心

理臨床シリーズ7「発達障害」と心理臨床．172-181．創元社．
2009年
大人の発達障害事例の検討──「影」に隠された「空白」の世界
河合俊雄（編）発達障害への心理療法的アプローチ．105-131．
創元社．2010年

　本書が刊行されるまでには、大変多くの方にお世話になった。京都大学大学院教育学研究科教授である桑原知子先生には、筆者の卒論執筆時から長年にわたってご指導をいただき、本論文の主査としても細やかなご助言をいただいた。心より感謝を申し上げたい。また、河合俊雄先生（京都大学こころの未来研究センター教授）、田中康裕先生（京都大学大学院教育学研究科准教授）には、本研究に対する示唆的なコメントをいただいたばかりでなく、日々の臨床や研究に対する姿勢について多くのことを教えていただいた。特に、「発達障害への心理療法的アプローチ」プロジェクトにおいて重ねられてきた議論や研究は本書の根幹をなしている。ここに感謝の意を表したい。そして、研究に協力をいただいた被検者の方々、長年にわたり未熟な筆者につきあい多くのことを教えてくださったGさんにもこの場を借りて御礼を申し上げたい。

　最後になったが、創元社編集部の渡辺明美さん、紫藤崇代さんには、出版にまつわる現実的な事柄へのフォローのみならず、常に細やかな心配りをもって筆者を励まし、支えていただいた。ここに記して感謝を申し上げたい。

　　2011年1月

　　　　　　　　　　　　　　　　　　　　　　　　畑　中　千　紘

著者略歴

畑中千紘（はたなか・ちひろ）
京都大学大学院教育学研究科博士課程研究指導認定退学。京都大学博士（教育学）。臨床心理士。現在、京都大学こころの未来研究センター特定研究員。専攻は臨床心理学。共著『発達障害への心理療法的アプローチ』（創元社、2010年）、論文「語りの『聴き方』にみる聴き手の関与」など。

話の聴き方からみた軽度発達障害
―― 対話的心理療法の可能性 ――

2011年3月31日　第1版第1刷発行

著　者	畑中千紘
発行者	矢部敬一
発行所	株式会社 創元社

〈本　　社〉〒541-0047 大阪市中央区淡路町 4-3-6
　　　　　　電話（06）6231-9010㈹　FAX（06）6233-3111

〈東京支店〉〒162-0825 東京都新宿区神楽坂 4-3 煉瓦塔ビル
　　　　　　電話（03）3269-1051

〈ホームページ〉http://www.sogensha.co.jp/

印刷・製本　太洋社

本書を無断で複写・複製することを禁じます。
乱丁・落丁本はお取り替えいたします。
定価はカバーに表示してあります。

©2011 Chihiro Hatanaka　Printed in Japan　ISBN978-4-422-11223-7 C3311

JCOPY　〈(社) 出版者著作権管理機構 委託出版物〉
本書の無断複写は著作権法上での例外を除き禁じられています。複写される場合は、そのつど事前に、(社) 出版者著作権管理機構（電話 03-3513-6969、FAX03-3513-6979、e-mail: info@jcopy.or.jp）の許諾を得てください。